国家级特色专业建设项目
国家级实验教学示范中心建设成果
高等院校临床医学专业实践类教材系列

临床见习指南

——妇产科学分册

主　编　金　松

副主编　莫秀兰　陈彩霞

主　审　陈　路

编　委（以姓氏笔画为序）

王　丽	卢　斋	叶海鸥	许　琳
华少萍	李伟宏	李跃萍	吴小妹
吴丹梅	陈　蔚	陈　华	陈　甦
陈曼玲	张韶琼	张峻霄	林叶飞
钟业超	胡春霞	凌　奕	曾蓉蓉
黎明鸾			

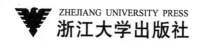

ZHEJIANG UNIVERSITY PRESS
浙江大学出版社

图书在版编目(CIP)数据

临床见习指南.妇产科学分册/金松主编.—杭州：
浙江大学出版社,2013.4(2021.8重印)
ISBN 978-7-308-11365-6

Ⅰ.①临… Ⅱ.①金… Ⅲ.①临床医学—医学院校—
教学参考资料 ②妇产科学—医学院校—教学参考资料
Ⅳ.①R4 ②R71

中国版本图书馆 CIP 数据核字(2013)第 072805 号

临床见习指南——妇产科学分册
金　松　主编

丛书策划	阮海潮(ruanhc@zju.edu.cn)
责任编辑	阮海潮
封面设计	续设计
出版发行	浙江大学出版社
	(杭州市天目山路 148 号　邮政编码 310007)
	(网址:http://www.zjupress.com)
排　　版	杭州金旭广告有限公司
印　　刷	嘉兴华源印刷厂
开　　本	787mm×1092mm　1/16
印　　张	12.75
字　　数	326 千
版 印 次	2013 年 4 月第 1 版　2021 年 8 月第 5 次印刷
书　　号	ISBN 978-7-308-11365-6
定　　价	35.00 元

浙江大学出版社市场运营中心联系方式:0571-88925591;http://zjdxcbs.tmall.com

高等院校临床医学专业实践类教材系列
编写说明

　　海南医学院组织编写的这套临床医学专业五年制本科实践类教材是一套以岗位胜任力为导向，以实践能力培养为核心，以技能操作训练为要素、统一规范并符合现代医学发展需要的系列教材。这套教材包括《临床技能学》、《临床见习指南》（分为外科学、内科学、妇产科学、儿科学四个分册）、《系统解剖学实验教程》、《形态学实验教程》、《生物化学与分子生物学实验教程》、《病原生物学与免疫学实验教程》、《预防医学实验教程》、《英汉对照妇产科实践指南》，共11部。本套教材的编写力求体现实用、可操作性等特点。在编写中结合临床医学专业教育特色，体现了早临床、多临床、反复临床的教改思想，在尽可能不增加学生负担的前提下，注重实践操作技能的培养。我们希望通过本套教材的编写及使用，不断探索临床医学实践教学的新思路，为进一步推进医药卫生人才培养模式变革做出新的贡献。

　　本套教材适用于五年制临床医学专业的医学生，同时也是低年资住院医师作为提高工作能力的参考书。

　　限于编写人员的知识水平和教学经验，本套教材一定存在许多错误，敬请各位教师、学生在使用过程中，将发现的问题及时反馈给我们，以便再版时更正和完善。

高等院校临床医学专业实践类教材建设委员会主任

陈志斌

2013 年 3 月

高等院校临床医学专业实践类教材
建设委员会

本套教材目录

前　言

医学院校学生的临床见习是医学生开始临床工作这一角色转变过程中的第一步,是培养合格的临床医生的重要过程。临床能力培养一直是医学院校的薄弱环节。培养医学生的临床思维能力和技能操作能力直接关系到其日后的临床诊疗水平,也关系到患者的生命。我们编写《临床见习指南(妇产科分册)》一书,旨在进一步规范医学生临床实践能力的培养过程,从一开始就夯实医学生的临床基本功,为医学生顺利度过临床见习实习转型期,成为一名优秀医生提供必要的指导。

本书包括绪论、基础、生理产科、病理产科、妇科、计划生育与妇女保健和妇产科常用临床技能操作等七章,每个章节分别按见习目的与要求、见习时数、见习准备、见习任务与方式、见习内容阐述。见习内容进一步从基础知识点、关键知识点、延伸知识点、病例分析、相关思考题及临床技能要点等相关知识由浅入深展开。书中总结了学习目的和关键知识点,利用问题式的教学模式,激发学生的学习动力,调动学生的学习积极性。本教材提炼基础理论知识和关键知识点,对临床实习及以后的临床工作有着重要的指导意义。本书编写本着规范、实用、内容深浅适宜的原则,以适合学生阅读和理解为目标,可作为高等医学院校各专业学生的教材。

本书编者大多长期从事医学教育和临床实践工作,有较高的理论水平和丰富的临床经验,在编写过程中也力求全面、正确、有所创新,但所编写的内容与编排难免有不妥之处,殷切希望使用本教材的师生和读者提出,以便及时纠正改进。

金　松

于海南医学院附属医院

目 录

第一章 绪 论

同学们,从今天开始,你们将踏入临床医学学习生涯中的最后两站,也是非常重要的两站,临床见习和临床实习!在这两站里,我们将会充分运用前三年所学的基础临床医学知识,并结合临床实践,为把自己培养成为一名合格的医生,做好充分的准备。

在本书中,我们主要讨论的是临床见习相关问题,那么,我们要怎样才能成为一名合格的见(实)习医生呢?成为一名成功医学生的秘诀又是什么呢?在绪论中,将会详细向大家阐述。另外,还会提到郎景和教授所倡导的六大关系。

一、一名合格的实践医师必须遵循的原则

见习同学?见习医生?实习同学?实习医生?"见习""实习"二字带给我们太多的不便。在中国,太多患者对见(实)习生抱有一种不放心甚至抵触的态度。见习是从医学生到医生这个角色转变过程中必须经历的一个阶段。是的,我们是刚开始临床工作,很多东西不懂,很多东西不会,面对患者异样的眼光,难道我们就畏惧了,放弃了?不,我们唯一能做的就是使自己变得更优秀,变得更容易使患者信任,变得更像一名医生。

我认为,成为一名优秀的见习生的前提是:有较为扎实的理论基础,有较强的动手能力,更重要的是有不断学习的意识。基础知识可以弥补,动手能力也是可以锻炼的,学习意识是需要不断培养的,这些相信是所有见习生一下临床就会意识到的问题。我们先看一下一名见习生的所作所为:

文清,一名四年级临床见习医学生,晚上学习太晚,度过了一个忙乱的早晨后匆忙赶车,参加交班会迟到了半小时。在交班会上,问到他自己所管一名特殊患者的情况,他低垂着头,已记不清病例的细节。虽然带教的住院医生已经警告他产科主任可能会查这个患者,需要准备详细的病历资料,并汇报病史及目前的诊疗手段,但文清并没有去做相应的准备,而有个别学生为讨论会进行了充分的准备,并参加了由产科主任所引发的生动活泼的讨论。很显然,文清不知道成为一名成功医学生的秘诀是掌握"5P原则":准时(Be punctual)、有准备(Be prepared)、团队中的一员(Be a team player)、积极(Be positive)、展示职业品德(Exhibit professionalism)。当然,他不是我们学习的榜样。讲述这个例子,我是要告诉你们要永远铭记5P原则,即使对我这名参加工作二十余年的老医生而言,也必须遵循。

我们需要对"5P原则"进行如下解读:

(一)准时(Be punctual)

进入医学学习的临床见习期后,要求见习生准时参加巡诊、会议、讨论会、手术和按时出诊等。不要养成迟到的习惯。如果经常迟到会在大家心目中形成不可信赖的印象——对于一个医生来说这是不可接受的作风。

（二）有准备（Be prepared）

要了解自己的职责和人们对医学生的期望。向主管见习的教师、主治医师和/或住院医师请教相关的特殊职责和轮转要求。要根据轮转要求按时轮转并调整自己的时间表。要确保自己做好充分准备，按指定时间轮转。一旦指定负责某一患者的诊疗，实习生就有责任尽可能地了解患者（注意与患者保健有关的）的所有信息，其中包括病史、体格检查、实验室检查和诊断评估，进行全面的鉴别诊断并尽可能地确定诊断。教科书是获得基础知识的一个良好起点。然而，医学领域是不断变化的。通过研究和技术改进，越来越多的信息可供使用。一旦掌握了基础知识，就可查阅文献并获得有关患者治疗计划的最新信息。与团队分享你所掌握的知识，这将向团队展示你对患者承担了恰当的职责，并具备了成为一个好医生的自学能力——这是初学者成为一名优秀医生的必需美德。

（三）团队中的一员（Be a team player）

大多数医学院校见习生是作为治疗团队中的一员来参加工作的。见习生做好了本职工作，就能为患者提供更理想的服务。与团队成员共同工作，不要试图与他们竞争。完成了本职工作后，询问其他人（尤其是住院医师，他们的工作常被忽视）是否还有其他能帮助完成的工作。成为一名好医生的另一个关键是成为团队中的一员。

（四）积极（Be positive）

与一位工作态度积极的同事合作是很愉快的；而与一个总是抱怨的同事合作是令人厌烦的，可能有损团队精神。到达医院开始工作时，应展现积极向上的工作态度，把注意力集中到患者和学习上来。在家时，就应当是在家的样子；工作时，就应当是工作的样子。

（五）展示职业品德（Exhibit professionalism）

职业品德反映了医学专业的人道和伦理方面的内容。这意味着医务人员自己要高标准、严要求，要诚实和善、相互尊重。不仅要尊重患者和其家庭成员，也要尊重医疗团队中的成员。

二、如何才能成为一名优秀的实践医师？

以下是对如何做好一名优秀见习医学生的详细解读。

首先，在临床工作中，你应该如何配合带教老师的工作呢？

其实，见习生就相当于带教老师的下级医生，你所需要做的就是做好一个下级医生。下级医生的终极目标就是协助上级医生，管理好每一个患者，而不需要上级医生担心太多，最好是能够在尽可能少请示上级医生的情况下管理好每一个患者。

见习生在医院能做些什么？问病史，写病历，开医嘱，内科操作，外科换药，做手术，以及一些杂七杂八的琐事：贴单子，送标本，找病历等等。不要认为这些琐事很烦，学不到什么东西，恰恰相反，这是临床工作最基础的，也是锻炼你如何能融入社会工作中，如何建立好的人际关系。

在协助带教老师管理患者方面，你应该做的就是：熟记每一个患者入院时的情况，包括主诉、重要既往情况、阳性体查结果、辅助检查资料，还要记清楚每一位患者及时回报的检查结果，明确患者目前的主要治疗方案、用药、病情的发展及演变，及时向上级医生汇报患者病情的变化，遵照、执行上级医生的意见，保证病历的规范及完整。

其次，在和上级医生一同管理患者的时候，要注意以下几点：

1. 永远不要偷懒，不要认为很多事情没有意义，在你眼里没意义的事情，其实可能就是工作的基础。

2.仔细把上级医生的指示记下来,脑子记不过来的时候,动动笔头也是很有用的。要知道,好记性抵不过烂笔头。

3.及时向上级医生汇报患者的各项异常情况及检查结果,以学到自己单独管理患者时,你应该如何做。

4.在和上级医生交流的时候,既要严格服从上级医生,又有必要用适当的方式提出自己的观点,这样不仅自己可以学到不少东西,而且不至于在诊治患者过程中出现问题。

那么,在患者眼里,你如何成为一名优秀的"见习医生"抑或"医生"呢?

见习生接触患者,一般是从询问病史的时候开始的。我们该怎么做才会让自己更像一名医生呢?

1.摘掉自己的见习牌,自己告诉自己就是一名医生。

2.询问病史之前,可以先从其他的途径了解患者的基本情况,包括患者年龄、性别、床号、主诉、初步诊断,这些其实是可以通过问老师、护士、电脑查询等方式来了解的。一定要先在心里想想,病史采集着重从哪方面着手,哪些体查是重点,鉴别诊断要考虑哪些?

3.问病史时,自己的语气、态度、给别人的印象都是相当重要的,至少不能唯唯诺诺,吞吞吐吐,问一句,想一下,不要让患者感觉你这个医生不怎么行。

4.问病史的时候可以把自己的临床思维贯穿进去,同时可以向患者及家属解释一下病情,让他们觉得你这个医生还不错。平时查房的时候,给患者多一些问候,耐心向患者家属解释病情,这样要进一步检查的时候,患者及家属也容易理解啊。多一些问候,多一些关心,即使患者知道你是一个见习生,他们也会觉得你还是不错的。

在对患者进行所有临床操作的时候,我们又应该怎么做呢?

1.永远不要把患者当作你的试验品,不要说自己以前没做过,需要学习,需要多练习。你以前没做过可以理解,但是你去看书了吗?你知道操作基本原则及方法吗?你没做过可以,你看过吗?你还记得整个操作过程吗?每一个患者都不是试验品,你能做的就是积极做好操作前准备,熟悉操作过程,注意操作事项。

2.操作之前,耐心向患者解释操作的必要性。在进行操作的时候,尽可能地使自己的动作更轻柔,尽可能地减轻患者的痛苦。

3.把握好每一次操作的机会,每一次操作后都可以回想一下自己的操作过程,有哪些地方还不够完美,哪些地方是可以改进的。这样,你就可以迅速完成从生疏到熟练的转变,当然患者也会更加信任你。

在临床实践过程中如何从改变自身开始,让自己更优秀呢?

理论和实践的结合是亘古不变的真理。

1.进科之前,先熟悉本科室就诊或住院患者的常见疾病有哪些,有针对性地通读教材上的内容,从而对该科患者的疾病有一个大致的认识。

2.从问病史开始,全面了解患者病情,仔细做体查,多做才会更熟练;多问,思路才会更清楚。当首志、入院记录的所有项目,每天多在你的脑海里不断重复的时候,你说你写的病历还会有啥问题吗?当全身体查的顺序及要点,经常在你的脑海徘徊的时候,你的体查还会漏掉些啥吗?

3.仔细听老师分析每一个病例,记下该病诊断治疗的大致过程,注意老师开的所有医嘱,对疾病的诊断有一个更感性的认识。在分析病情的时候,在开医嘱的时候,有不懂的地方,都是可以向老师提问的,自己的一些观点也是可以提出来的,和老师一起相互交流。总之,一定要参与到整个疾病的诊断和治疗的过程中去。

4.高质量、高效率地完成工作,挤出更多的时间回去学习。实践是一回事,理论又是一回事,只有把理论和实践结合起来,理论知识才会理解得更深,临床实践才会把握更准。这也是为以后自己进入临床做好准备啊。很简单的一个例子,白天上手术,晚上回来再看看解剖,相信你会有不一样的收获。

5.在临床上学习意识是很重要的,要善于发现问题,善于解决问题。当发现检查结果有异常的时候,要多想想为什么会这样;当发现患者病情发生变化的时候,要去找找为什么;当治疗方案更改的时候,要想想为什么;只有实在自己想不明白的时候,才可以去问老师,其他的一些简单的问题如果是记不清楚的时候,一般都是可以在教科书上找到答案的。

最后,我认为成绩绝不是决定一个人优秀与否的关键,综合素质才是最关键的。医学生应该在临床实践阶段重视情商的培养,体会学习的力量,寻求自己想要的东西,同时感受生活的乐趣,享受生活的美妙,让自己成为一个有目标、有追求的人。

三、医学生需要处理好的六大关系

郎景和教授关于《青年医师要处理好六个关系》(摘自《健康报》2008 年 8 月 18 日)一文同样也适合我们医学生。这六个关系所述非常经典:①理论与实践;②基础与临床;③学科与亚学科;④读写与工作;⑤继承发扬与变革创新;⑥医学模式与医患关系。这些是值得我们细细研读的。

(一)理论与实践

书本上的知识是最典型的,而临床上碰到的病例往往是不典型的。

理论与实践,是做医生最重要的问题。五年、八年,本科生、硕士生、博士生,做研究生都是学生;然后当了住院大夫,实际上是学徒。等到当了主治大夫以后,才可以成为一名独立医生。还要做若干年,我估计大概是 10 年,可以成为一个比较成熟的医生。十年磨一剑! 所以读书也好,读研也好,实际上是你在蛋壳里吸取营养长大而已,必须脱壳、蜕变,才能成熟、飞翔。有人曾经做过实验,蛋壳能不能提前打开? 研究表明,提前破壳出生的鸟其生命力非常弱。

作为医生,经验依然是最重要的。经验靠积累,经验靠领悟,经验靠升华。在当住院医师期间,就是把我们在书本上学的东西运用到实践中,变成自己的技能和经验。有时,书本上所描述的最典型症状,在临床中却是最不典型的。停经、腹痛、阴道出血三大症状,临床上常常并不清楚,误诊率可达 20% 以上。

因此,实践是非常吃苦的事情,24 小时值班制,就是让你在病房磨炼。

做医生,时间不属于自己,而是属于患者。什么时间都可以叫你,你必须当作命令一样来执行。像林巧稚大夫工作了 60 多年,依然称自己是值班医生,一辈子的值班医生!

(二)基础与临床

科研要紧密结合临床确定选题。

研究,对医生来讲,最重要的是临床研究,或与临床密切结合的基础研究。青年医生也要有科研意识,住院大夫应该一年能够总结临床的一两个问题,那么就构成了一两篇文章。比如说子宫内口环扎术治疗的实例,问题解决了,以后只要复习一下进展文献就可以了。你想,如果一年总结两三种病例,10 年就 30 多个,那么你就是一个非常有经验的大夫了。

所以一定要重视临床,并且要善于总结。医生不仅是临床医生,而且应该是临床医学家。我个人认为,不管是读硕士还是读博士,研究生实际上是在完成导师计划的一部分,你的主要任务是科研训练。在这个过程中,一定要把自己的选题和临床研究结合起来。这其中,我认为读书很重要,更重要的是读原著,不仅能够从原著中得到经验和知识,而且还可以领会先哲的思想,我们可以有一种高瞻远瞩的感觉。

一项临床科研工作有四步:选题、设计、实施、总结。最开始你要有一个想法,要非常好地来分析文献、查阅资料,这需要用一半的时间;然后用10％的时间来勾画蓝图,进行设计;再用1/3的时间去做实验。

怎么选题呢? 大家要注意三个问题:一个是一切从实际出发。先说主观方面,即你的理论水平、研究能力怎么样,一定要给自己一个非常全面的评估,从而确定课题的方向;再看客观方面,即你的资金、设备怎么样,标本来源或者是数量,或者是协作能力等。关键是要找一个非常好的切入点,这个切入点可能是大家都不敢做的,也可能是大家都在研究,但是研究不清楚的一点,或者是大家不敢涉足的,这样你的研究才有意思。

第二是跟踪和创新。多数研究是跟踪性质的,这和我们自己的各种研究能力、设备、资金有关系。当然,也要注意我们研究的实用性和可推广性,这个方面也很重要。特别是创新,一定要有一个非常活跃的思维,要创造好的环境,要创造好的氛围。我们获得信息的一个最重要的途径就是交流,所以应该提倡大家有互相交流的氛围。要多学科、多专业交叉交流,互相批评、补充、修改,甚至否定。

再就是落实选题了。要经过反复筛选、排查、推敲,形成一个很好的研究点。这是设计,是蓝图,是最重要的方面。

科学研究是从兴趣开始的,最后形成自己的一个责任,形成自己的一种执著追求。

(三)学科与亚学科

不要过早进入一个狭小的领域。

现在大家都急着成才,急着成专家。什么是专家? 现在有很多专家是,人家都知道的,你不知道;人家不知道的,你知道。所以我希望各位不要急于想当专家,当专家的路很长。一定要有一个非常广阔的、深厚的学科基础,然后再进入亚学科,这样你才能成为一个很好的专家。

妇产科也一样,要经过差不多5年的全面轮转,甚至要到外科,或者是其他的一些科训练,才能成为一个好大夫。对老者扶着手,对后生要拉着手,对同龄要牵着手,这样一个好的方略,就可以形成一个团结、和谐的方队。大树、小树和森林的关系是,大树要剪枝,小树要成长,这样才能形成森林,才是茂盛的、不可摧毁的。一个好的团队、科室或者医院就应该是这样。

(四)读写与工作

日积月累才能成为有经验的医生。

要写东西,要读很多书,同时又要做好工作,无论哪一方面都很艰苦,都需要很勤奋。所以我们鼓励青年医生要多写文章,多发表文章,当然基础是把自己的工作做好。要善于发现问题,总结经验,表述观点,这样坚持下去,日积月累,才能成为一个有经验的医生。

我有一个学生是一名三年住院医生,他没有能力和资格来写一本书,但是他把在协和的三年,包括研究生阶段,平时查房碰到的一些问题,非常用心地记录下来,每天晚上整理,这样下来以后,居然成册了,非常言简意赅,非常醒目,理念都很先进。我把这本书起名叫《妇产科临床备忘录》。大家可以放在口袋里看,老的大夫可以看,年轻的大夫也可以看。这本书出了两年多,现在又增加了二十几万字,重新出版。这位大夫至少很有心,很用心,这就是作为一个青年大夫应该具备的品格。所以在他的扉页上,我写了几句话:也许不是我们学习得太少,而是我们实践得不够;也许不是我们实践得太少,而是我们思索得不够。还要造成这样一种氛围,让这些青年医生去经风雨,见世面,去锻炼,去提高。

(五)继承发扬与变革创新

要在继承的基础上大胆变革。

继承发扬与变革创新,是一个很老的题目了。我们都在讲继承和发扬协和的优良传统,但是我们在继承和发扬什么呢? 继承和发扬的是:优良传统、科学作风和丰富经验。科学发展了,观念改变了,技术先进了。比如说我们治疗的微创化、人性化、多元化、国际化,还有整个社会、经济、文化的改革和影响,我们形成了一些新的策略。所以要继承,又一定要有变革。

(六)医学模式与医患关系

救治患者的核心是关心患者。

医学模式改变了,我们要特别重视伦理的四大原则:仁爱、无害、公正、诚实。我认为医生要讲原则。在这次四川汶川大地震中,当余震再来的时候,很多人往外跑,但医生和护士却往里跑,我很感动,因为那里有患者,需要医生和护士去照顾。这是我们的天职,是职业使然。

在医患关系里面,现在提倡协商模式,明确的判断、足够的信息、坦诚的交流、互相理解非常重要。治疗策略、治疗选择要规范化、个体化、人性化,要审慎估计和处理可能发生的医疗问题或纠纷,准备完善并贯彻执行必要的、合理的、合法的手续和文件。21 世纪的医生要重新设计,应该是一个细心的观察者、耐心的倾听者和敏锐的交谈者。

对患者救治成功的秘诀,其实就是关心患者。医务工作是在拯救病患中磨炼自己灵魂的高尚职业。

一个美国大夫曾给我们开出怎样做个好医生的处方:有 25 条,主要是要了解患者的发病机制,要看文献,获得更多的材料;具备临床技能,注意细节,注意存在的疑问;要有很好的记录,有很好的宣教和谈话能力;知道一个方法的利弊,跟家属有很好的交代,要使他们有乐观的心态、但又有不偏离实际的想法等等。我相信,大家都可以做到,也是应该做到的。

行医,是一种以科学为基础的艺术;是一种专业;是一种使命,而非一种行当。

(陈　蔚)

第二章 基 础

第一节 女性生殖系统解剖

【见习目的与要求】

1.熟悉女性骨盆的组成、特征、类型、骨盆平面。

2.了解骨盆底和会阴的组成及解剖。

3.熟悉外阴、阴道、宫颈口、移行带、子宫峡部等结构在不同生理状态下的特征及意义。

4.熟悉各相邻器官与生殖器官间的解剖关系。

5.熟悉女性生殖系统的血液循环、淋巴引流和外阴的神经支配。

【见习时数】0.5学时。

【见习准备】复习教科书理论知识点,熟悉女性生殖系统解剖。

【见习任务与方式】

1.通过讲解模型加深对女性生殖系统解剖的了解。

2.通过观看手术及观看门诊病人的妇科检查进一步熟悉女性生殖系统解剖。

3.通过见习接产,观摩会阴阻滞麻醉,了解会阴的神经支配。

4.通过观看手术深化对血管、神经和淋巴引流的认识。

【见习内容】

一、基础知识点

重点熟悉女性外生殖器(图2-1)、女性内生殖器(图2-2)的解剖结构,盆腔静脉(图2-3)、盆腔淋巴结(图2-4、图2-5、图2-6)和重要神经的分布(图2-7)。

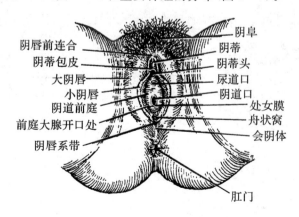

图2-1 女性外生殖器

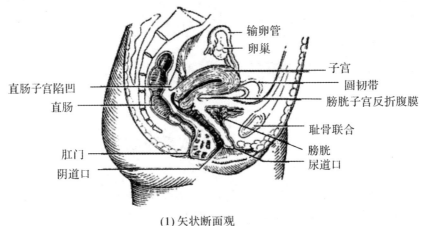

（1）矢状断面观

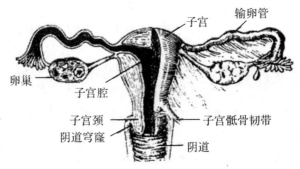

（2）后面观

图 2-2　女性内生殖器

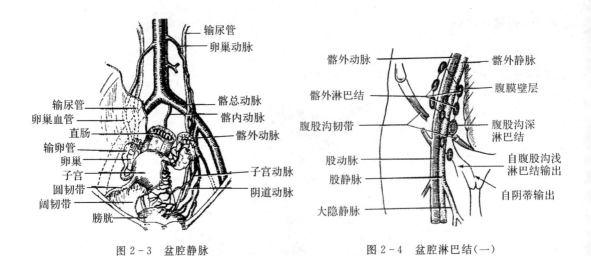

图 2-3　盆腔静脉　　　　　　　　　图 2-4　盆腔淋巴结（一）

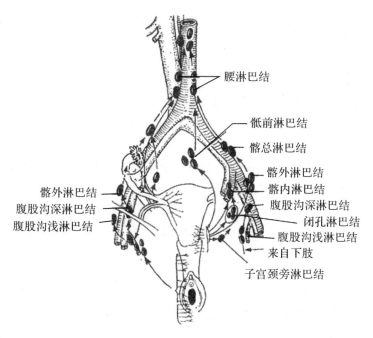

图 2-5 盆腔淋巴结(二)

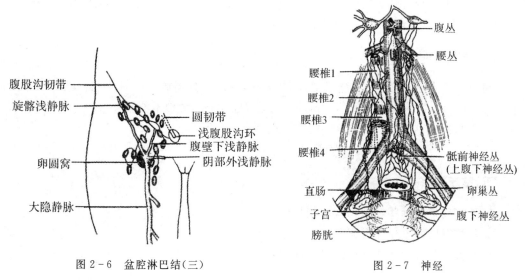

图 2-6 盆腔淋巴结(三)　　　　图 2-7 神经

二、关键知识点

(一)子宫峡部及其解剖学内口、组织学内口及其临床意义

在子宫体与子宫颈之间最狭窄的部分称为子宫峡部,其上端解剖上较狭窄,又称为解剖学内口;其下端子宫腔内膜转变成子宫颈黏膜,又称组织学内口。移形带:子宫颈管柱状上皮和宫颈外面的阴道鳞状上皮相交界区称宫颈上皮移形带或转化区,随女性体内雌激素水平的高低、年龄、内分泌、阴道 pH 值和病理状态不同而可有位置移动。若雌激素水平高,对育龄妇

女,移形带向宫颈外口外移,使宫颈管内柱状上皮因外移而暴露在外。

（二）骨盆底与分娩关系密切

外层包括会阴浅横肌、球海绵体肌、坐骨海绵体肌和肛门外括约肌,会合于阴道外口与肛门之间,形成会阴中心腱;中层为尿生殖膈,覆盖在耻骨弓及两坐骨结节间所形成的骨盆出口前部的三角平面上,包括会阴深横肌及尿道括约肌;内层称为盆膈,由提肛肌、盆筋膜组成,为尿道、阴道、直肠所贯穿。

（三）卵巢血供

腹主动脉分出（左侧可来自左肾动脉）→骨盆漏斗韧带→卵巢系膜→卵巢门;髂内动脉→前干分支→子宫动脉→子宫动脉卵巢支→卵巢。

（四）阴道血供

子宫动脉宫颈阴道支→阴道上段;髂内动脉→前干分支→阴道动脉→阴道中段;阴部内动脉和痔中动脉→阴道下段。

（五）子宫的淋巴引流

宫颈→闭孔淋巴结与髂内淋巴结、髂外淋巴结、骶前淋巴结;宫体、宫底→腰淋巴结;宫体两侧→沿圆韧带汇入腹股沟浅淋巴结。

三、延伸知识点

会阴裂伤分级及损伤的组织有哪些?

按会阴裂伤的程度可分为4度:Ⅰ度——会阴部皮肤黏膜裂伤,包括阴唇、前庭黏膜破裂;Ⅱ度——会阴皮肤、黏膜、肌肉裂伤,但肛门括约肌是完整的;Ⅲ度——会阴皮肤、黏膜、会阴体、肛门括约肌裂伤;Ⅳ度——阴道、直肠、肛门完全贯通。

四、病例分析、思考题

病例　25岁已婚女性,有痛经史,不孕2年,反复下腹闷痛1个月。妇科检查示左附件区触及一包块,囊性,大小约7cm×6cm×5cm,较固定,子宫触诊不清。

思考题:1.本病诊断可能有哪些? 诊断依据是什么?

　　　　2.患者手术中需注意哪些问题?

五、临床技能要点

1.子宫韧带有哪些? 其相应功能是什么?

2.盆腔淋巴回流途径有哪些?

3.子宫、卵巢、阴道、输卵管血供有哪些?

六、常用英语词汇

external genitalia　外生殖器

internal genitalia　内生殖器

vagina　阴道

uterus　子宫

oviduct　输卵管

ovary　卵巢

（钟业超）

第二节 女性生殖系统生理

【见习目的与要求】

1.了解女性各时期的生理特点。

2.掌握月经周期及临床表现。

3.熟悉生殖功能周期性变化的特征。

4.熟悉月经周期的调节过程。

【见习时数】0.5学时。

【见习准备】复习教科书理论知识点,熟悉女性生殖系统解剖。

【见习任务与方式】通过病例讨论,观看录像或模型见习以下知识点:

1.卵巢的周期性变化及其激素周期性变化。

2.生殖器其他部位的周期性变化。

3.月经的特点。

4.性周期调节。

【见习内容】

一、基础知识点

(一)妇女一生各阶段的生理特点(见教科书)

(二)月经及月经期的临床表现

月经是指伴随卵巢周期性排卵而出现的子宫内膜周期性脱落及出血。

1.月经血的特征 呈暗红色,除血液外,还有子宫内膜碎片、宫颈黏液及脱落的阴道上皮细胞。月经血不凝,出血多时可出现血凝块。

2.正常月经的临床表现 具有周期性。经期2~7天,周期21~35天,经量50ml,不超过80ml。

(三)卵巢功能及周期性变化

1.卵巢的功能 ①产生卵子并排卵的生殖功能;②产生性激素的内分泌功能。

2.卵巢生殖功能的周期性变化 从青春期开始至绝经前,卵巢在形态和功能上发生周期性变化,称为卵巢周期。表现为卵泡发育、成熟、排卵、黄体形成及退化。妇女一生中一般只有400~500个卵泡发育成熟并排卵。根据卵泡的形态、大小、生长速度和组织学特征,可将卵泡生长过程分为始基卵泡、窦前卵泡、窦状卵泡和排卵前卵泡4个阶段。

3.卵巢内分泌功能的周期性变化 卵巢合成及分泌的性激素均为甾体激素,主要有雌激素、孕激素和少量雄激素。

4.卵巢的其他分泌功能 卵巢还分泌一些多肽激素和生长因子。

(四)月经周期的调节

受下丘脑-垂体-卵巢轴调控。

(五)子宫内膜的周期性变化

子宫内膜分为基底层和功能层。功能层由基底层再生而来,受卵巢性激素的影响出现周期性变化,若未受孕功能层则坏死脱落,形成月经。

1.增殖期　月经周期第 5～14 日,相当于卵泡发育成熟阶段,子宫内膜逐渐增厚至约 10mm。

2.分泌期　月经周期第 15～28 日,子宫内膜约 10mm。

3.月经期　月经周期第 1～4 日。

(六)其他部位的周期性变化

1.阴道脱落细胞　雌激素水平越高,阴道上皮细胞越成熟。

2.宫颈黏液　雌激素影响,宫颈黏液干燥后显现羊齿状结晶;孕激素影响,宫颈黏液干燥后显现椭圆体。

3.输卵管　雌激素影响,输卵管肌层发育及上皮分泌活动,加强输卵管平滑肌节律性收缩;孕激素影响,抑制输卵管平滑肌节律性收缩。

(七)卵巢性激素的生理作用(见教科书)

二、关键知识点

1.妇女一生各阶段具有不同的生理特征,其中以生殖系统的变化最显著。掌握女性生殖系统的生理变化,是诊治女性生殖内分泌相关疾病的基础。

2.月经周期受下丘脑-垂体-卵巢轴调控,此轴是完整而协调的神经内分泌系统,其又受中枢神经系统的控制。月经的正常与否可以反映整个神经-内分泌系统的调节功能。

3.生殖器其他部位的周期性变化包括输卵管的周期性变化、子宫颈及其分泌物的周期性变化、子宫颈黏膜周期性变化及阴道细胞的周期性变化。

4.下丘脑-垂体-卵巢轴也受其他内分泌腺功能的影响,如甲状腺、肾上腺及胰腺的功能异常均可导致月经失调。

5.雌激素可促进子宫肌细胞增生和肥大,增加子宫平滑肌对缩宫素的敏感性;使子宫内膜腺体和间质增殖、修复;通过对下丘脑和垂体的正负反馈调节,控制促性腺激素的分泌;促进水钠潴留;维持和促进骨基质代谢。

6.孕激素可降低子宫平滑肌兴奋性及对缩宫素的敏感性;使子宫内膜从增殖期转化为分泌期;在月经中期具有增强雌激素对垂体黄体生成激素排卵峰释放的正反馈作用;在黄体期对下丘脑、垂体有负反馈作用;对下丘脑体温调节中枢有兴奋作用,可使基础体温在排卵后升高 $0.3\sim0.5℃$;促进水钠排泄。

三、延伸知识点

性腺轴如何调控月经?

月经周期的调节是个复杂的过程,主要涉及下丘脑、垂体和卵巢。下丘脑分泌 GnRH,调节垂体促性腺激素的释放,调控卵巢功能。卵巢分泌的性激素对下丘脑-垂体又具有反馈调节作用。下丘脑、垂体与卵巢之间相互调节、相互影响,形成完整而又协调的神经内分泌系统,即为下丘脑-垂体-卵巢轴。下丘脑-垂体-卵巢轴是完整而协调的神经内分泌系统,下丘脑通过分泌 GnRH 调节垂体卵泡刺激素和黄体生成激素的释放,控制性腺发育和性激素的分泌。女性生殖具有周期性,卵巢在促性腺激素的作用下发生周期性排卵,并伴有性激素分泌的周期性变化;而卵巢性激素对中枢生殖调节激素的合成和分泌又具有反馈调节,使循环中的卵泡刺激素和黄体生成激素呈现周期性变化。子宫内膜受卵巢性激素的影响出现周期性变化,而坏死脱落,形成月经。

四、病例分析、思考题

病例 16 岁女性患者,月经初潮 12 岁,经期 7 天,周期 28 天,经量适中。近 4 个月出现经量明显增多,周期紊乱。

思考题:1.该患者近 4 个月的月经属正常现象吗?
　　　　2.如何鉴别月经与异常阴道出血?
　　　　3.简述卵巢激素周期性变化与月经的关系。

五、临床技能要点

1.孕激素的功能有哪些?
2.雌激素的功能有哪些?

六、常用英语词汇

menstruation　月经

proliferative phase　增殖期

ovulation　排卵

menstrual cycle　月经周期

ovarian cycle　卵巢周期

（钟业超）

第三章　生理产科

第一节　妊娠生理

【见习目的与要求】

1.了解受精及受精卵发育、输送与着床,初步掌握早期妊娠的诊断。

2.通过正常分娩的见习,熟悉胎儿附属物的形态和组成。

3.通过门诊和住院待产的孕妇,初步熟悉母体生殖系统变化临床实际表现。

【见习时数】0.5学时。

【见习准备】复习教科书理论知识。

【见习任务与方式】

1.通过观看录像了解生命的形成过程,胎儿附属物的形成及功能。

2.由带教老师带领于产科门诊学习,熟悉母体生殖系统变化临床实际表现。

【见习内容】

一、基础知识点

妊娠是胚胎和胎儿在母体内发育成长的过程。成熟卵子受精是妊娠的开始,胎儿及其附属物自母体排出是妊娠的终止。妊娠是非常复杂、变化极为协调的生理过程。

男女生殖细胞的结合过程称为受精。

受精后6～7日,晚期胚泡透明带消失后逐渐埋入并被子宫内膜覆盖的过程称为受精卵着床。

二、关键知识点

(一)胎盘的功能

气体交换、营养物质供应、排除胎儿代谢产物、分泌激素、防御功能以及合成功能。

(二)羊水的量

妊娠8周5～10ml,妊娠10周约30ml,妊娠20周约400ml,妊娠38周约1000ml,此后羊水量逐渐减少,妊娠40周羊水量约800ml。

(三)羊水功能

1.保护胎儿　避免胎儿受到挤压,防止胎体畸形及胎肢粘连;保持羊膜腔内恒温;避免子宫肌壁或胎儿对脐带直接压迫所致的胎儿窘迫;有利于胎儿体液平衡;临产宫缩时使压力均匀分布。

2.保护母体　减少胎动所致的不适感;临产后,前羊水囊借助楔形水压扩张宫口及阴道;破膜后,羊水滑润和冲洗阴道,减少感染机会。

三、延伸知识点

（一）胎儿附属物如何形成？

胎儿附属物是指胎儿以外的组织，包括胎盘、胎膜、脐带和羊水。

1. 胎盘 由羊膜、叶状绒毛膜和底蜕膜构成。

（1）羊膜：构成胎盘的胎儿部分，是胎盘的最内层。羊膜光滑，无血管、神经及淋巴，具有一定的弹性。

（2）叶状绒毛膜：构成胎盘的胎儿部分，是胎盘的主要部分。晚期囊胚着床于子宫内膜后，滋养层迅速分裂增生，内层为细胞滋养细胞，是分裂生长的细胞；外层为合体滋养细胞，是执行功能的细胞，由细胞滋养细胞分化而来。在滋养层内面有一层细胞称为胚外中胚层，与滋养层细胞共同组成绒毛膜。胚胎发育至 13～21 日时，胎盘的主要结构绒毛逐渐形成。约在受精后第 3 周，当绒毛内血管形成时，建立起胎儿胎盘循环。与底蜕膜相接触的绒毛，因营养丰富发育良好，称为叶状绒毛膜。绒毛末端悬浮于充满母血的绒毛间隙中的称游离绒毛，长入底蜕膜中的称固定绒毛。蜕膜板长出的胎盘隔，将胎儿叶不完全地分隔为母体叶，每个母体叶包含数个胎儿叶，每个母体叶有其独自的螺旋动脉供应血液。

滋养细胞在分裂增殖的过程中，侵蚀子宫螺旋动脉和子宫静脉破裂，致使绒毛间隙充满母体血液，胎儿血液与母血并不直接相通。在妊娠晚期，母体血液以 500ml/min 的流速进入绒毛间隙。妊娠足月胎盘的绒毛滋养层主要由合体滋养细胞组成，细胞滋养细胞仅散在可见。

（3）底蜕膜：构成胎盘的母体部分。底蜕膜表面覆盖一层来自固定绒毛的滋养层细胞，与底蜕膜共同形成绒毛间隙的底，称为蜕膜板，从此板向绒毛膜方向伸出一些蜕膜间隔，将胎盘母体面分成肉眼可见的 20 个左右母体叶。

2. 胎膜 由绒毛膜和羊膜组成。胎膜的外层为平滑绒毛膜，内层为羊膜。胎膜含有甾体激素代谢所需要的多种酶活性，故与甾体激素代谢有关。胎膜在分娩发动上可能有一定作用。

3. 脐带 是连于胎儿脐部与胎盘间的条索状结构，脐带外覆羊膜，内含一条脐静脉和两条脐动脉。妊娠足月胎儿的脐带长约 30～100cm，血管周围为华通胶，有保护脐血管的作用。胎儿通过脐带血循环与母体进行营养和代谢物质的交换。

4. 羊水 妊娠早期的羊水，主要是母体血清经胎膜进入羊膜腔的透析液，妊娠中期以后，胎儿尿液成为羊水的主要来源。妊娠晚期胎儿肺参与羊水的生成；羊膜、脐带华通胶及胎儿皮肤也生成少量的羊水。

（二）妊娠期生殖系统、循环系统、血液系统变化有哪些？

1. 生殖系统 由于胎儿在子宫内生长发育，妊娠期子宫变化最为显著，子宫肌纤维增生及增殖，使子宫壁逐渐增厚，宫腔变大，血流量增加，子宫腔容积未孕时仅 4～7ml，而妊娠足月时容纳胎儿、羊水及胎盘等，子宫腔容积高达 5000ml，比未孕子宫容积增加近 1000 倍，子宫大小由未孕前的 7cm×5cm×3cm 增加到 35cm×22cm×25cm，重量则从 50g 增至 1200g，子宫峡部正常情况下长 1cm，足月妊娠时伸展到 7～10cm，加上部分颈管，形成子宫下段。宫颈变化在妊娠期也较明显，由于充血，腺体增生，宫颈外观肥大、变软，呈紫蓝色，宫颈口内有黏液栓堵塞，有自然防御宫腔免受外界污染的作用。

2. 循环系统和血液系统 血容量增加，由妊娠 10 周开始，32～34 周达高峰，稍微下降至 40 周，妊娠期总循环量约增加 30%～45%，其中血浆增加 40%～50%，血细胞增加 18%～

30％左右,形成生理性血液稀释。妊娠期血液处于高凝状态,表现为血浆纤维蛋白原比非孕期增加 50％,其他各种凝血因子亦多有增加,血沉增快可达 30～50mm/h,白细胞可升高至 10×10^9/L 左右,血小板略减少或不变,纤维溶解活性降低。

四、病例分析、思考题

病例:初孕妇,22 岁,有先心病史,房间隔缺损,未行手术治疗,现孕 22 周,心功能 1 级。
思考题:该孕妇容易在什么时候出现心力衰竭?

五、临床技能要点

妊娠期母体生殖系统变化有哪些?

六、常用英语词汇

pregnancy	妊娠	amnion	羊膜
embryo	胚胎	fetal membranes	胎膜
fetus	胎儿	umbilical cord	脐带
fertilization	受精	amniotic fluid	羊水
placenta	胎盘		

（陈　甦）

第二节　妊娠诊断

【见习目的与要求】
1. 初步具备早期妊娠的临床诊断及推算预产期能力。
2. 通过流产、异位妊娠、月经异常的见习,初步具有鉴别妊娠和异常妊娠的能力。
3. 初步具备判断中晚期妊娠胎产式、胎先露和胎方位的能力。
【见习时数】0.5 学时。
【见习准备】复习教科书理论知识。
【见习任务与方式】由带教老师带领于产科门诊学习早、中、晚期妊娠的诊断以及胎姿势、胎产式、胎先露和胎方位的确定。
【见习内容】

一、基础知识点

妊娠期全过程从末次月经第一日开始计算,平均 280 日,即 40 周。临床上分为 3 个时期:13 周末之前称为早期妊娠;第 14～27 周末称为中期妊娠;第 38 周及其后称为晚期妊娠。

胎姿势:胎儿在子宫内的姿势。

胎产式:胎体纵轴与母体纵轴的关系。胎体纵轴与母体纵轴平行者称纵产式;胎体纵轴与母体纵轴垂直者称横产式;胎体纵轴与母体纵轴交叉者称斜产式。

胎先露:最先进入骨盆入口的胎儿部分称胎先露。纵产式有头先露和臀先露,横产式为肩先露。

胎方位:胎儿先露的指示点和母体骨盆的关系称为胎方位。

二、关键知识点

1.阴道超声较腹部超声诊断早孕可提前1周。阴道B型超声最早在停经4～5周时,宫腔内见到圆形或椭圆形妊娠囊。

2.B型超声检查在停经5周时可见到妊娠囊,6～7周可见到胎心管波动,明确宫内妊娠,排除异位妊娠,还可了解胚胎发育情况,确定孕周,同时可以鉴别和排除子宫肌瘤、卵巢囊肿等病理情况。

3.听到胎心音可确诊为妊娠且为活胎,妊娠12周用多普勒胎心听诊仪可探到胎心音,18～20周用听诊器可于孕妇腹部听到胎心音,120～160次/min。

4.妊娠32周后,胎儿生长迅速,羊水相对减少,胎儿与子宫壁贴近,胎儿的姿势和位置相对恒定。

5.正常情况下,子宫长度在妊娠36周时最高,至妊娠足月时略有下降。

6.通过产科四步触诊法确定胎姿势、胎产式、胎先露和胎方位。

7.预产期的计算方法:按末次月经第一日算起,月份减3或加9,日数加7。

三、延伸知识点

如何诊断早期妊娠及中晚期妊娠?

1.早期妊娠的诊断　妊娠表现和确诊征象,常用辅助检查,包括停经,早孕反应,乳房胀痛,子宫增大变软,B超表现,妊娠试验和hCG定量。

2.中期妊娠诊断　确诊征象,包括胎体、胎动、胎心。

3.宫颈黏液涂片干燥后光镜下出现羊齿植物叶状结晶,基本能排除早期妊娠。

4.双相型体温的已婚妇女出现高温相18天持续不降,早孕可能性大。高温相持续超过3周,早期妊娠的可能性更大。

5.胎心音应与子宫杂音、腹主动脉音、脐带杂音相鉴别。子宫杂音为血液流过扩大的子宫血管时出现的柔和吹风样低音响,腹主动脉音为单调的咚咚样强音响,这两种杂音均与孕妇脉搏数一致。脐带杂音为脐带血流受阻出现的与胎心率一致的吹风样低音响,改变体位后可消失。若持续存在脐带杂音,应注意有无脐带缠绕的可能。

四、病例分析、思考题

病例　初孕妇,24岁。末次月经记不清,行产科检查,量腹围94cm,宫高33cm(宫底在脐与剑突之间),胎头入盆,胎心位于脐右下方。

思考题:1.该孕妇孕周为多少?

2.胎产式及胎方位如何?

五、临床技能要点

宫颈黏液检查及其临床意义。

六、常用英语词汇

first trimester　早期妊娠

second trimester　中期妊娠

third trimester　晚期妊娠

cessation of menstruation　停经

morning sickness　早孕反应

Montgomery's tubercles　蒙氏结节

Hegar sign　黑加征

pregnancy test　妊娠试验

gestational sac,GS　妊娠囊

crown-rump length,CRL　顶臀长

basal body temperature,BBT　基础体温

fetal movement,FM　胎动

fetal attitude　胎姿势

fetal lie　胎产式

longitudinal lie　纵产式

transverse lie　横产式

fetal presentation　胎先露

fetal position　胎方位

（陈　甦）

第三节　产前保健

【见习目的与要求】

1.熟悉孕妇监护方法和内容。

2.了解孕妇管理程序和方法。

3.了解胎儿宫内监护的常用方法和诊断。

4.了解孕妇的营养需求和用药注意事项。

5.熟悉孕期常见症状及处理。

【见习时数】1学时。

【见习准备】复习教科书理论知识。

【见习任务与方式】

1.通过模型示教或观看录像了解如何进行产前检查及孕产妇保健手册的填写与管理。

2.由带教老师带领于产科门诊见习。

【见习内容】

一、基础知识点

产前保健:从妊娠开始到分娩前的整个时期,对孕妇及胎儿进行健康检查及对孕妇进行心理上的指导,包括孕前检查、及时诊断早孕、首次产前检查和随后的产前检查,指导孕期营养和用药,及时发现和处理异常情况,对胎儿宫内情况进行监护,保证孕妇和胎儿健康,直至安全分娩。

二、关键知识点

(一)妊娠期不同孕周产前保健的内容

首次产检应从确诊早孕开始,未发现异常者应于妊娠20～28周为每4周检查一次,28～36周为每2周检查一次,妊娠36周以后每周检查一次。妊娠期不同孕周产前保健的具体内容见表3-1所示。

表 3 - 1　妊娠期不同孕周产前保健的具体内容

孕周	检查项目及注意事项		
12 周之前	确定孕妇是否需要进行进一步的保健		
	提供孕期膳食、生活方式的健康咨询服务		
	孕妇应戒烟、戒酒,远离违禁药品 告知补充叶酸的益处(400μg/d,至孕 12 周)		
	告知孕期保健服务的信息		
12 周	建立孕期病历卡	病史 　妇产科病史:月经婚育史、异常妊娠分娩史、性传播疾病史、过敏史、家族基因病遗传病史、内科外科感染疾病史、生活工作环境、家庭暴力、营养、孕期服用药物史等	
		体格检查 　一般情况:体重、身高、体重指数、血压、心率、甲状腺、心、肺、乳房、腹部、脊柱、四肢 　妇科检查:阴道、宫颈是否合并疾病 　产科检查:胎心听诊	
	提供筛查实验,在实验前告知所有实验的目的及意义	血液筛查实验:血常规、血型(ABO 及 Rh 血型)、凝血功能 病毒学:乙肝、丙肝、艾滋病 梅毒(先做筛查实验,如阳性再做确诊实验) 肝功能、肾功能 血糖 甲状腺功能筛查 尿液筛查实验 筛查无症状性菌尿(理想:尿培养) 超声扫描筛查:确定核实孕周,以便今后校正孕周 10～14 周,检测 NT 值 心电图	
16 周	复习并记录所有已进行的检验结果		
	测量体重、血压、宫高、腹围,听胎心		
	唐氏筛查:14～21 周血清学筛查		
20 周	复习并记录所有已进行的检验结果		
	测量体重、血压、宫高、腹围,听胎心		
	母亲为 O 型血或 Rh 阴性,检测红细胞抗体效价		
	20～24 周安排系统彩色超声筛查,包括宫颈长度及形态检测		
	有缺钙症状者予以补充钙剂		
24 周	复习并记录所有已进行的检验结果		
	测量体重、血压、宫高、腹围,听胎心		
	在前一阶段未做彩色超声的孕妇,可在这一阶段补做		

续　表

28 周	复习并记录所有已进行的检验结果
	测量体重、血压、宫高、腹围，听胎心
	妊娠期糖尿病筛查
	复查血常规
	复查红细胞抗体效价
	注意孕妇有无皮肤瘙痒症状
30 周	复习并记录所有已进行的检验结果
	测量体重、血压、宫高、腹围，听胎心
	对于高危孕妇，复查梅毒螺旋体
	注意孕妇有无皮肤瘙痒症状
	复查尿常规、血常规
32 周	复习并记录所有已进行的检验结果
	测量体重、血压、宫高、腹围，听胎心
	注意孕妇有无皮肤瘙痒症状
	自数胎动
34 周	复习并记录所有已进行的检验结果
	测量体重、血压、宫高、腹围，听胎心
	自数胎动，胎心监测，脐血流 S/D 比值监测
	特殊患者可以开始胎心监测（ICP、自觉胎动减少者）
36 周	复习并记录所有已进行的检验结果
	测量体重、血压、宫高、腹围，听胎心
	胎动监测、胎心监护
	必要时脐血流 S/D 比值监测
37 周	复习并记录所有已进行的检验结果
	胎动监测、胎心监护
	测量体重、血压、宫高、腹围，听胎心
	尿常规
	B 超生物物理评分
38 周	复习并记录所有已进行的检验结果
	胎动监测、胎心监护
	测量体重、血压、宫高、腹围，听胎心
39 周	复习并记录所有已进行的检验结果
	胎动监测、胎心监护
	测量体重、血压、宫高、腹围，听胎心
40 周	复习并记录所有已进行的检验结果
	胎动监测、胎心监护
	终止妊娠前应复查超声
	孕周超过 41 周，可引产

（二）中晚期妊娠产前保健中应注意早发型子痫前期、胎位异常及胎儿生长受限

三、延伸知识点

（一）孕期如何监护胎儿宫内情况？

1.确定是否为高危儿。

高危儿包括：孕龄<37周或≥42周；出生体重<2500g；大于孕龄儿；出生后1min Apgar评分≤3分；产时感染；高危产妇的新生儿；手术产儿；新生儿的兄弟姐妹有新生儿期死亡。

2.胎儿宫内情况监护 B超生物物理评分，胎儿成熟度评估，胎盘功能评估。

妊娠早期：妇科检查确定子宫大小与孕周是否相符。

妊娠中期：根据宫高、腹围判断胎儿大小是否与孕周相符；监测胎心率。

妊娠晚期：宫高、腹围，胎动计数，胎心监测，B超。

（二）孕期常见症状有哪些，应如何处理？

1.便秘 多吃易消化的、含有纤维素多的蔬菜水果，适当运动，多喝水，必要时口服缓泻剂。

2.痔疮 多吃蔬菜和少吃辛辣食物，通过温水浸泡，服用缓泻剂可缓解痔疮引起的疼痛和肿胀感。

3.消化系统症状 妊娠早期恶心、呕吐常见，少食多餐，予维生素 B_1 10～20mg po tid；消化不良者，维生素 B_1 20mg po tid，干酵母片3片 tid。

4.腰背痛 休息时腰背部垫枕头可缓解，必要时卧床休息、局部热敷及服止痛药。若腰背痛明显，及时查找原因，对因治疗。

5.贫血 妊娠4～5月开始补充铁剂。

6.下肢肌肉痉挛 补钙。

7.下肢浮肿 左侧卧位，垫高下肢；若考虑为病理性，对因治疗。

8.仰卧位低血压 左侧卧位。

四、病例分析、思考题

病例 初孕妇，28岁，孕12周，来院首次产检。

思考题：1.该孕妇需做哪些检查？

2.首次产检的时间应在何时？

五、临床技能要点

1.如何进行产科四步触诊法？

2.如何进行骨盆外测量？

3.如何测量宫高、腹围？

4.如何估测孕龄？

六、常用英语词汇

antenatal care 产前检查

expected date of confinement，EDC 预产期

last menstruation　末次月经

four maneuvers of leopold　四步触诊法

esternal pelvimetry　骨盆外测量

interspinal diameter,IS　髂棘间径

intercristal diameter,IC　髂嵴间径

external conjugate,EC　骶耻外径

intertuberal diameter,IT　坐骨结节间径

posterior sagittal diameter of outlet
　　　　　　　　　出口后矢状径

angle of pubic arch　耻骨弓角度

fetal heart rate,FHR　胎心率

FHR-baseline,BFHR　胎心基线

beat per minute,bpm　每分钟心搏次数

FHR variability　FHR 变异

tachycardia　心动过速

bradycardia　心动过缓

acceleration　加速

deceleration　减速

early deceleration,ED　早期减速

variable deceleration,VD　变异减速

late deceleration,LD　晚期减速

non-stress test,NST　无应激试验

reaction pattern　反应型

non-reaction pattern　无反应型

oxytocin challenge test,OCT
　　　　　　　缩宫素激惹试验

（陈　甦）

第四节　正常分娩

【见习目的与要求】

1.掌握临产的诊断及产程的分期。

2.学习产程的观察及处理。

3.学会枕前位的分娩机制。

4.熟悉接产的过程（包括体位、消毒、铺巾、接生操作）。

【见习时数】2 学时。

【见习准备】复习教科书理论知识点,熟悉各产程术语的定义。

【见习任务与方式】

1.通过模型示教或观看录像了解分娩机制,熟悉接产的过程,说明胎儿在通过产道时,为了适应产道的形状和大小所完成的连续动作。

2.由带教老师带领观察产程,学习并了解三个产程的处理原则及注意事项。重点了解分娩的临床经过、触摸宫缩、听胎心、体会肛查胎头下降、宫口开大情况,熟悉产程图的描绘和意义;观察胎儿娩出过程中发生的机制;胎盘剥离征象,检查胎盘的方法,产后出血的预防。

3.由带教老师讲解宫缩应激试验(CST)的意义。

4.见习新生儿处理及阿普加评分(Apgar score)。

【见习内容】

一、基础知识点

妊娠满 28 周(196 日)及以上,胎儿及其附属物从临产开始到全部从母体娩出的过程,称为分娩。妊娠满 28 周至不满 37 足周(196～258 日)期间分娩,称为早产;妊娠满 37 周至不满 42 足周(259～293 日)期间分娩,称为足月产;妊娠满 42 周(294 日)及以后分娩,称为过期产。

（一）决定分娩的因素：产力、产道、胎儿及精神心理因素

1. 产力　包括子宫收缩力(简称宫缩)、腹壁肌及膈肌收缩力(统称腹压)和肛提肌收缩力。

(1)子宫收缩力：临产后的主要产力，贯穿于分娩全过程。正常子宫收缩力的特点有：

1)节律性：节律性宫缩是临产的重要标志。正常宫缩是宫体肌不随意、有规律地阵发性收缩并伴有疼痛。每次阵缩由弱渐强(进行期)，维持一定时间(极期)，随后由强渐弱(退行期)，直至消失进入间歇期(图 3-1)，间歇期子宫肌肉松弛。

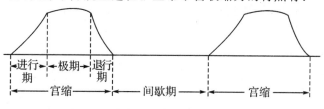

图 3-1　临产后正常宫缩节律性示意图

2)对称性：正常宫缩起自两侧宫角部，以微波形式向宫底中线集中，左右对称，再以 2cm/s 速度向子宫下段扩散，约需 15s 均匀协调地扩展至整个子宫(图 3-2)。

3)极性：宫缩以宫底部最强、最持久，向下逐渐减弱，宫底部收缩力的强度几乎是子宫下段的 2 倍。

4)缩复作用：子宫收缩时肌纤维缩短变宽，间歇时肌纤维不能恢复到原长度，经反复收缩，肌纤维越来越短，能使宫腔内容积逐渐缩小，迫使胎先露部下降及宫颈管逐渐缩短直至消失，此为子宫收缩力的缩复作用。

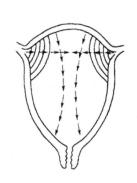

图 3-2　子宫收缩力的对称性

(2)腹壁肌及膈肌收缩力：第二产程时娩出胎儿的重要辅助力量。腹壁肌及膈肌收缩力在第三产程可迫使已剥离的胎盘娩出。

(3)肛提肌收缩力：可协助胎先露部在盆腔进行内旋转；当胎盘降至阴道时，能协助胎盘娩出。

2. 产道　胎儿娩出的通道，分为骨产道与软产道两部分。

(1)骨产道：即真骨盆，分为 3 个平面。

1)骨盆入口平面：为骨盆腔上口，呈横椭圆形；其前方为耻骨联合上缘，两侧为髂耻缘，后方为骶岬上缘；有 4 条径线(图 3-3)。

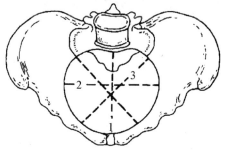

1.前后径11cm；2.横径13cm；3.斜径12.75cm

图 3-3　骨盆入口平面各径线

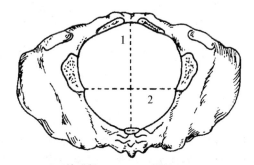

1.前后径11.5cm；2.横径10cm

图 3-4　中骨盆平面各径线

2)中骨盆平面:骨盆最小平面,骨盆腔最狭窄部分,呈前后径长的椭圆形;其前方为耻骨联合下缘,两侧为坐骨棘,后方为骶骨下端;有2条径线(图3-4)。

3)骨盆出口平面:骨盆腔下口,由两个不同平面的三角形所组成;前三角平面顶端为耻骨联合下缘,两侧为左右耻骨降支,后三角平面顶端为骶尾关节,两侧为左右骶结节韧带;两个三角形共同的底边为坐骨结节间径;有4条径线(图3-5)。

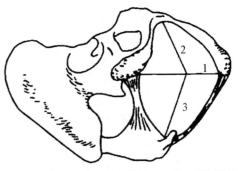

1.出口横径;2.出口前矢状径;3.出口后矢状径
图3-5　骨盆出口平面各径线(斜面观)

4)几条重要径线:入口平面前后径11cm;中骨盆平面横径10cm(坐骨棘间径);出口平面横径9cm(坐骨结节间径)。

5)骨盆轴:连接骨盆各平面中点的假想曲线,为胎儿娩出的线路。

6)骨盆倾斜度:妇女站立时,骨盆入口平面与地平面所形成的角度,一般为60°(图3-6)。

(2)软产道:由子宫下段、宫颈、阴道及骨盆底软组织构成的弯曲通道。

子宫下段的形成:由非孕时长约1cm的子宫峡部伸展形成。由于子宫肌纤维的缩复作用,子宫上段肌壁越来越厚,子宫下段肌壁被牵拉越来越薄(图3-7)。由于子宫上下段的肌壁厚薄不同,在两者间的子宫内面形成一环状隆起,称为生理缩复环(图3-8)。对于宫颈的变化,初产妇多是宫颈管先短缩消失,宫口后扩张;经产妇多是宫颈管短缩消失与宫口扩张同时进行。

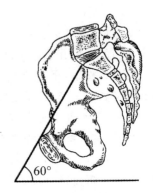

图3-6　骨盆倾斜度

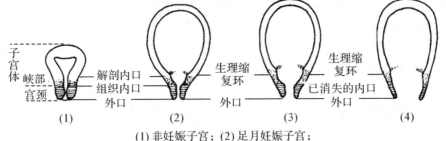

(1)非妊娠子宫;(2)足月妊娠子宫;
(3)分娩第一产程妊娠子宫;(4)分娩第二产程妊娠子宫
图3-7　子宫下段形成及宫口扩张

3.胎儿

(1)胎儿大小:胎儿大小是决定分娩难易的重要因素之一。

(2)胎位:胎体纵轴与骨盆轴相一致时,胎儿容易通过产道。

(3)胎儿畸形:若胎儿畸形造成某一部分异常发育,如脑积水、联体儿等,由于胎头或胎体过大,通过产道常发生困难。

4.精神心理因素　分娩应激,包括产妇心理素质、思想观念、应激能力、社会环境因素的影响、亲友的态度及医院的情况、医务人员的态度等。

（二）分娩机制

分娩是胎儿先露部随骨盆各平面的不同形态,被动进行的一连串适应性转动,以其最小径线通过产道的全过程。

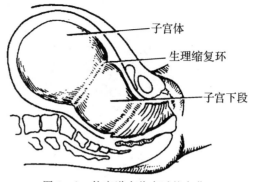

1. 衔接　胎头的双顶径进入骨盆入口平面(临床检查位于坐骨棘水平),胎头以枕额径衔接。

2. 下降　胎头沿骨盆轴前进的动作称为下降。

图3-8　软产道在临产后的变化

3. 俯屈　胎儿呈颏-胸位,变衔接时的枕额径为枕下前囟径。

4. 内旋转　枕骨朝向母体耻骨联合旋转。

5. 仰伸　以耻骨弓为支点,枕骨弯曲朝向胎儿背部。

6. 复位及外旋转　胎儿娩出后,胎儿头部自然复位,保持胎头与胎肩的垂直关系。

7. 胎肩及胎儿娩出　一个胎肩娩出后,剩余胎体应快速娩出。

（三）先兆临产

出现预示不久将临产的症状,包括假临产、胎儿下降感、见红。

（四）临产与产程

1. 临产开始的标志　为规律且逐渐增强的子宫收缩,持续30s或30s以上。间歇5～6min,并伴随进行性宫颈管消失、宫口扩张和胎先露部下降。用强镇静药物不能抑制临产。

2. 总产程　即分娩全过程,是指从开始出现规律宫缩直到胎儿胎盘娩出。临床分为3个产程(图3-9)。

(1)第一产程:宫颈扩张期。从开始出现间歇5～6min的宫缩到宫口开全。初产妇约需11～12h,经产妇约需6～8h。分为潜伏期和活跃期。潜伏期是指从临产出现规律宫缩至宫口扩张3cm。活跃期是指宫口扩张3～10cm。活跃期又分为3期:加速期、最大加速期、减速期。产妇表现:规律宫缩;宫口扩张;胎头下降程度;胎膜破裂。此期间必须观察和重视的项目包括:子宫收

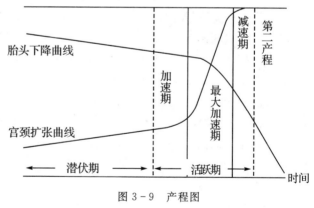

图3-9　产程图

缩,胎心,宫口扩张及胎头下降,胎膜破裂,精神安慰,血压,饮食与活动,排尿与排便,肛门检查及阴道检查等。

(2)第二产程:胎儿娩出期。从宫口开全到胎儿娩出。初产妇需1～2h,经产妇通常数分钟即可完成,但也有长达1h者。此期间胎头拨露及着冠,密切监测胎心,指导产妇屏气,并做好接产准备(图3-10)。

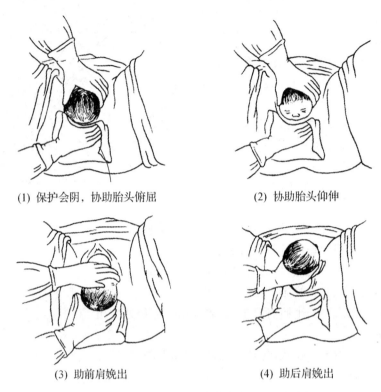

(1) 保护会阴，协助胎头俯屈　　　　　(2) 协助胎头仰伸

(3) 助前肩娩出　　　　　　　　　　　(4) 助后肩娩出

图 3-10　接产步骤

(3)第三产程:胎盘娩出期。从胎儿娩出到胎盘娩出,约 5~15min,不应超过 30min。胎盘剥离征象:

1)宫体变硬显球形,宫底上升达脐上;

2)阴道口外露脐带变长;

3)阴道少量流血;

4)耻上按压子宫,宫体上升而外露脐带不回缩。

(五)Bishop 宫颈成熟度评分法

该方法用于评估妊娠足月准备分娩时的宫颈成熟度,内容包括宫口的扩张、宫颈管消退、硬度、位置及先露位置(坐骨棘水平=0)。棘上高度用-5~-1cm 表示(-5 为最高),0 是指位于坐骨棘水平。同样,+1~+5cm 表示胎先露位于坐骨棘水平以下的距离(+5cm 是在阴道入口)。

(六)新生儿处理

1.清理呼吸道。

2.处理脐带　在距脐根 0.5cm 处用无菌粗线结扎第一道,再在结扎线外 0.5cm 处结扎第二道,在第二道结扎线外 0.5cm 处剪断脐带,挤出残余血液,用 20% 高锰酸钾溶液或 5% 聚维酮碘溶液消毒脐带断面,以无菌纱布覆盖,再用脐带布包扎。必须扎紧脐带防止出血,又要避免用力过猛造成脐带断裂;消毒时药液不可接触新生儿皮肤,以免皮肤灼伤;处理脐带时新生儿要保暖。

3.处理新生儿　打新生儿足印及产妇拇指印于新生儿病历上。对新生儿做详细体格检查,系以标明新生儿性别、体重、出生时间、母亲姓名和床号的手腕带和包被。将新生儿抱给母亲,进行首次吸吮乳头。

二、关键知识点

1.影响分娩的四大要素,其中重点、难点是产力。

2.产程图的描绘和解读。

3.三个产程的观察和处理。

4.产程中宫缩及胎心监护。

三、延伸知识点

(一)如何发现异常产程?

1.影响分娩的主要因素为产力、产道、胎儿及精神心理因素。这些因素在分娩过程中相互影响,任何一个或一个以上的因素发生异常以及四个因素相互不能适应,均可使分娩进展受到阻碍,而导致异常分娩。当出现异常分娩时,要仔细分析四因素的关系,及时处理,以保障母儿安全。

2.绘制并正确识别产程图对判断异常产程起到非常重要的作用。产程图的横坐标为临产时间(h),纵坐标左侧为宫口扩张程度(cm),纵坐标右侧为先露下降程度(cm)。绘制宫口扩张曲线和胎头下降曲线,细致观察产程,使产程进展一目了然(图 3-9)。

(二)如何发现胎儿窘迫?

通过以下各方面评估胎儿宫内安危情况:

1.胎动　胎动<10 次/12h 为胎动减少,临床常见胎动消失 24h 后胎心消失。

2.胎儿率电子监护　多用外监护描记胎心曲线。观察胎心率变异及其与宫缩、胎动的关系。此法能较客观地判断胎儿在宫内的状态。

(1)无应激试验:在无外来刺激的自然状态下,观察胎心率及胎动时胎心率的变化,了解胎儿的储备能力。

(2)缩宫素激惹试验:又称为宫缩应激试验,其原理为诱发宫缩,并用胎儿监护仪记录心率变化,了解胎盘于宫缩时一过性缺氧的负荷变化,测定胎儿的储备能力。

3.脐动脉血流 S/D 比值测定　正常妊娠时,孕晚期 S/D 比值降至<3。

4.胎儿生物物理评分　胎儿电子监护仪和 B 型超声联合检测胎儿宫内缺氧和胎儿酸中毒情况。

5.胎盘功能检查及胎儿成熟度检查　孕妇尿雌三醇值;血清人胎盘生乳素;阴道脱落细胞等检测。测定胎儿成熟度的方法有计算胎龄、测子宫长度、腹围、B 型超声测量胎儿双顶径及羊水检测等。

(三)如何预判分娩结局?

1.决定分娩的四大因素在分娩过程中相互影响、相互适应。

2.充分评估母体状况和四大因素。

3.新生儿阿普加评分(Apgar 评分)及其意义　普遍采用新生儿阿普加评分法判断新生儿窒息及严重程度。该评分法是以出生后一分钟内的心率、呼吸、肌张力、喉反射及皮肤颜色 5 项体征为依据,每项为 0~2 分,满分为 10 分(表 3-2)。8~10 分属正常新生儿。4~7 分为轻度窒息,又称青紫窒息。0~3 分为重度窒息,又称苍白窒息。1 分钟评分是出生当时的情况,反映在宫内的情况；5 分钟及以后评分是反映复苏效果，与预后关系密切。

表 3-2 新生儿阿普加评分法

体征	0分	1分	2分
每分钟心率	0	<100 次	≥100 次
呼吸	0	浅慢，不规则	佳
肌张力	松弛	四肢稍屈曲	四肢屈曲，活动好
喉反射	无反射	有些动作	咳嗽，恶心
皮肤颜色	全身苍白	躯干红，四肢青紫	全身粉红

四、病例分析、思考题

病例 患者，女，32 岁，G3P0，因宫内妊娠 38 周来我院生产，上午 8:00 进入产程。未进行规范的产前检查。体格检查示宫高 32cm，腹围 98cm，H，LOA，胎膜已破，宫口 4cm，S^0，宫缩 3～5min 1 次。

思考题：1. 产程中应注意什么？

2. 解释其孕次和产次（G3P0）。

3. 该孕妇处在第几产程？目前应该如何处理？

五、临床技能要点

1. 如何进行人工破膜？

2. 如何进行肛门检查和阴道检查？

3. 如何进行会阴侧切和缝合？

4. 如何进行胎心监护和宫缩监护？

六、常用英语词汇

delivery 分娩

premature delivery 早产

term delivery 足月产

postterm delivery 过期产

pelvic inlet 骨盆入口

pelvic outlet 骨盆出口

effacement of cervix 宫颈管消失

dilatation of cervix 宫口扩张

biparietal diameter, BPD 双顶径

show 见红

mechanism of labor 分娩机制

engagement 衔接

descent 下降

flexion 俯屈

internal rotation 内旋转

extention 仰伸

restitution 复位

external rotation 外旋转

partogram 产程图

crowning of head 胎头着冠

push 向下屏气

episiotomy, EP 会阴切开术

（胡春霞）

第五节 正常产褥

【见习目的与要求】
初步识别产妇产褥期的各种变化。
熟悉产褥期的处理方法。
【见习时数】0.5学时。
【见习准备】复习教科书本章节内容。
【见习任务与方式】通过查房方式加深对正常产褥的了解。
【见习内容】

一、基础知识点

(一)定义

产褥期是指从胎盘娩出至产妇全身各器官除乳腺外恢复至正常未孕状态所需的一段时期,一般规定为6周。

子宫复旧是指胎儿及其附属物娩出后,由于子宫肌纤维的收缩与缩复作用,使子宫逐渐恢复至未孕状态的全过程,需6周。

产后3~4日出现乳房血管、淋巴管极度充盈,乳房胀大,伴37.8~39℃发热,称为泌乳热。

(二)产褥期临床表现

1.生命体征 产后体温多数在正常范围内。体温可在产后24h内略升高,一般不超过38℃。产后脉搏在正常范围内。产后腹压降低,膈肌下降,由妊娠期的胸式呼吸变为胸腹式呼吸,呼吸深慢,每分钟14~16次。血压于产褥期平稳,变化不大。

2.子宫复旧 胎盘娩出后,子宫圆而硬,宫底在脐下一指。产后第1日,宫底稍上升至平脐,以后每日下降1~2cm,产后10日降入骨盆腔内。

3.产后宫缩痛 产后由于子宫阵发性收缩引起下腹部阵发性剧烈疼痛,多发生于哺乳时,经产妇多见。不需特殊用药。

4.恶露 是指产后随子宫蜕膜(特别是胎盘附着处的蜕膜)的脱落,血液、坏死蜕膜等组织经阴道排出。恶露分为3种:

(1)血性恶露:色鲜红,含大量血液,镜下见多量红细胞、坏死蜕膜及少量胎膜,持续3~4日。

(2)浆液恶露:含多量浆液、色淡红,镜下见较多的坏死蜕膜组织、宫腔渗出液、宫颈黏液、少量红细胞、白细胞,且有细菌、阴道排液,持续10日左右。

(3)白色恶露:含大量白细胞,色泽较白,质黏稠,镜下见大量白细胞、坏死蜕膜组织、表皮细胞及细菌,持续3周。

5.褥汗 产后皮肤汗腺排泄功能旺盛,排出大量汗液,能排出妊娠体内潴留的水分,夜间及初醒时明显,大约1周内逐渐好转。

（三）处理

1.产后2h内的处理　此期极易发生严重并发症,如产后出血、子痫、产后心力衰竭等,应在产室严密观察。密切监测产妇生命体征、自觉症状、子宫收缩及阴道出血量等。

2.警惕产后尿潴留　产后4h内应排尿。

3.观察子宫复旧及恶露。

4其他　指导饮食,会阴护理,乳房护理。

二、关键知识点

1.子宫复旧不是肌细胞数目减少,而是肌细胞缩小。

2.血容量在产后72h内增加15%~25%,此时应注意预防心力衰竭的发生。

3.恶露分为血性恶露、浆液恶露、白色恶露。正常恶露有血腥味,无臭味,持续4~6周。

4.若子宫复旧不全,或宫腔内残留胎盘、多量胎膜,或合并感染时,恶露量增多,血性恶露持续时间延长,并有臭味。

5.产后2h内极易发生严重并发症,如产后出血、子痫、产后心力衰竭等,应在产室严密观察,此期及时发现异常并进行处理非常重要。

三、延伸知识点

（一）产褥期母体变化有哪些?

1.生殖系统的变化

(1)子宫体的变化:产褥期变化最大的是子宫。产后随着肌纤维不断缩复,子宫体积及重量均逐渐减少。产后10~14天,腹部已触不到宫底。产后6周恢复至孕前状态。

(2)子宫内膜及胎盘附着部位的变化:胎盘胎膜从蜕膜海绵层与子宫壁分离娩出,胎盘附着面积缩小,表层蜕膜变性脱落随恶露排出。接近肌层的子宫内膜基底层逐渐再生形成新的功能层。胎盘附着部位子宫内膜的修复需至产后6周,而其他部位的内膜3周可修复。

(3)子宫血管、宫颈及子宫下段的变化:子宫复旧导致开放的螺旋动脉和静脉窦压缩变窄,数小时后血管内即可有血栓形成,出血渐减少。在新生内膜修复期间,如胎盘附着面复旧不良出现血栓脱落,可导致晚期产后出血。产后子宫下段收缩,逐渐恢复为非孕时的子宫峡部。分娩后子宫颈松弛,壁薄皱起如袖口。产后1周管壁变厚恢复颈管,4周恢复正常水平。

(4)阴道、外阴及盆底组织:表现阴道、外阴及盆底周围组织水肿。若盆底肌及其筋膜发生严重撕裂造成骨盆底松弛,加之产褥期过早参加重体力劳动,或者分娩次数过多,加之间隔时间短,盆底组织难以完全恢复正常,均可导致阴道壁膨出,甚至子宫脱垂。

2.乳房的变化　主要变化是泌乳,受神经和内分泌的调节,促使乳汁产生及喷乳反射。吸吮是保持乳腺不断泌乳的关键。不断排空乳房,也是维持乳汁分泌的一个重要条件。

3.循环系统及血液的变化

(1)产后72h内,由于子宫收缩,子宫胎盘血循环终止,大量血液从子宫涌入产妇体循环,静脉回流增加,过多的组织间液进入血管内,使产妇循环血量明显增加。原有心脏病的产妇此时容易发生心力衰竭。循环血量于产后2~3周恢复至未孕状态。

(2)产褥早期血液仍处于高凝状态,利于胎盘剥离面形成血栓,减少产后出血量。

4.内分泌系统的变化

(1)分娩后,雌激素、孕激素急剧下降,产后一周时已降至未孕时水平。

(2)胎盘生乳素骤降,产后 6h 已不能测出。

(3)催乳激素水平:与是否哺乳有关。

(4)月经复潮及排卵时间:均与是否哺乳有关。哺乳产妇月经虽未复潮,却有受孕的可能。

5.消化系统的变化　妊娠期胃肠肌张力及蠕动力减弱,约产后 2 周恢复。产褥期间卧床时间长,缺少运动,腹肌及盆底肌松弛,加之肠蠕动减弱,容易便秘。

6.泌尿系统的变化

(1)妊娠期体内潴留的多量水分经肾排出,产后最初一周尿量增多。

(2)妊娠期发生的肾盂及输尿管扩张,产后 2～8 周恢复正常。

(3)分娩过程中,膀胱受压致黏膜水肿、充血,产后膀胱肌张力降低,对膀胱内压的敏感性下降,以及会阴伤口疼痛、不习惯卧床排尿等原因,均可能增加尿潴留的发生。

(二)产妇产后 2h 内需如何监测病情变化及处理?

1.严密观察血压、脉搏;

2.严密观察阴道出血量;

3.严密观察子宫收缩情况,注意宫底高度、膀胱是否充盈;

4.如发现宫缩乏力,予按摩、宫缩剂等处理;

5.如阴道流血不多,但宫缩不良,宫底上升,可能宫腔积血,挤压宫底排出积血,使用宫缩剂;

6.如有肛门坠胀感,注意阴道后壁血肿,肛查确诊后及时处理;

7.协助产妇首次哺乳;

8.产后 2h 一切正常,送回病室,注意巡视。

四、病例分析、思考题

病例　28 岁初产妇,足月妊娠顺产后半小时,助产士报告产妇阴道出血 100ml。
思考题:1.该产妇进一步处理措施有哪些?
　　　　2.该产妇阴道出血有哪些原因?

五、临床技能要点

1.如何识别产褥期产妇的各种变化?

2.如何监测及处理产妇产后 2h 内的病情变化?

六、常用英语词汇

puerperium　产褥期

involution of uterus　子宫复旧

breast fever　泌乳热

afterpains　产后宫缩痛

lochia　恶露

lochia rubra　血性恶露

lochia serosa　浆液恶露

lochia alba　白色恶露

subinvolution　子宫复旧不全

（华少萍）

第四章　病理产科

第一节　妊娠时限异常

流　产

【见习目的与要求】

1.了解流产的定义。

2.了解流产发生的原因及流产时胎儿、母体的病理变化。

3.掌握流产各不同阶段的临床表现及处理。

4.重点掌握习惯性、感染性及过期流产等特殊类型的临床表现、诊断及处理。

5.熟悉流产的鉴别诊断。

【见习时数】1学时。

【见习准备】复习教科书理论知识点,熟悉各种流产的定义。

【见习任务与方式】

1.通过观看录像了解流产各不同阶段及特殊类型流产的临床表现。

2.由带教老师重点讲解先兆流产、难免流产、不全流产、完全流产及特殊类型流产的临床表现、诊断及处理。

3.在带教老师的带领下,通过采集病史让学生熟悉流产的症状,条件允许的情况下让学生参与妇科检查使对流产体征有所认识。

4.以学生为主、老师为辅进行病例分析总结,巩固课堂理论学习。

【见习内容】

一、基础知识点

妊娠于28周前终止,胎儿体重少于1000g,称为流产。流产发生于孕12周前者,称为早期流产。流产发生于12周后者,称为晚期流产。

二、关键知识点

(一)流产各不同阶段的临床表现

1.先兆流产　先兆流产指妊娠28周前,先出现少量阴道流血,继之常出现阵发性下腹痛或腰背痛,妇科检查宫颈口未开,胎膜未破,妊娠产物未排出,子宫大小与停经周数相符,妊娠有希望继续者。

2.难免流产　难免流产指流产已不可避免。由先兆流产发展而来,此时阴道流血量增多,阵发性下腹痛加重或出现阴道流液(胎膜破裂)。妇科检查宫颈口已扩张,有时可见胚胎组织或胎囊堵塞于宫颈口内,子宫大小与停经周数相符或略小。

3.不全流产 不全流产指妊娠产物已部分排出体外,尚有部分残留于宫腔内,由难免流产发展而来。由于宫腔内残留部分妊娠产物,影响子宫收缩,致使子宫出血持续不止,甚至因流血过多而发生失血性休克。妇科检查宫颈口已扩张,不断有血液自宫颈口内流出,有时尚可见胎盘组织堵塞于宫颈口或部分妊娠产物已排出于阴道内,而部分仍留在宫腔内。一般子宫小于停经周数。

4.完全流产 指妊娠产物已全部排出,阴道流血逐渐停止,腹痛逐渐消失。妇科检查宫颈口已关闭,子宫接近正常大小。

(二)流产各不同阶段治疗方法

1.先兆流产 应卧床休息,禁忌性生活,阴道检查操作应轻柔,必要时给予对胎儿危害小的镇静剂。黄体酮每日肌注 20mg,对黄体功能不足的患者,具有保胎效果。其次,维生素 E 及小剂量甲状腺粉(适用于甲状腺功能低下患者)也可应用。此外,心理治疗也很重要,要使其情绪安定,增强信心。经治疗两周,症状不见缓解或反而加重者,提示可能胚胎发育异常,进行 B 型超声检查及 β-hCG 测定,决定胚胎状况,给予相应处理,包括终止妊娠。

2.难免流产 一旦确诊,应尽早使胚胎及胎盘组织完全排出。早期流产应及时行负压吸宫术。晚期流产,因子宫较大,吸宫或刮宫有困难者,可用缩宫素促使子宫收缩。当胎儿及胎盘排出后需检查是否完全,必要时刮宫以清除宫腔内残留的妊娠产物。

3.不全流产 一经确诊,应及时行刮宫术或钳刮术,以清除宫腔内残留组织。流血多、有休克者应同时输血输液,并给予抗生素预防感染。

4.完全流产 如无感染征象,一般不需特殊处理。

(三)特殊类型流产的临床表现

1.习惯性流产 习惯性流产指自然流产连续发生 3 次或以上者。每次流产多发生于同一妊娠月份,其临床经过与一般流产相同。早期流产的原因常为黄体功能不足、甲状腺功能低下、染色体异常等。晚期流产最常见的原因为宫颈内口松弛、子宫畸形、子宫肌瘤等。

2.感染性流产 流产过程中,若阴道流血时间过长、有组织残留于宫腔内或非法堕胎等,有可能引起宫腔内感染,严重时感染可扩展到盆腔、腹腔乃至全身,并发盆腔炎、腹膜炎、败血症及感染性休克等。

3.稽留流产 指胚胎或胎儿已死亡滞留在宫腔内尚未自然排出者。胚胎或胎儿死亡后子宫不再增大反而缩小,早孕反应消失。若已至中期妊娠,孕妇腹部不见增大,胎动消失,妇科检查宫颈口未开,子宫较停经周数小,质地不软,未闻及胎心。

(四)习惯性流产的处理

1.有习惯性流产史的妇女,应在怀孕前进行必要检查,包括卵巢功能检查、夫妇双方染色体检查与血型鉴定及其丈夫的精液检查,女方尚需进行生殖道的详细检查,包括有无子宫肌瘤、宫腔粘连,并做子宫输卵管造影及子宫镜检查,以确定子宫有无畸形与病变以及检查有无宫颈口松弛等。查出原因,若能纠正者,应于怀孕前治疗。

2.原因不明的习惯性流产妇女,当有怀孕征兆时,可按黄体功能不足给予黄体酮和/或 hCG 治疗,确诊妊娠后继续给药直至妊娠 10 周或超过以往发生流产的月份,并嘱其卧床休息,禁忌性生活,补充维生素 E 及给予心理治疗。宫颈内口松弛者,于妊娠前作宫颈内口修补术。若已妊娠,最好于妊娠 14~16 周行宫颈内口环扎术,术后定期随诊,提前住院,待分娩发动前拆除缝线,若环扎术后有流产征象,治疗失败,应及时拆除缝线,以免造成宫颈撕裂。

(五)稽留流产的处理

稽留流产处理较困难。因胎盘组织有时机化,与子宫壁紧密粘连,造成刮宫困难。稽留时间过长,可能发生凝血功能障碍,导致 DIC,造成严重出血。处理前,应检查血常规、出凝血时间、血小板计数、血纤维蛋白原、凝血酶原时间、凝血块收缩试验及血浆鱼精蛋白副凝试验(3P试验)等,并做好输血准备。若凝血功能正常,可口服炔雌醇 1mg 每日 2 次,或口服已烯雌酚 5mg 每日 3 次,连用 5 日,以提高子宫肌对缩宫素的敏感性。子宫小于 12 孕周者,可行刮宫术,术时注射宫缩剂以减少出血,若胎盘机化并与宫壁粘连较紧,手术应特别小心,防止穿孔,一次不能刮净,可于 5~7 日后再次刮宫。子宫大于 12 孕周者,应静脉滴注缩宫素,也可用前列腺素或依沙吖啶等进行引产,促使胎儿、胎盘排出。若凝血功能障碍,应尽早使用肝素、纤维蛋白原及输新鲜血等,待凝血功能好转后,再行引产或刮宫。

(六)流产感染的处理

流产感染多为不全流产合并感染。治疗原则应积极控制感染,若阴道流血不多,应用广谱抗生素 3~5 日,待控制感染后再行刮宫,清除宫腔残留组织以止血。若阴道流血量多,在静脉滴注广谱抗生素和输血的同时,用卵圆钳将宫腔内残留组织夹出,使出血减少,切不可用刮匙全面搔刮宫腔,以免造成感染扩散。术后继续应用抗生素,待感染控制后再行彻底刮宫。若已合并感染性休克者,应积极纠正休克。若感染严重或腹、盆腔有脓肿形成时,应行手术引流,必要时切除子宫。

三、延伸知识点

导致流产的原因有哪些?

(一)遗传基因缺陷

早期自然流产者,染色体异常的胚胎占 50%~60%,多为染色体数目异常,其次为染色体结构异常。数目异常有三体、三倍体及 X 单体等;结构异常有染色体断裂、倒置、缺失和易位。

(二)环境因素

过多接触某些有害的化学物质(如砷、铅、苯、甲醛、氯丁二烯、氧化乙烯等)和物理因素(如放射线、噪音及高温等),均可引起流产。

(三)母体因素

1.全身性疾病　妊娠期患急性病、高热可引起子宫收缩而致流产;细菌毒素或病毒(单纯疱疹病毒、巨细胞病毒等)通过胎盘进入胎儿血循环,使胎儿死亡而发生流产。此外,孕妇患严重贫血或心力衰竭可致胎儿缺氧,也可能引起流产。孕妇患慢性肾炎或高血压,胎盘可能发生梗死而引起流产。

2.生殖器官疾病　孕妇因子宫畸形(如双子宫、纵隔子宫及子宫发育不良等)、盆腔肿瘤(如子宫肌瘤等),均可影响胎儿的生长发育而导致流产。宫颈内口松弛或宫颈重度裂伤,易因胎膜早破而发生晚期流产。

3.内分泌失调　甲状腺功能减退症、严重糖尿病未能控制、黄体功能不足,均可导致流产。

4.创伤　妊娠期特别是妊娠早期行腹部手术或妊娠中期外伤,导致子宫收缩而引起流产。

（四）胎盘内分泌功能不足

妊娠早期,卵巢的妊娠黄体分泌孕激素外,胎盘滋养细胞亦逐渐产生孕激素。妊娠 8 周后,胎盘逐渐成为产生孕激素的主要场所。除孕激素外,胎盘还合成其他激素,如 β-绒毛膜促性腺激素、胎盘生乳素及雌激素等。

（五）免疫因素

母儿双方免疫不适应,则可引起母体对胚胎的排斥而致流产。有关免疫因素主要有父方的组织相容性抗原、胎儿特异抗原、血型抗原、母体细胞免疫调节失调、孕期母体封闭抗体不足及母体抗父方淋巴细胞的细胞毒抗体不足等。

四、病例分析、思考题

病例　患者,女,35 岁,停经 9^+ 周,阴道少量流血 8 天。3 天前出血量增多,伴有肉样物排出。昨起发热,血压 90/50mmHg,心率 110 次/min。妇科检查:阴道内多量血液,宫口开,可触及胎盘组织,子宫增大如孕 8 周,压痛明显,附件区压痛,Hb 70g/L,WBC 16×10^9/L,中性粒细胞 0.90。

思考题:1.该患者的临床诊断是什么?
　　　　2.对该患者恰当的处理是什么?

五、临床技能要点

1.流产各不同阶段的临床表现及处理原则是什么?
2.特殊类型流产的临床表现及处理原则是什么?
3.如何检查确定宫颈内口松弛?

六、常用英语词汇

threatened abortion　先兆流产	missed abortion　稽留流产	
inevitable abortion　难免流产	habitual abortion　习惯性流产	
incomplete abortion　不全流产	septic abortion　流产感染	
complete abortion　完全流产		

（陈　华）

早　产

【见习目的与要求】
1.初步了解早产对母儿的危害。
2.初步具备早产保胎治疗和早产产程的处理能力。
3.具备识别早产儿的能力,了解早产儿的产科处理。
【见习时数】0.5 学时。
【见习准备】复习教科书有关章节和儿科学早产儿相关章节。
【见习任务与方式】
1.以实例讲解早产的临床表现、诊断和处理。

2.通过模型示教或观看录像了解早产产程及早产儿的处理。

【见习内容】

一、基础知识点

(一)定义

1.早产　是指妊娠满 28 周至不足 37 周(196～258 日)间分娩者。此时娩出的新生儿成为早产儿,体重为 1000～2499g。

2.先兆早产　妊娠满 28 周至不足 37 周出现至少 10min 一次的规则宫缩,伴宫颈管缩短。

3.早产临产　妊娠满 28 周至不足 37 周出现规则宫缩(20min≥4 次,持续≥30s),伴宫颈缩短≥75%,宫颈扩张 2cm 以上。

(二)原因

1.胎膜早破、绒毛膜羊膜炎;

2.下生殖道及泌尿道感染;

3.妊娠合并症与并发症;

4.子宫过度膨胀及胎盘因素;

5.子宫畸形;

6.宫颈内口松弛;

7.每日吸烟≥10 支,酗酒。

(三)临床表现

早产的主要临床表现是子宫收缩,最初为不规则宫缩,常伴有少许阴道流血或血性分泌物,以后可发展为规则宫缩。其过程与足月临产相似,胎膜早破较足月临产多。宫颈管先逐渐消退,然后扩张。

(四)诊断

根据患者既往晚期流产史、早产史、产伤史;此次妊娠孕周,宫缩、宫颈缩短以及宫颈扩张情况,部分患者可伴有少量阴道流血或阴道流液。

(五)鉴别诊断

应与妊娠晚期出现的生理性子宫收缩相区别,后者宫缩一般不规则、无痛感,且不伴有宫颈管消退和宫口扩张等改变。

(六)治疗

若胎膜未破,胎儿存活,无胎儿窘迫,无严重妊娠合并症及并发症,应设法抑制宫缩,尽可能延长孕周。若胎膜已破,早产不可避免时,应设法提高早产儿存活率。

1.一般治疗　卧床休息,左侧卧位等。

2.药物治疗

(1)抑制宫缩药物:①利托君;②沙丁胺醇;③硫酸镁;④硝苯地平;⑤吲哚美辛。

(2)控制感染。

(3)预防新生儿呼吸窘迫综合征:应用肾上腺糖皮质激素。

3.分娩处理

(1)吸氧,临产后慎用镇静剂;

(2)停用宫缩抑制药物;

（3）做会阴后-侧切开；

（4）大部分早产儿可经阴道分娩。对于早产胎位异常者，必要时可考虑剖宫产。

二、关键知识点

1.早产是新生儿患病和死亡的主要原因之一。

2.绒毛膜羊膜感染是早产的十分重要的原因。

3.早产临产的过程与足月临产相似。

4.加强高危妊娠的管理，从低危人群中筛查出早产的高危孕妇对预防早产具非常重要的临床意义。目前显示最有预测价值的标记物有：胎儿纤维连接蛋白和宫颈长度。

5.预测早产，使用宫缩抑制药物尽可能延迟分娩直至给予肾上腺糖皮质激素以避免新生儿并发症，确保在具有早产儿救助设备的医疗机构分娩，减少胎儿创伤。

三、延伸知识点

如何预防及预测早产？

预防：1.积极治疗泌尿道、生殖道感染；

　　　2.定期产前检查，指导孕期卫生；

　　　3.孕晚期节制性生活，预防胎膜早破。

预测：1.阴道 B 超检查宫颈长度及宫颈内口漏斗形成情况；

　　　2.胎儿纤维连结蛋白检测：妊娠 20 周后，阴道后穹窿分泌物胎儿纤维连结蛋白＞50ng/ml，有早产可能。

四、病例分析、思考题

病例　患者，女，32 岁，G3P0，有两次孕中期流产史，因宫内妊娠 28 周，感下腹阵痛收住院。未按时进行产前检查。体格检查示宫高 26cm，腹围 85cm，H，LOA，胎心率 145 次/min。

思考题：1.患者入院后需完善哪些检查？

　　　　2.该患者的诊断及处理思路是什么？

　　　　3.预测早产有哪些方法？

五、临床技能要点

1.如何鉴别先兆早产与早产临产？

2.早产的治疗原则是什么？

3.抑制宫缩的药物有哪些？其作用机制是什么？

六、常用英语词汇

premature delivery　早产

fetal fibronectin,fFN　胎儿纤维连结蛋白

premature infant　早产儿

（胡春霞）

过期妊娠

【见习目的与要求】

1. 过期妊娠的定义、诊断。

2. 对实际孕妇用多种征象判断孕龄方法。

3. 初步了解过期妊娠中各种胎儿判断措施的临床意义和使用方法。

4. 掌握过期妊娠的病因、病理。

5. 掌握过期妊娠的处理原则。

【见习时数】0.5 学时。

【见习准备】复习教科书理论知识点,熟悉异位妊娠的病因、病理及分类。

【见习任务与方式】由带教老师重点讲解过期妊娠的病因、病理及治疗原则。讲解过期妊娠中各种胎儿判断措施的临床意义和使用方法。

【见习内容】

一、基础知识点

(一)定义

凡妊娠达到或超过 42 周(≥294 天)称过期妊娠。

(二)病因

1. 头盆不称时,由于胎先露部对宫颈内口及子宫下段的刺激不强,容易发生过期妊娠。

2. 无脑儿畸胎不合并羊水过多时,不足以刺激宫颈内口及子宫下段引起宫缩,孕周可长达 45 周。

3. 缺乏胎盘硫酸酯酶,是一种罕见的伴性隐性遗传病,均见于怀男胎病例,胎儿胎盘单位无法将活性较弱的脱氢表雄酮转变为雌二醇及雌三醇,致使发生过期妊娠。若给孕妇注射硫酸脱氢表雄酮后,血浆雌激素值不见升高,即可确诊。

4. 内源性前列腺素和雌二醇分泌不足而孕酮水平增高,抑制前列腺素和缩宫素,使子宫不收缩,延迟分娩发动。

(三)病理

1. 胎盘　一种是胎盘功能正常,胎盘外观和镜检均与妊娠足月胎盘相似,仅重量略有增加。另一种是胎盘功能减退,胎盘绒毛内血管床减少,间质纤维化增加,合体细胞小结增加,某些合体细胞小结断裂、脱落,绒毛表面出现缺损,缺损部位由纤维蛋白沉积填补并在纤维蛋白沉积表面出现钙化灶,绒毛上皮与血管基底膜增厚。另外有绒毛间血栓、胎盘梗死、绒毛周围纤维素或胎盘后血肿增加等胎盘老化现象,使物质交换与转运能力下降。

2. 羊水　妊娠 38 周以后,羊水量开始减少,妊娠足月时的羊水量为 1000ml,随着妊娠推延,羊水量越来越少。过期妊娠时,羊水量明显减少,可减少至 300ml 以下。

3. 胎儿

(1)正常生长:过期妊娠的胎盘功能正常,胎儿继续生长,体重增加成为巨大胎儿,颅骨钙化明显,不易变形,导致经阴道分娩困难,使新生儿发病率相应增加。

(2)成熟障碍:由于胎盘血流不足和缺氧及养分的供应不足,胎儿不易再继续生长发育。

可分为3期：第Ⅰ期为过度成熟，表现为胎脂消失，皮下脂肪减少，皮肤干燥松弛多皱褶，头发浓密，指（趾）甲长，身体瘦长，容貌似"小老人"。第Ⅱ期为胎儿缺氧，肛门括约肌松弛，有胎粪排出，羊水及胎儿皮肤粪染，羊膜和脐带绿染，围生儿病率及围生儿死亡率最高。第Ⅲ期为胎儿全身因粪染历时较长广泛着色，指（趾）甲和皮肤呈黄色，脐带和胎膜呈黄绿色。此期胎儿已经历和渡过第Ⅱ期危险阶段，其预后反较第Ⅱ期好。

（四）对母儿影响

1.过期妊娠时，对母儿影响较大。由于胎盘的病理改变致使胎儿窘迫或胎儿巨大造成难产，两者均使围生儿死亡率及新生儿窒息发生率增高。对母体又因胎儿窘迫、头盆不称、产程延长，使手术产率明显增加。

2.胎盘因素　胎盘老化，胎儿缺氧。

3.羊水量减少　羊水量正常是妊娠情况良好标志之一。妊娠时间延长，超过42周后，羊水量就会减少甚至不足100ml。羊水过少在分娩过程中对产程及对胎儿均不利，可致宫口开张缓慢，第一产程时间延长，胎儿窘迫等。

4.胎儿正常发育、巨大儿或成熟障碍。

5.手术分娩可能性增加　过期妊娠时，由于胎儿状况不佳，胎儿颅骨又较硬，骨缝变窄，在分娩中胎头不变形以适应产道，发生难产。

6.新生儿并发症增加　据临床资料统计，过期妊娠所生的新生儿，各种并发症比正常妊娠足月儿明显增加，如新生儿颅内出血发生率可高达25％，吸入性肺炎发生率达37％。

二、关键知识点

正确计算预产期并确定胎盘功能，对估算孕龄及评估胎儿宫内安危情况具有重要意义。

（一）核实预产期

诊断过期妊娠之前必须准确核实预产期过期，若平时月经周期不准，推算的预产期不可靠，因此应注意：

1.详细询问平时月经变异情况，有无服用避孕药等使排卵期推迟；

2.根据孕前基础体温升高的排卵期推算预产期；

3.夫妇两地分居，应根据性交日期推算；

4.根据开始出现早孕反应时间（孕6周出现）加以估计；

5.妊娠早期曾做妇科检查者，按当时子宫大小推算；

6.用听筒经腹壁听到胎心时，孕周至少已18～20周；

7.B型超声检查，早孕期测定妊娠囊直径，孕中期以后测定胎儿头臀长、双顶径、股骨长等，以及晚期根据羊水量的变化推算预产期；

8.子宫符合孕足月大小，宫颈已成熟，羊水量渐减少，孕妇体重不再增加或稍减轻，应视为过期妊娠。

（二）判断胎盘功能

1.胎动计数　由于每个胎儿的活动量各异，不同孕妇自我感觉的胎动数差异很大。一般认为12h内胎动累计数不得少于10次，故12h内少于10次或逐日下降超过50％，而又不能恢复，应视为胎盘功能不良，胎儿有缺氧存在。

2.测定尿雌三醇与肌酐（E/C）比值　采用单次尿测定E/C比值。E/C比值在正常情况下应大于 15,若 E/C 比值<10 表明胎盘功能减退。

3.胎儿监护仪检测　无应激试验(NST)每周 2 次,NST 有反应型提示胎儿无缺氧,NST 为无反应型需做宫缩应激试验(CST、OCT),多次反复出现胎心晚期减速者,提示胎儿有缺氧。

4.超声监测　每周 1~2 次 B 型超声监测,观察胎动、胎儿肌张力、胎儿呼吸样运动及羊水量等。羊水暗区直径<3cm,提示胎盘功能不全,羊水暗区直径<2cm,提示胎儿危险。彩色超声多普勒检查尚可通过测定胎儿脐血流来判断胎盘功能与胎儿安危。

5.羊膜镜检查　观察羊水颜色,了解胎儿是否因缺氧而有胎粪排出。若已破膜可直接观察到羊水流出及其性状。

(三)过期妊娠胎儿宫内的存活主要取决于胎盘功能

1.胎盘功能正常,胎儿继续生长,出生时胎儿体重偏重甚至为巨大儿或因颅骨钙化而造成难产。

2.胎盘因过期而发生老化,功能不全,胎盘血流和供氧不足,胎儿不再继续生长发育而呈"小老人"(过熟儿综合征),因缺氧胎儿排出胎粪染及羊水、胎儿皮肤、羊膜和脐带,出生时评分低,死亡率高。

三、延伸知识点

(一)确诊过期妊娠,立即终止妊娠的指征有哪些?

1.宫颈条件成熟。

2.胎儿≥4000g 或 IUGR。

3.12h 内胎动累计数<10 次或 NST 为无反应型,CST 阳性或可疑时。

4.持续低 E/C 比值。

5.羊水过少(羊水暗区直径<3cm)或羊水粪染。

6.并发中度或重度妊高征。

(二)如何选择终止妊娠的方式?

宫颈条件成熟者应人工破膜,破膜时羊水多而清,可在严密监护下经阴道分娩;宫颈条件未成熟者可用促宫颈成熟药物,可用缩宫素引产;出现胎盘功能不良或胎儿窘迫征象,不论宫颈条件成熟与否,均应行剖宫产尽快结束分娩。过期妊娠时,胎儿虽有足够储备力,足以保证产前监护试验正常,但临产后宫缩应激力的显著增加超过其储备力,出现隐性胎儿窘迫甚至死亡,对此应有足够认识。适时应用胎儿监护仪,及时发现问题,采取应急措施。适时选择剖宫产结束分娩挽救胎儿。

(三)剖宫产指征有哪些?

1.引产失败;

2.产程长,胎先露部下降不满意;

3.产程中出现胎儿窘迫征象;

4.头盆不称;

5.巨大儿;

6.臀先露伴骨盆轻度狭窄;

7.高龄初产妇;

破膜后羊水少、黏稠、粪染。产程中为避免胎儿缺氧,应给产妇吸氧,静脉滴注葡萄糖液,进行胎心监护,对可疑畸胎者行 B 型超声检查,并做好抢救胎儿的一切准备。过期妊娠时,常伴有胎儿窘迫、羊水粪染,分娩时应做相应准备。要求在胎肩娩出前用负压吸球或吸痰管吸净胎儿鼻咽部分泌物,对于分娩后胎粪超过声带者应用喉镜直视下吸出气管内容物,并做详细记录。过期儿病率和死亡率均高,应及时发现和处理新生儿窒息、脱水、低血容量及代谢性酸中毒等并发症。

三、病例分析、思考题

病例　患者,女,25 岁,平素月经规则,周期 30 天,末次月经 2010 年 12 月 7 日,2011 年 1 月 20 日行 B 超提示宫内孕 6 周左右,2011 年 9 月 30 日因阴道流液 1h 入院,检查宫高 35cm,腹围 101cm,无宫缩,胎心 142 次/min,宫口未开,先露高浮,羊水呈草绿色。

　　思考题:1.此患者应诊断哪些疾病?
　　　　　　2.明确诊断应采用哪些辅助检查?
　　　　　　3.该患者的应如何进一步治疗?

四、临床技能要点

如何进行 Bishop 评分系统?

五、常用英语词汇

postterm pregnancy　过期妊娠

(陈　华)

第二节　妊娠期高血压疾病及 HELLP 综合征

【见习目的与要求】
1.初步具备识别妊娠期高血压疾病的能力和对病情判断的能力。
2.进一步了解妊娠期高血压疾病对母儿的危害。
3.了解根据实际病人制定治疗方案的原则。
4.通过门诊,初步了解产前保健对预防和早治疗的重要性。
【见习时数】2 学时。
【见习准备】复习教科书本章节及《内科学》高血压、慢性肾炎、癫痫、脑出血等章节内容。
【见习任务与方式】
1.在带教老师指导下询问病史,进行体格检查并书写病历。
2.通过病例讨论加深对该病的了解。
【见习内容】

一、基础知识点

(一)分类与临床表现

1.妊娠期高血压　妊娠期首次出现 BP≥140/90mmHg,并于产后 12 周恢复正常;尿蛋白

（一），少数患者可伴有上腹部不适或血小板减少。产后方可确诊。

2.子痫前期

(1)轻度子痫前期:妊娠 20 周后出现 BP≥140/90mmHg;尿蛋白≥0.3g/24h 或随机尿蛋白(＋);可伴有上腹不适、头疼等症状。

(2)重度子痫前期:BP≥160/110mmHg;尿蛋白≥2.0g/24h 或随机尿蛋白≥(＋＋);血清肌酐>106μmol/L,血小板<100×10^9/L;血 LDH 升高;血清 ALT 或 AST 升高;持续性头痛或其他脑神经或视觉障碍;持续性上腹部不适。

(3)子痫:子痫前期孕妇抽搐不能用其他原因解释。

(4)慢性高血压并发子痫前期:高血压孕妇妊娠 20 周以前无尿蛋白,若出现尿蛋白≥0.3g/24h;高血压孕妇妊娠 20 周后突然尿蛋白增加或血压进一步升高或血小板<100×10^9/L。

(5)妊娠合并慢性高血压:妊娠前或妊娠 20 周前舒张压≥90mmHg(除滋养细胞疾病外),妊娠期无明显加重;或妊娠 20 周后首次诊断高血压并持续到产后 12 周后。

(二)诊断

根据病史、临床表现、体征及辅助检查即可作出诊断,同时应注意有无并发症及凝血机制障碍。

1.病史　询问妊娠前有无高血压、肾炎、糖尿病等,需注意症状出现的时间和程度,注意有无本病的高危因素存在,注意有无头痛、视力改变、上腹不适等。

2.主要体征　妊娠 20 周以后,孕妇出现血压升高、蛋白尿,并伴有不同程度的重要脏器改变及一系列自觉症状。

3.辅助检查　包括血液检查以了解有无血液浓缩、有无凝血功能障碍,有无肝肾功能损害,检查眼底,心电图检查以及胎儿宫内情况的监测。

(三)鉴别诊断

主要与慢性肾炎、原发性高血压、癫痫、脑出血等疾病鉴别。

(四)治疗

治疗目标为预防子痫;预防妊娠期高血压疾病严重并发症的发生,如脑出血、肺水肿、心力衰竭、HELLP 综合征、肾衰竭及胎死宫内;经过治疗,要求对母体以最小之创伤娩出活婴。

1.妊娠高血压　保证充足的睡眠,左侧卧位,使用镇静剂,间断吸氧,注意饮食及密切监护母儿状态。

2.子痫前期　治疗原则为休息、镇静、解痉、降压、合理扩容和必要时利尿、密切监测母胎状态、适时终止妊娠。

(1)硫酸镁:使用时要注意中毒的表现,包括心电图改变、肌肉麻痹、呼吸抑制和心脏停搏。

(2)降压药:

①降压药使用的指征:对于血压≥160/110mmHg,或舒张压≥110mmHg 或平均动脉压≥140mmHg 者,以及原发性高血压、妊娠前高血压已用降压药者,须应用降压药物。

②降压药物选择的原则:对胎儿无毒副作用,不影响心排出量、肾血浆流量及子宫胎盘灌注量,不致血压急剧下降或下降过低。

(3)扩容剂:一般不主张应用,仅用于严重的低蛋白血症、贫血。

(4)利尿药物:一般不主张应用,仅用于全身性水肿、急性心力衰竭、肺水肿、血容量过多且伴有潜在性肺水肿者。

（5）适时终止妊娠：终止妊娠是治疗妊娠期高血压疾病的有效措施。

（五）子痫的处理

子痫发作时立即左侧卧位，开放呼吸道，建立静脉通道，使用硫酸镁，同时应用有效镇静药物，控制抽搐，降低颅压，纠正缺氧和酸中毒，控制血压，抽搐控制后 2h 终止妊娠。保持环境安静，避免各种刺激，密切观察生命体征及病情变化。

（六）HELLP 综合征

1.诊断　本病表现多为非特异性症状，诊断关键是对有右上腹或上腹部疼痛、恶心、呕吐的妊娠期高血压疾病患者保持高度警惕，通过实验室检查确诊，包括血管内溶血、肝酶升高及血小板减少。

2.处理　积极治疗妊娠期高血压疾病；应用肾上腺皮质激素；控制出血、输注血小板；血浆析出疗法；监测胎儿在宫内安危情况；适时终止妊娠。

（七）子痫前期的预测

包括平均动脉压、翻身试验、尿酸测定、血液流变学测定、尿钙测定等。

二、关键知识点

1.妊娠期高血压疾病是孕产妇和围生儿病率及死亡率的主要原因。

2.子痫前期的高危因素　初产妇、孕妇年龄过小或大于 35 岁、多胎妊娠、葡萄胎、妊娠期高血压病史及家族史、慢性高血压、慢性肾炎、抗磷脂抗体综合征、糖尿病、肥胖、营养不良、低社会经济状况等。

3.子痫前期的诊断　包括血压≥140/90mmHg，24h 尿蛋白≥0.3g 或随机尿蛋白（＋）。

4.重度子痫前期的临床表现　包括收缩压≥160～180mmHg 或舒张压≥110mmHg；尿蛋白＞5g/24h 或随机尿蛋白（＋＋＋）；中枢神经系统功能障碍，上腹部不适，肝肾功能障碍，凝血功能障碍，肺水肿，溶血，胎儿生长受限，羊水过少，胎盘早剥。

5.妊娠 20 周前发生的高血压有可能是慢性高血压。

6.子痫是妊娠期高血压疾病最严重的阶段，是妊娠期高血压疾病所致母儿死亡的最主要原因，应积极处理。

7.子痫处理原则　控制抽搐，纠正缺氧和酸中毒，控制血压，抽搐控制后终止妊娠。

8.妊娠期高血压疾病的临床过程是进行性的，其特点是病情持续恶化，最后仅能通过分娩才能使病情停止，故早期诊断和适当处理，可改善母儿的预后。

9.预防子痫发生，要使用硫酸镁，但硫酸镁不能用于降低血压。控制血压要使用肼屈嗪、拉贝洛尔、硝苯地平等。

10.HELLP 综合征的诊断包括血管内溶血、肝酶升高及血小板减少。

三、延伸知识点

（一）妊娠期高血压疾病的病因有哪些？

1.胎盘、滋养细胞缺血学说　研究认为子痫前期患者胎盘异常滋养层细胞侵入子宫肌层，使子宫螺旋动脉发生广泛改变，而导致动脉粥样硬化，最终引起胎盘血流量灌注减少，引发妊娠期高血压疾病一系列症状。

2.免疫学说　妊娠被认为是成功的自然同种异体移植。胚胎是由继承了父亲和母亲双重组织特性的受精卵发育而来的,故对母体来说具有"自己"和"非己"的抗原特性。胚胎组织在母体中能够生长发育,直到足月不被排斥,这其中有着很复杂的免疫调节过程。一旦由于某种因素的影响,免疫平衡失调,则可导致妊娠期高血压疾病的发生。

3.血管内皮受损学说　妊娠期高血压疾病患者全身小动脉痉挛,子宫胎盘血管表现为广泛的内皮细胞肿胀,内皮下纤维素沉积。血管内皮受损时可导致血管通透性增加,体液与蛋白外渗,抗凝血因子与血管扩张因子减少,在受损部位引发促凝血因子合成和激活凝血系统,导致血小板凝聚、血栓形成和血管收缩等妊娠期高血压疾病一系列病理变化。

4.遗传学说　妊娠期高血压疾病的家族多发性提示遗传因素与该病发生有关。

5.营养缺乏　已发现多种营养如低清蛋白血症、钙、镁、锌、硒等缺乏与子痫前期发生发展有关。

6.胰岛素抵抗　研究显示高胰岛素血症可导致 NO 合成下降及脂质代谢紊乱,影响前列腺素 E_2 的合成,增加外周血管的阻力,升高血压。

(二)妊娠期高血压疾病的病理生理变化有哪些?

全身小动脉痉挛是妊娠期高血压疾病的基本病理生理变化。

1.心血管的变化　严重妊娠期高血压疾病的主要表现是血压升高。患妊娠期高血压疾病时,周围血管阻力增加是血压升高的主要原因。

2.内分泌的变化　在子痫前期,血管对内源性激素(血管紧张素、儿茶酚胺和血管加压素)敏感性的改变对血管阻力增加和血压升高起重要的作用。此外,血栓素/前列环素比例的增大,使血管张力增加和血压升高。

3.血液学的变化　大部分患者血细胞比容上升,当血细胞比容下降时,多合并贫血或红细胞受损或溶血。血管内皮受损可能是妊娠期高血压疾病伴有微血管溶血的原因,其表现为血小板减少、贫血和血细胞碎裂。

4.其他器官的变化

(1)脑:脑血管痉挛,通透性增加,表现为脑水肿、充血、局部缺血、血栓形成及出血等。

(2)肾脏:妊娠期高血压疾病妇女与接近足月的正常妊娠妇女相比较,肾灌注平均下降20%,肾小球滤过率平均下降32%。

(3)肝脏:病情严重者表现肝功能异常,肝包膜下血肿形成,甚至可发生肝破裂危及母儿生命。

5.子宫胎盘的变化　血管痉挛导致胎盘灌流下降。异常滋养层细胞侵入使螺旋动脉平均直径仅为正常孕妇螺旋动脉直径的 2/5,加之伴有内皮损害及胎盘血管急性动脉粥样硬化,使胎盘功能下降。显微镜下的血管变化包括内皮细胞受损、基底膜断裂、血小板沉积、血管壁血栓、平滑肌细胞增生及平滑肌细胞的广泛脂质坏死等。

(三)妊娠期高血压疾病对母儿的危害有哪些?

对母亲的危害有可导致脑出血、肺水肿、胎盘早剥、体腔积液、产后出血、弥漫性血管内凝血、肾衰竭、肝破裂等,死亡率明显升高。对胎儿因为胎盘供血、供氧不足,胎盘功能减退,导致胎儿生长受限、死胎、死产、早产。

(四)如何评估妊娠期高血压疾病的进展?

结合病史、临床表现、体征及辅助检查可作出诊断,并评估病情的进展。密切观察患者的自觉症状,包括视力改变、头痛、上腹部不适等,定期进行血液检测,包括血液检查了解有无血液浓缩、有无凝血功能障碍,有无肝肾功能损害,检查眼底,心电图检查及中枢神经系统功能检查,监测有无并发症。密切监测胎儿宫内情况、监测胎盘功能和胎儿成熟度情况,包括每天胎动情况,NST 及胎儿生物物理监测,超声监测确定胎儿的大小和生长情况。

四、病例分析、思考题

病例　25 岁初产妇,孕 37 周,既往无高血压肾病史,浮肿 1 月,发现血压升高 10 天,头痛、眼花 1 天。血压 170/109mmHg,水肿＋＋＋,宫高 27cm,腹围 96cm,头先露未入盆,胎心音正常,眼底检查视网膜水肿,动脉:静脉＝1:2,尿蛋白(＋＋＋),B 超:宫内妊娠 32 周,羊水正常,胎盘功能Ⅲ级。

思考题:1.本病诊断有哪些? 诊断依据是什么?
　　　　2.本病处理原则是什么?

五、临床技能要点

1.如何鉴别子痫前期与慢性肾炎合并妊娠?
2.硫酸镁使用的适应证有哪些? 如何使用?
3.如何评估胎儿健康状况?

六、常用英语词汇

hypertensive disorders in pregnancy	妊娠期高血压疾病
preeclampsia	子痫前期
eclampsia	子痫
preeclampsia superimposed upon chronic hypertension	慢性高血压并发子痫前期
chronic hypertension complicating pregnancy	妊娠合并慢性高血压
hemolysis,elevated liver enzymes,and low platelets syndrome	HELLP 综合征

（胡春霞）

第三节　异位妊娠

【见习目的与要求】
1.了解异位妊娠的定义、分类及高危因素。
2.掌握异位妊娠的病因、病理及转归。
3.重点掌握输卵管妊娠早期诊断方法:血及尿 β-hCG 测定,超声显像及腹腔镜检查。掌握输卵管妊娠破裂型的诊断,后穹窿穿刺的价值及操作注意点;诊断性刮宫的意义及价值。
4.了解输卵管妊娠与流产、黄体破裂、盆腔炎的鉴别诊断。
5.重点介绍输卵管妊娠的治疗原则及方法。
【见习时数】1 学时。
【见习准备】复习教科书理论知识点,熟悉异位妊娠病因、病理及分类。

【见习任务与方式】

1.通过观看录像了解异位妊娠腹腔镜诊断及手术方式。

2.由带教老师重点讲解输卵管妊娠临床表现、诊断及治疗原则,特别是输卵管妊娠破裂型的诊断,后穹窿穿刺的价值及操作注意点;诊断性刮宫的意义及价值。

在带教老师的带领下,通过采集病史让学生熟悉异位妊娠的症状,条件允许的情况下让学生参与查体及妇科检查使对异位妊娠体征有所认识。

3.教师带领下针对同学看过的病人典型病历进行讨论。同学先作准备,由同学报告病历,教师示教阳性体征,然后在教师启发下分析病人的临床特点进行诊断、鉴别诊断,并讨论其处理原则。

4.条件允许的情况下带领学生参观异位妊娠手术。

【见习内容】

一、基础知识点

凡孕卵在子宫腔以外的任何部位着床者统称为异位妊娠,习称为宫外孕。根据着床部位不同有输卵管妊娠、卵巢妊娠、腹腔妊娠、宫颈妊娠及子宫残角妊娠等。

(一)异位妊娠的病因

1.慢性输卵管炎;

2.输卵管发育或功能异常;

3.宫内节育器放置后;

4.输卵管术后;

5.盆腔子宫内膜异位症;

6.孕卵的游走。

(二)异位妊娠最常见的症状有哪些?

1.停经　除间质部妊娠停经时间较长外大多停经 6～8 周,一般在停经后发生腹痛、阴道出血等症状,但 20% 左右患者主诉并无停经史。

2.腹痛　为患者就诊时最主要症状,破裂时患者突感一侧下腹撕裂样疼痛常伴恶心呕吐。若血液局限于病变区,表现为下腹局部疼痛;血液积聚在子宫直肠陷凹时肛门有坠胀感;出血量过多,血液由盆腔流至腹腔,疼痛即由下腹向全腹扩散;血液刺激膈肌时可引起肩胛放射性疼痛。

3.阴道出血　胚胎死亡后常有不规则阴道出血,色深褐,量少,一般不超过月经量,但淋漓不净。

4.晕厥与休克　由于腹腔内急性出血可引起血容量减少及剧烈腹痛,轻者常有晕厥,重者出现休克,其严重程度与腹腔内出血速度和出血量成正比,即出血越多越急,症状出现越迅速越严重,但与阴道出血量不成正比。

(三)异位妊娠患者体格检查最常见的体征有哪些?

1.一般情况　腹腔内出血较多时呈急性贫血外貌。大量出血时则有面色苍白、四肢湿冷、脉搏快而细弱及血压下降等休克症状。体温一般正常,休克时略低,腹腔内血液吸收时可稍升高,但不超过 38℃。

2.腹部检查　下腹部有明显压痛及反跳痛,尤以患侧为剧,但腹肌紧张较腹膜炎时之板状腹为轻,出血较多时叩诊有移动性浊音,历时较长后形成血凝块,下腹可触及软性肿块,反复出血使肿块增大变硬。

3.盆腔检查　阴道后穹窿饱满触痛。宫颈有明显举痛,子宫稍大而软,内出血多时子宫有漂浮感。子宫一侧或后方可触及肿块,质似湿面粉团,连界不清楚,触痛明显。间质部妊娠与其他部位输卵管妊娠表现不同,子宫大小与停经月份基本符合,但子宫轮廓不相对称,患侧宫角部突出破裂所致的征象极像妊娠子宫破裂。

(四)用于诊断异位妊娠的实验室检查有哪些?

1.β-hCG 测定;

2.盆腔或经阴道超声检查;

3.腹腔镜检查;

4.后穹窿穿刺术;

5.诊刮术。

二、关键知识点

(一)异位妊娠期待治疗的适应证

1.疼痛轻微,出血少;

2.随诊可靠;

3.无输卵管妊娠破裂证据;

4.血 β-hCG<1000U/L 且继续下降;

5.输卵管妊娠包块直径<3cm 或未探及;

6.无腹腔内出血。

(二)异位妊娠的药物治疗

常用甲氨蝶呤,甲氨蝶呤是一种叶酸类似物,可干扰 DNA 合成、修复和复制,因此影响细胞的再生活性。现采用单剂量甲氨蝶呤肌内注射的方法,按 $1mg/(kg \cdot m^2)$ 计算用药量,有效率可达 94%。甲氨蝶呤治疗前应查 β-hCG、全血细胞计数、AST、肌酐和尿素氮。治疗后 4~7 天应复查血清 β-hCG 水平,确保至少降低 15%。此后每周复查 β-hCG 水平。某些患者可能需要第二次用药。

药物治疗的适应证:

1.无药物治疗的禁忌证;

2.无输卵管妊娠破裂证据;

3.血 β-hCG<2000U/L;

4.输卵管妊娠包块直径≤4cm;

5.无腹腔内出血。

药物治疗的禁忌证:白细胞计数<1.5×10^9/L、肾功能异常、肝功能异常。此外,任何伴有腹膜体征、严重的急性腹痛和内出血的患者都应急症手术治疗。

(三)异位妊娠的外科治疗方法

选用腹腔镜手术或开腹手术。包括:

1.输卵管切开造口术　在异位妊娠部分的远端切开输卵管,挤压去除妊娠物。

2.部分输卵管切除术　切除妊娠部分的输卵管。

3.输卵管切除术　当患者无生育愿望或输卵管因破裂、粘连、持续出血不能修复时可实施整个输卵管切除术。

4.伞端挤压术　只有伞端妊娠时可使用指压法或牵引挤压法。

三、延伸知识点

(一)子宫残角妊娠的诊断处理措施有哪些?

子宫残角妊娠是指受精卵着床于子宫残角内生长发育。常于妊娠 14～20 周时发生残角自然破裂,引起严重内出血,症状与输卵管间质部妊娠破裂相似。偶有妊娠达足月者,分娩期亦可出现宫缩,但因不可能经阴道分娩,胎儿往往在临产后死亡。B 型超声显像可协助诊断,确诊后应及早手术,切除残角子宫。若为活胎,应先行剖宫产,然后切除残角子宫。

(二)宫颈妊娠的诊断、处理措施有哪些?

多见于经产妇,临床上诊断宫颈妊娠应符合下列标准:

1.有停经史,出现阴道流血,但无急性腹痛;

2.宫颈软,不成比例地增大,其可大于或等于子宫体的大小;

3.B超检查提示胚胎完全种植在宫颈管内,宫腔内无妊娠产物;

4.宫颈内口紧闭,宫颈外口部分扩张。

处理:

1.保守性外科治疗　吸刮或搔刮宫颈管术是最常用的方法,它可以在预处理后进行,预处理的方法常为动脉栓塞,血管造影及双侧子宫动脉栓塞的同时用 MTX 治疗可以成功地止血及使胚胎活性下降。

2.药物治疗　药物治疗的方法很多,包括单次或多次剂量的全身 MTX 治疗,一般用于子宫颈妊娠出血少或未出血者。MTX 每日肌注 20mg,共 5 天,或单次 MTX 肌内注射 $50mg/m^2$。

(三)子宫瘢痕妊娠的诊断处理措施有哪些?

1.子宫瘢痕妊娠是指胚胎着床于剖宫产后瘢痕处的微小缝隙上,是特殊罕见的异位妊娠,其发生率约为 0.45‰,占异位妊娠的 6.1%。由于其解剖、病理的特殊性,且临床表现缺乏特异性,发病早期不易发现,常常在清宫术中引起难以控制的大出血。

2.子宫动脉栓塞在该病的治疗中发挥重要的作用,可用于止血和预防大出血,同时保留了生育功能。先行子宫动脉栓塞术预处理后,再行清宫术或经腹行子宫下段妊娠病灶切除＋修补子宫。

四、病例分析、思考题

病例　患者,女,20 岁,因停经 50 天,少量阴道流血 3 天,血 β-hCG 726IU,行吸宫术,吸出少量组织,病理检查为蜕膜组织。

思考题:1.此患者应考虑何种疾病?

2.明确诊断应采用哪些辅助检查?

3.该患者应进行哪些进一步治疗?

五、临床技能要点

1.输卵管妊娠应与哪些疾病鉴别?鉴别诊断依据有哪些?

2.如何进行后穹窿穿刺?

六、常用英语词汇

ectopic pregnancy　异位妊娠
tubal pregnancy　输卵管妊娠
ovarian pregnancy　卵巢妊娠
abdominal pregnancy　腹腔妊娠
broad ligament pregnancy　阔韧带妊娠
cervical pregnancy　宫颈妊娠

pregnancy in rudimentary horn
　　　　　　　　子宫残角妊娠
tubal abortion　输卵管妊娠流产
rupture of tubal pregnancy
　　　　　　　　输卵管妊娠破裂

（陈　华）

第四节　妊娠晚期出血

胎盘早剥

【见习目的与要求】

1. 掌握胎盘早剥的临床诊断及处理原则。

2. 掌握胎盘早剥的定义、类型。

3. 了解胎盘早剥的病因及病理生理变化。

4. 了解胎盘早剥对母儿的影响。

【见习时数】0.5 学时。

【见习准备】复习教科书理论知识点。

【见习任务与方式】

1. 通过观看录像了解什么是胎盘早剥及胎盘早剥的类型。

2. 由带教老师讲解子宫胎盘卒中及意义。

3. 由带教老师结合病例深入讲解以上知识点。

【见习内容】

一、基础知识点

（一）胎盘早剥

妊娠 20 周后或分娩期,正常位置的胎盘在胎儿娩出前,部分或全部从子宫壁剥离。

（二）子宫胎盘卒中

子宫胎盘卒中又称库弗莱尔子宫(Couvelaire uterus),即胎盘早剥发生内出血时,血液积聚于胎盘与子宫壁之间,随着胎盘后血肿压力的增加,血液浸入子宫肌层,引起肌纤维分离、断裂甚至变性,当血液渗透至子宫浆膜层时,子宫表面呈紫蓝色瘀斑。子宫肌层由于血液浸润,收缩力减弱,造成产后出血。

胎盘早剥的类型:显性出血型、隐性出血型、混合型。

病理改变:底蜕膜出血,形成血肿,使胎盘自附着处剥离。

并发症:包括 DIC 与凝血功能障碍、产后出血及急性肾功能衰竭。

二、关键知识点

(一)诊断

1.病史、临床症状及体征　轻型胎盘早剥由于症状与体征不够典型,诊断往往有一定困难,应仔细观察与分析,并借 B 型超声检查来确定。重型胎盘早剥的症状与体征比较典型,诊断多无困难。确诊重型胎盘早剥的同时,尚应判断其严重程度,确定有无凝血功能障碍及肾功能衰竭等并发症。

2.B 型超声检查　对可疑及轻型患者行 B 型超声检查,可确定有无胎盘早剥及估计剥离面大小。若有胎盘后血肿,超声声像图显示胎盘与子宫壁之间出现液性暗区。

3.实验室检查　主要了解患者贫血程度及凝血功能。血常规检查了解患者贫血程度;尿常规了解肾功能情况及尿蛋白情况。重型胎盘早剥可能并发 DIC,应进行有关实验室检查,包括 DIC 的筛选试验(如血小板计数、凝血酶原时间、纤维蛋白原测定和 3P 试验)以及纤溶确诊试验(如 Fi 试验即 FDP 免疫试验、凝血酶时间及优球蛋白溶解时间等)。

(二)处理

一经确诊,纠正休克的同时立即终止妊娠。终止妊娠方式:①经阴道分娩;②剖宫产。

三、延伸知识点

应与哪些疾病鉴别?

1.前置胎盘　以外出血为主,B 超检查可发现胎盘位置位于子宫下段或覆盖宫颈内口。

2.先兆子宫破裂　多发生于分娩期,有病理缩复环、下腹部压痛、胎心率改变、血尿等。

3.主要为胎儿出血,由于血管的位置异常,在胎膜发生破裂时血管也破裂,突然出血,胎儿迅速死亡,但对母亲的危害不大。产后检查胎盘可诊断。

4.胎盘边缘血窦破裂　主要为外出血,产后检查胎盘可诊断。

5.宫颈病变如息肉、宫颈癌等,可通过阴道检查帮助鉴别。

四、病例分析、思考题

病例　患者,24 岁,因停经 39 周,下腹不规则腹痛 7h,于 2010 年 3 月 5 日 5:30 入院。入院诊断:孕 1 产 2 孕 39 周。产科检查:宫高 29cm,腹围 100cm,胎心无,胎先露头高浮,宫颈管消失,宫口 1cm,先露头棘上 3cm,B 超示:1.死胎;2.胎盘Ⅱ+;3.羊水过少,浑浊。8:30,产妇诉腹痛加剧,BP 130/90mmHg,子宫张力较大,宫口 1.5cm,先露头棘上 3cm,无阴道流血及流水。10:00,产妇感腹痛难以忍受,呕吐一次,BP 130/90mmHg,子宫为高张状态,宫口 2cm,先露头仍高浮。11:45,产妇面色苍白,大汗淋漓,烦躁不安,BP 90/60mmHg,心率 120 次/min,子宫底升高,硬如板状,张力大,宫缩间隙期也不松弛,宫口 2cm,先露高浮,阴道仍无流血流水。

思考题:1.胎盘早剥怎么与前置胎盘鉴别?

2.胎盘早剥的处理原则是什么?

五、临床技能要点

胎盘早剥的诊断与处理。

六、常用英语词汇

placental abruption　胎盘早剥

revealed abruption　显性剥离

concealed abruption　隐性剥离

mixed bleeding　混合型出血

uteroplacental apoplexy

　　　　　　　子宫胎盘卒中

Couvelaire uterus　库弗莱尔子宫

（张韶琼）

前置胎盘

【见习目的与要求】

1.了解前置胎盘的定义和病因。

2.了解前置胎盘对母儿的影响。

3.掌握前置胎盘的分类。

4.掌握前置胎盘的临床表现、诊断和处理。

【见习时数】0.5 学时。

【见习准备】复习教科书理论知识点。

【见习任务与方式】

1.通过观看录像,了解前置胎盘的类型及胎盘下缘与宫颈内口的关系。

2.通过对孕妇的体检了解前置胎盘孕妇的体征。

3.通过询问病史了解孕妇的临床症状。

4.由带教老师结合病例深入讲解以上知识点。

【见习内容】

一、基础知识点

妊娠 28 周后,胎盘附着于子宫下段,甚至胎盘下缘达到或覆盖宫颈内口,其位置低于胎先露部称前置胎盘。

（一）病因

1.多次妊娠、多次人工流产、多次刮宫操作及剖宫产手术等。

2.当受精卵抵达子宫腔时,其滋养层发育迟缓,尚未发育到能着床的阶段而继续下移植入子宫下段,并在该处生长发育形成前置胎盘。

3.吸烟及毒品影响子宫胎盘供血,胎盘为获取更多的氧供应而扩大面积,有可能覆盖子宫颈内口。

4.多胎妊娠由于胎盘面积大,延伸至子宫下段甚至达到宫颈内口。

（二）分类

1.完全性前置胎盘或中央性前置胎盘　宫颈内口全部为胎盘组织覆盖。

2.部分性前置胎盘　宫颈内口部分为胎盘组织覆盖。

3.边缘性前置胎盘　胎盘附着于子宫下段,达子宫颈内口边缘,不超越宫颈内口。

二、关键知识点

(一)临床表现

妊娠晚期发生无诱因无痛性阴道出血是前置胎盘典型的临床表现。完全性前置胎盘往往初次出血时间早,约在妊娠 28 周,反复出血的次数频繁,量较多,有时一次大量出血即可使患者陷入休克状态;边缘性前置胎盘初次出血发生较晚,多在妊娠 37～40 周或临产后,量也较少;部分性前置胎盘初次出血时间和出血量介于上述两者之间。

(二)诊断

1.通过询问病史、妊娠晚期无痛性阴道出血的临床表现,本次妊娠中期超声诊断胎盘覆盖宫颈内口,基本可以初步诊断。诊断前置胎盘禁止行阴道检查或肛查,如果必须进行阴道或肛指检查需要在输液、备血或输血条件下小心进行。

2.超声检查可以清楚显示子宫壁、胎先露、胎盘和子宫颈关系,以明确诊断。

3.产后检查胎盘及胎膜以便核实诊断。若胎膜破口距胎盘边缘距离＜7cm,则为部分性前置胎盘。

(三)处理

1.绝对卧床休息,纠正贫血并抗生素预防感染。根据阴道流血量、有无休克、妊娠周数、产次、胎位、胎儿是否存活、是否临产及前置胎盘类型等决定处理方案。如果孕周小于 34 周,则抑制宫缩并给予促胎肺成熟。如反复大量出血,则需酌情考虑终止妊娠。

2.终止妊娠方式

(1)剖宫产术:是前置胎盘终止妊娠主要方式。术中注意选择子宫切口位置,尽量避开胎盘。

(2)阴道分娩:此法仅适用于边缘性前置胎盘而胎儿为头位,临产后发生出血,血量不多,产妇一般情况好,产程进展顺利,估计在短时间内可以结束分娩者。

三、延伸知识点

(一)前置胎盘对母儿有哪些影响?

1.产后出血　分娩后由于子宫下段肌肉组织菲薄收缩力较差,附着于此处的胎盘剥离后血窦一时不易缩紧闭合,故常发生产后出血。

2.植入性胎盘　胎盘绒毛因子宫蜕膜发育不良等原因可以植入子宫肌层,前置胎盘偶见并发植入性胎盘,胎盘植入于子宫下段肌层,使胎盘剥离不全而发生大出血。

3.产褥感染　前置胎盘的胎盘剥离面接近宫颈外口,细菌易从阴道侵入胎盘剥离面,加上产妇贫血、体质虚弱,易发生感染。

4.早产及围产儿死亡率增高　前置胎盘出血大多发生于妊娠晚期,容易引起早产。前置胎盘围产儿的死亡率亦高,可因产妇休克,使胎儿发生宫内窘迫、严重缺氧而死于宫内,或因早产生活力差,出生后死亡。此外,在阴道操作过程或剖宫产娩出胎儿前,胎盘受到损伤,小叶发生撕裂,可使胎儿失血而致新生儿窒息。

(二)前置胎盘应与哪些疾病鉴别?

1.胎盘早剥　前置胎盘出血量一般较多,色暗红,可伴有轻度腹痛或腹痛不明显。重型胎盘早剥可出现突然发生的持续性腹痛和(或)酸、腰痛,其程度因剥离面大小及胎盘后积血多少而不同,积血越多疼痛越剧烈。严重时可出现恶心、呕吐,以至面色苍白、出汗、脉弱及血压下降等休克征象。可无阴道流血或仅有少量阴道流血,贫血程度与出血量不相符。

2.帆状胎盘前置血管破裂主要为胎儿出血,由于血管的位置异常,在胎膜发生破裂时血管也破裂,突然出血,胎儿迅速死亡,但对母亲的危害不大。

3.宫颈病变如息肉、糜烂、宫颈癌等,结合病史及通过阴道检查可诊断。

四、病例分析、思考题

病例　患者末次月经为 2002 年 2 月 22 日,停经 36 天查尿 hCG(+),2002 年 7 月 11 日(停经 19 周+6 天)行常规产前 B 超检查,提示"BPD 4.6cm,AC 15.5cm,FL 3.1cm,胎盘后壁,覆盖宫颈内口,胎盘内见 4.1cm×2.2cm 的无回声,胎心规律",26 周复查 B 超,提示"BPD 6.6cm,FL 4.7cm,AC 21cm,羊水 5.1cm,胎心规律,胎盘后下壁,下极覆盖宫颈内口。"停经 33 周+4 天产前检查复查 B 超提示"BPD 8.2cm,AC 29cm,FL 6.4cm,脐带绕颈 1 周,S/D 2.4,胎盘后壁覆盖宫颈内口。"孕期平顺,2002 年 11 月 2 日凌晨 4 点(入院前 3h),患者睡觉时突然感有阴道出血,不伴有疼痛,量与平时月经量相当,未觉有阵发性下腹痛,无流液、心慌、恶心等症状。

思考题:1.何为前置胎盘? 如何诊断和治疗前置胎盘?
　　　　2.期待疗法包括哪些内容?

五、临床技能要点

前置胎盘的诊断与处理思路是什么?

六、常用英语词汇

placenta previa　前置胎盘
central placenta previa　中央性前置胎盘
partial placenta previa　部分性前置胎盘
marginal placenta previa　边缘性前置胎盘

(张韶琼)

第五节　多胎妊娠与巨大胎儿

多胎妊娠

【见习目的与要求】
1.熟悉多胎妊娠的临床诊断及处理原则。
2.熟悉多胎妊娠的定义及分类。
3.了解多胎妊娠的并发症。
【见习时数】0.5 学时。

【见习准备】复习教科书理论知识点。

【见习任务与方式】通过病例讨论方式了解多胎妊娠的相关知识。

【见习内容】

一、基础知识点

一次妊娠子宫腔内同时有两个或两个以上胎儿,则多胎妊娠。

(一)病因

1.胎次越多,年龄越大,发生多胎妊娠的机会越多。

2.有多胎妊娠的家族史。

3.应用促排卵药物。

(二)分类

双卵双胎:两个卵子分别受精形成,约占双胎妊娠的70%。

单卵双胎:由一个受精卵分裂形成,约占双胎妊娠的30%。

二、关键知识点

(一)多胎妊娠的诊断

1.病史 双胎妊娠多有家族史、孕前应用促排卵药物或体外受精多个胚胎移植史。

2.临床表现 早孕反应重;子宫体积明显大于单胎妊娠,24周后迅速;产科检查:①子宫大于孕周;②在妊娠中及晚期腹部触及多个肢体及两个或多个胎头;③子宫较大,胎头较小,不成比例;④在不同部位听到两个不同频率的胎心,或计数1min同时听胎心率,两音相差10次或以上。

3.辅助检查 B超检查:在妊娠早期可见到两个胎囊;妊娠中晚期依据胎儿颅骨及脊柱等声像图,B超诊断符合率达100%。

(二)分娩期处理

多能经阴道分娩,需做好输血、输液及抢救孕妇的应急准备,并熟练掌握新生儿抢救和复苏的技术。原则上阴道试产,适当放宽剖宫产指征。

1.阴道试产 选择双胎均为头先露或第一胎儿为头位,第二胎儿为臀位,两个胎儿的总体重为5000～5500g之间,第2个胎儿体重估计不超过第1个胎儿200～300g。

2.剖宫产分娩指征

(1)异常胎先露,如第一胎儿为肩先露、臀先露;

(2)宫缩乏力导致产程延长,经处理效果不佳;

(3)胎儿窘迫,短时间不能经阴道分娩者;

(4)严重并发症需要立即终止妊娠者,如子痫前期、胎盘早剥或脐带脱垂者;

(5)联体畸形无法经阴道分娩者。

三、延伸知识点

(一)多胎妊娠分娩期并发症有哪些?

1.胎膜早破及脐带脱垂;

2.胎位异常;

3.宫缩乏力；

4.胎盘早剥；

5.双胎胎头交锁及双头嵌顿；

6.产后出血和产褥感染。

(二)何为双胎输血综合征(twin to twin transfusion syndrome,TTTS)?

双羊膜囊单绒毛膜单卵双胎的两胎儿的血循环发生动-静脉交通,导致胎儿间血液沟通,双胎儿间血液发生转移。

四、病例分析、思考题

病例　患者,女,36岁,农民。孕3产2,于2004年12月21日因停经32周、右下腹痛半天入院。查体:体温37.7℃,脉搏117次/min,呼吸24次/min,血压143/104mmHg,神志清楚,痛苦面容,重度贫血貌,扶入病房。心肺无异常,腹部膨隆似足月孕,宫高42cm,腹围101cm,双胎,臀位,胎心150～152次/min,未扪及宫缩,麦氏点上方压痛、反跳痛,轻微肌紧张,肝脾未触及,肠鸣音正常,双下肢凹陷性水肿(Ⅰ度),外阴已产式,无阴道流血、流液。

思考题:1.双胎的母婴并发症有哪些?

　　　　2.双胎妊娠的处理原则是什么?

五、临床技能要点

双胎妊娠的诊断要点与处理原则有哪些?

六、常用英语词汇

twin pregnancy　双胎妊娠

monoamnionic twin pregnancy　单羊膜囊双胎

diamnionic twin pregnancy　双羊膜囊双胎

monochorionic twin pregnancy　单绒毛膜双胎

(张韶琼)

巨大胎儿

【见习目的与要求】

1.掌握巨大胎儿的定义。

2.了解巨大胎儿的原因。

3.熟悉巨大胎儿的诊断与治疗。

4.熟悉巨大胎儿的剖宫产的指征。

【见习时数】0.5学时。

【见习准备】复习教科书理论知识点。

【见习任务与方式】通过病例讨论方式和观看孕妇录像方式了解相关知识。

【见习内容】

一、基础知识点

胎儿体重≥4000g,通过正常产道常发生困难,发生肩性难产机会多,需手术助产,处理不当可发生软产道损伤或子宫破裂。

导致巨大胎儿的病因有:

1.遗传因素　父母身材高大者;产妇孕前体重>65kg以上。

2.产次　胎儿体重随孕妇胎次、孕龄有所增加。

3.营养　妊娠期营养过剩与胎儿体重有一定的关系。

4.轻型糖尿病患者,胎儿软骨发育不良,胎儿甲状腺功能低下,也可致巨大儿、畸形儿。

5.过期妊娠,胎盘功能良好,继续发育者可有巨大儿。

二、关键知识点

(一)诊断

1.病史及全身状况　有巨大儿的分娩史,肥胖、糖尿病患者,有分娩巨大儿的可能。

2.腹部检查　宫高>40cm 或宫高加腹围≥140cm 提示有巨大儿可能。

3.B超　双顶径≥9.5cm 有巨大儿可能。

(二)处理原则

1.有巨大儿可能者,在分娩过程中严密观察产程,产时监护,不宜试产过久。

2.临产及第一产程可导致宫缩乏力,胎头入盆困难者可行剖宫产。第二产程胎头下降停滞、产瘤大应行剖宫产。

3.肩难产的处理　可采取以下手法:

(1)屈曲大腿助产法;

(2)压前肩法;

(3)旋肩法;

(4)先牵出后臂娩出后肩法;

(5)以上处理无效时,可剪断胎儿锁骨,缩小肩径而娩出。

三、延伸知识点

巨大胎儿的剖宫产指征有哪些?

(一)难产性因素

1.头盆不称　包括骨盆狭窄、畸形、胎儿过大、胎儿大小与骨盆不适应。

2.胎头位置异常　高直后位、前不均倾位、额后位、颏后位为绝对手术指征。

3.胎位异常　不能纠正的横位、臀位。

4.软产道异常　软产道疤痕、畸形、宫颈癌、宫颈肌瘤、卵巢囊肿,阻碍先露下降。

5.产力异常,经处理无效。

(二)非难产性因素

1.胎儿窘迫。

2.产前出血,前置胎盘,胎盘早剥,短期内不能从阴道分娩者。

3.重度子痫前期经治疗效果不好者。

4.过期妊娠,引产失败,NST 无反应,OCT 提示晚期减速,评分≤5 分。

5.羊水过少,高龄初产孕妇。

6.妊娠合并糖尿病、心脏病等。

7.疤痕子宫无试产条件者。

四、病例分析、思考题

病例　初孕妇,32 岁,因"停经 38 周,发现妊娠期糖尿病 2 月",为计划分娩于 2009 年 8 月 4 日入院。患者平素月经规律,周期 28～30 天,经期 5～6 日,LMP:2008 年 11 月 11 日,EDC: 2009 年 8 月 18 日。孕期定期产前检查,孕 31 周经 OGTT 诊为妊娠期糖尿病,产科检查宫高 38cm,腹围 110cm,头位,胎心 140 次/min,先露入盆,出口横径 8.5cm,中骨盆正常,宫颈未 消,宫口未开。辅助检查:血常规 WBC $10.0×10^9$/L,Hb 110g/L,RBC $3.50×10^{12}$/L,PLT $150×10^9$/L;尿常规(一)。胎心监护正常。B 超:羊水指数 17cm,估计胎儿 3800～3900g。

思考题:1.巨大胎儿的处理原则是什么?

　　　　2.巨大胎儿对母婴有哪些危害?

五、临床技能要点

如何诊断与处理巨大胎儿?

六、常用英语词汇

fetal macrosomia　巨大胎儿　　　　　　　shoulder dystocia　肩难产

（张韶琼）

第六节　羊水量异常

羊水过多

【见习目的与要求】

1.掌握羊水过多的定义、诊断。

2.熟悉羊水过多的超声表现。

3.了解羊水过多的处理原则。

【见习时数】自学。

【见习准备】复习教科书本章节。

【见习任务与方式】

1.在 B 超下了解羊水的测量方法。

2.通过阅读病例了解以上知识点。

3.由带教老师结合病例深入讲解以上知识点。

【见习内容】

一、基础知识点

妊娠期羊水量超过 2000ml。

诊断依据：

1.宫高、腹围均大于同期孕妇。

2.胎位不清，胎心音遥远。

3.B超：羊水最大暗区垂直深度（AFV）＞7cm，羊水指数（AFI）＞20cm，AFI 诊断法优于 AFV。

4.母血及羊水中的 AFP 测定值异常增高，常提示合并胎儿畸形。

二、关键知识点

（一）羊水过多的临床表现

可分为急性羊水过多和慢性羊水过多。

（二）急性羊水过多

多发生在妊娠 20～24 周，羊水短时间内急剧增多，孕妇不能平卧，腹部胀痛，皮肤绷紧发亮，下腹及外阴部水肿及静脉曲张。

（三）慢性羊水过多

常发生在妊娠 28～32 周，症状较缓和，孕妇多能适应，临床上无明显不适或仅出现轻微压迫症状。

三、延伸知识点

（一）羊水过多与哪些胎儿畸形有关？

1.消化道畸形　最常见，如上消化道闭锁、十二指肠闭锁、十二指肠狭窄。

2.神经管缺陷　以无脑儿、脊柱裂、脑脊膜膨出多见。

3.腹壁缺陷　脐膨出。

4.其他胎儿畸形　膈疝、先天性甲状腺肿、巨大的颈淋巴囊肿、遗传性假性低醛固酮症、先天性脑血管畸形、先天性心脏病、先天性胎儿肝钙化等均可发生羊水过多。

（二）羊水过多的处理原则有哪些？

羊水过多的治疗取决于胎儿有无畸形、孕周及孕妇自觉症状的严重程度。如合并胎儿畸形，应及时终止妊娠。如胎儿正常，孕周小于 37 周，胎肺尚未发育成熟，应尽量维持妊娠至足月或近足月。若孕妇自觉症状严重，则可给予羊膜腔穿刺放羊水，但有诱发早产、感染的风险。消炎痛有抗利尿作用，可用于羊水过多，但有促使动脉导管过早关闭的作用，不宜长期使用。

四、病例分析、思考题

病例　32 岁孕妇，孕 32 周，羊水过多，孕妇有自觉症状，B超未见胎儿畸形，NST 为反应型。

思考题：本病处理原则有哪些？

五、临床技能要点

羊水过多时如何行羊水穿刺术？

羊水过多行人工破膜术时的注意事项有哪些？

六、常用英语词汇

polyhydramnios　羊水过多

（吴小妹）

羊水过少

【见习目的与要求】

1.掌握羊水过少的定义、诊断。

2.掌握羊水过少的超声表现。

3.熟悉羊水过少的妊娠结局及处理原则。

【见习时数】自学。

【见习准备】复习教科书本章节。

【见习任务与方式】

1.在 B 超下了解羊水的测量方法。

2.通过阅读病例了解以上知识点。

3.由带教老师结合病例深入讲解以上知识点。

【见习内容】

一、基础知识点

妊娠期羊水量少于 300ml。

诊断依据：

1.宫高、腹围均小于同期孕妇，宫内胎体实感明显。

2.常合并胎儿生长受限、妊高症、过期妊娠。

3.B 超：羊水最大暗区垂直深度（AFV）≤2cm 为羊水过少，≤1cm 为严重羊水过少。羊水指数（AFI）≤8cm 为羊水过少临界值，≤5cm 为羊水过少绝对值。

4.破膜时羊水量少于 300ml 即可诊断。

二、关键知识点

（一）羊水过少的临床表现

临床症状多不典型。孕妇于胎动时感腹痛，胎盘功能减退时常合并胎动减少。查体：宫高、腹围较同期妊娠小，子宫敏感，较易引起宫缩，临产后宫缩多不协调，人工破膜时羊水量极少。

（二）对母儿的影响

1.对胎儿　围生儿发病率和死亡率明显增高，死因主要是胎儿缺氧和胎儿畸形。羊水过少发生在妊娠早期可造成胎膜与肢体粘连，甚至肢体短缺；发生在妊娠中晚期可造成胎儿肌肉骨骼畸形（斜颈、曲背、手足畸形）。研究表明，羊水尚有助于胎肺发育，羊水过少可导致胎肺发育不全。

2. 对母体 手术产率和引产率均增加。

三、延伸知识点

羊水过少的处理原则是什么?

一旦确诊羊水过少,首先要排除胎儿畸形。有胎儿畸形者及时终止妊娠,无明显畸形者要加强监护,及早发现病因,可使用羊膜腔输液疗法、饮水疗法尽可能增加羊水量延长孕周,妊娠已足月应尽快终止妊娠。

四、病例分析、思考题

病例 30 岁孕妇,G1P0,现孕 39 周,无产兆。产检 B 超提示胎儿发育符合孕周,臀位,羊水过少,AFI 5cm。

思考题:本病应如何处理?

五、临床技能要点

B 超下如何测羊水指数?

六、常用英语词汇

oligohydramnios 羊水过少

(吴小妹)

第七节 胎儿发育异常及死胎

胎儿生长受限

【见习目的与要求】
1. 熟悉胎儿生长受限(FGR)的定义。
2. 掌握推测胎儿大小的临床指标。
【见习时数】0.5 学时。
【见习准备】复习教科书理论知识点。
【见习任务与方式】
1. 以实例讲解胎儿生长受限的临床表现、诊断和治疗。
2. 通过阅读病例了解以上知识点。
【见习内容】

一、基础知识点

胎儿生长受限是指胎儿受各种不利因素影响,未能达到其潜在所应有的生长速率。表现为足月胎儿出生体重<2500g;或胎儿体重低于同孕龄平均体重的两个标准差;或低于同孕龄

正常体重的第 10 百分位数。胎儿生长受限围生儿患病率和死亡率均高于正常体重儿,对远期体格与智能发育也有一定影响。

(一)诊断

结合患者子宫长度、腹围、体重和超声测量情况推测胎儿大小。

(二)处理

1.期待治疗　卧床休息,均衡膳食,吸氧,左侧卧位,口服及静脉补充各种营养物质,使用硫酸镁、丹参、低分子肝素、阿司匹林等。

2.胎儿宫内情况监测　NST、胎儿生物物理评分、脐动脉 S/D 比值以及测定某些胎盘激素和酶等。

3.产科处理

(1)继续妊娠指征:胎儿状况良好,胎盘功能正常,妊娠未足月,孕妇无合并症及并发症者,可以在密切监护下妊娠至足月,但不应超过预产期。

(2)终止妊娠指征:一般在孕 34 周左右考虑终止妊娠,如孕周未达 34 周者,应促胎肺成熟后再终止妊娠。

①治疗后 FGR 无改善,胎儿停止生长 3 周以上;

②胎盘提前老化,伴有羊水过少等胎盘功能低下表现;

③NST、胎儿生物物理评分及脐动脉 S/D 比值测定等,提示胎儿缺氧;

④妊娠合并症、并发症病情加重,妊娠继续将危害母婴健康或生命者,均应尽快终止妊娠。

(3)分娩方式选择:适当放宽剖宫产指征。

①阴道产:胎儿情况良好,胎盘功能正常,胎儿成熟,Bishop 宫颈成熟度评分≥7 分,羊水量及胎位正常,无其他禁忌者,可经阴道分娩;若胎儿难以存活,无剖宫产指征时予以引产。

②剖宫产:胎儿病情危重,产道条件欠佳,阴道分娩对胎儿不利,均应行剖宫产结束分娩。

二、关键知识点

1.FGR 出生前诊断困难,绝大多数 FGR 均为出生后诊断。

2.FGR 诊断的临床指标:

(1)筛选 FGR 指标:子宫长度、腹围值连续 3 周测量均在第 10 百分位数以下者。

(2)计算胎儿发育指数。胎儿发育指数=子宫长度(cm)-3×(月份+1),指数在-3 和+3 之间为正常,小于-3 提示可能为 FGR。

(3)于孕晚期,孕妇每周增加体重 0.5kg。若体重增长停滞或增长缓慢,可能为 FGR。

3.B 型超声测量出现以下情况者,均应考虑有 FGR 的可能:

(1)头围与腹围比值(HC/AC):比值小于正常同孕周平均值的第 10 百分位数。

(2)胎儿双顶径(BPD):每周增长<2.0mm,或每 3 周增长<4.0mm,或每 4 周增长<6.0mm,于妊娠晚期双顶径每周增长<1.7mm。

(3)羊水量与胎盘成熟度:可出现羊水过少,胎盘老化。

(4)脐动脉舒张期末波缺失或倒置;妊娠晚期脐动脉 S/D 比值>3。

4.对临床怀疑 FGR 的孕妇,应尽可能找出可能的致病原因,必要时行产前诊断,查胎儿染色体核型分析。

三、延伸知识点

胎儿生长受限的病因及其分类有哪些?

(一)其主要危险因素

1.孕妇因素　最常见,占 50%～60%,包括营养因素、妊娠并发症与合并症、子宫发育畸形、吸烟、吸毒、酗酒、宫内感染、母体接触放射线或有毒物质、经济状况等。

2.胎儿因素　多种生长因子及激素可能会影响胎儿内分泌和代谢。胎儿基因或染色体异常、先天发育异常时,也常伴有胎儿生长受限。

3.胎盘因素　胎盘各种病变导致子宫胎盘血流量减少,胎儿血供不足。

4.脐带因素　脐带过长、脐带过细(尤其近脐带根部过细)、脐带扭转、脐带打结等。

(二)分类

1.内因性均称型 FGR　属于原发性胎儿生长受限。在胎儿发育的第一阶段,抑制生长因素即发生作用。其病因包括基因或染色体异常、病毒感染、接触放射性物质及其他有毒物质。体重、身长、头径相称,但均小于该孕龄正常值。胎儿出生缺陷发生率高,围生儿病死率高,预后不良。产后新生儿多有脑神经发育障碍,伴小儿智力障碍。

2.外因性不均称型 FGR　属于继发性胎儿生长受限。胚胎早期发育正常,至孕晚期才受到有害因素影响。新生儿外表呈营养不良或过熟儿状态,发育不均称,身长、头径与孕龄相符而体重偏低。胎儿常有宫内慢性缺氧及代谢障碍。

3.外因性均称型 FGR　为上述两型的混合型。其病因有母儿双方因素,多系缺乏重要生长因素,如叶酸、氨基酸、微量元素或有害药物影响所致。新生儿身长、体重、头径均小于该孕龄正常值,外表有营养不良表现。胎儿少有宫内缺氧,但存在代谢不良。新生儿的生长与智力发育常常受到影响。

四、病例分析、思考题

病例　患者,女,30 岁,G3P0,有两次孕早期胚胎停育史,因宫内妊娠 28 周,疑诊 FGR 收住我院。按时进行产前检查。体格检查示宫高 24cm,腹围 75cm,H,LOA,胎心率 145 次/min。

思考题:1.为明确诊断需进一步做哪些检查?

　　　　2.请说出该患者的诊断及处理思路。

五、临床技能要点

1.如何诊断胎儿生长受限?

2.如何评估胎儿宫内生长发育情况?

六、常用英语词汇

fetal growth restriction,FGR　胎儿生长受限

(胡春霞)

死 胎

【见习目的与要求】

1.掌握死胎的超声表现。

2.熟悉死胎的处理原则。

【见习时数】0.5 学时。

【见习准备】复习教科书本章节及《病理生理学》弥散性血管内凝血章节。

【见习任务与方式】

1.通过阅读病例了解死胎的病因、超声表现及其处理原则。

2.由带教老师结合病例深入讲解以上知识点。

【见习内容】

一、基础知识点

妊娠 20 周后胎儿在子宫内死亡。胎儿在分娩过程中死亡,称为死产,亦是死胎的一种。

(一)临床表现

死胎在宫腔内停留过久能引起母体凝血功能障碍。如死亡后 3 周胎儿仍未排出,退行性变的胎盘组织释放凝血活酶进入母血循环,激活血管内凝血因子而引起弥散性血管内凝血(DIC)。胎死宫内 4 周以上,DIC 发生机会明显增多,可引起分娩时的严重出血。

(二)诊断

1.孕妇自觉胎动停止,检查时听不到胎心,查体见子宫停止增长;

2.超声检查示胎心消失;胎儿死亡过久见颅板塌陷,颅骨重叠,呈袋状变形。

(三)处理

死胎一经确诊,应尽早引产。

二、关键知识点

1.死胎引产过程中应严密观察,防止 DIC,同时备新鲜血,注意预防产后出血和感染。

2.胎儿死亡 4 周尚未排出者,应行凝血功能检查。

3.产后仔细检查胎盘、脐带及胎儿,寻找死胎发生的原因。

4.查清死胎的原因,并进行遗传咨询对指导患者下次妊娠具有重要的意义。

三、延伸知识点

死胎的病因有哪些?

(一)胎盘及脐带因素

如前置胎盘、胎盘早剥、脐带帆状附着、血管前置、脐带脱垂、脐带绕颈缠体等,胎盘大量出血或脐带异常,导致胎儿宫内缺氧。

(二)胎儿因素

如胎儿严重畸形、胎儿生长受限、胎儿宫内感染、严重遗传性疾病、母儿血型不合等。

（三）孕妇因素

严重的妊娠合并症、并发症,如妊娠期高血压疾病、过期妊娠、全身和腹腔感染、子宫畸形、子宫破裂等。

四、病例分析、思考题

病例 患者,女,38 岁,G3P0,有两次孕早期胚胎停育史,因宫内妊娠 21 周,超声检查示死胎收住我院。按时进行产前检查。体格检查示宫底部于脐下两横指。

思考题:1.需完善哪些检查?
　　　　2.死胎的处理原则是什么?

五、临床技能要点

1.如何分析胎儿宫内死亡的原因?
2.死胎引起 DIC 的机制有哪些?
3.死胎的处理措施有哪些?

六、常用英语词汇

fetal death　死胎
stillbirth　死产
disseminated intravascular coagulation,DIC　弥散性血管内凝血

（胡春霞）

第八节　胎儿窘迫与胎膜早破

胎儿窘迫

【见习目的与要求】
1.熟悉胎儿窘迫的定义。
2.熟悉胎儿窘迫可能出现的各种胎心监护图形。
3.了解胎儿窘迫的病因、病理生理变化。
4.了解急、慢性胎儿窘迫的临床表现和处理。
【见习时数】0.5 学时。
【见习准备】复习教科书本章节。
【见习任务与方式】
1.以实例讲解胎儿窘迫可能出现的各种胎监图形。
2.通过阅读病例了解以上知识点。

【见习内容】

一、基础知识点

胎儿在子宫内因急性或慢性缺氧危及其健康和生命的综合征叫胎儿窘迫。可分为急性胎儿窘迫和慢性胎儿窘迫。

胎儿窘迫的病理生理变化:胎儿对宫内缺氧有一定的代偿能力。轻度缺氧时,CO_2 蓄积及呼吸性酸中毒使交感神经兴奋,肾上腺儿茶酚胺及肾上腺素分泌增多,致血压升高、胎心率加快。重度缺氧时,转为迷走神经兴奋,心功能失代偿,心率由快变慢。无氧糖酵解增加,丙酮酸及乳酸堆积,胎儿血 pH 值下降,出现混合型酸中毒。缺氧使肠蠕动亢进,肛门括约肌松弛,胎粪污染羊水,呼吸运动加深,羊水吸入,出生后可出现新生儿吸入性肺炎。缺氧使肾血管收缩,血流量减少,胎儿尿形成减少而致羊水量减少。妊娠期慢性缺氧使胎儿生长受限,分娩期急性缺氧可发生缺血缺氧性脑病及脑瘫等严重并发症。

二、关键知识点

(一)急性胎儿窘迫

1.胎动频繁继而胎动减少或消失。

2.胎心异常:胎心>160 次/min 或<120 次/min,胎心监护出现多发晚期减速或重度变异减速;胎心<100 次/min,基线变异频率<5 次/min,伴频繁晚期减速提示胎儿缺氧严重。

3.羊水胎粪污染。

4.胎儿头皮血气分析:血 pH<7.20,PO_2<10mmHg,PCO_2>60mmHg。

(二)慢性胎儿窘迫

1.胎动减少或消失:胎动<10 次/12h。

2.胎儿电子监护异常:NST 无反应型(持续监护 20～40min,胎动时胎心加速≤15 次/min,持续时间≤15s);在无宫缩及胎动时,胎心率>180 次/min 或<120 次/min 持续 10min以上;基线变异频率<5 次/min;OCT 可见频繁重度变异减速或晚期减速。

3.胎儿生物物理评分低:≤3 分提示胎儿窘迫,4～7 分为胎儿可疑缺氧。

4.胎盘功能低下:24h E_3<10mg 或连续测定减少>30%;E/C<10;SP_1<100mg/L;胎盘生乳素<4mg/L。

5.羊水胎粪污染。

三、延伸知识点

(一)羊水污染是否是胎儿窘迫?

羊水Ⅰ度,甚至是Ⅱ度污染,胎心始终良好者,应继续密切观察胎心,不一定是胎儿窘迫。羊水Ⅲ度污染,胎儿窘迫可能性大,应尽早结束分娩,注意有无新生儿窒息。

(二)胎儿窘迫的处理原则有哪些?

急性胎儿窘迫,应积极寻找病因,改善胎儿缺氧状态,尽快终止妊娠。首先给予左侧卧位,面罩给氧,排除脐带脱垂等情况,纠正脱水、酸中毒及电解质紊乱。如宫口尚未开全,应立即行剖宫产。宫口已开全,胎先露位于坐骨棘平面以下 3cm,应尽快阴道助产娩出胎儿,并做好抢救新生儿的准备。

慢性胎儿窘迫,应根据孕周、胎儿成熟度、胎儿缺氧程度处理。加强产检,嘱孕妇采取左侧卧位休息,定期吸氧,积极治疗孕期合并症及并发症,尽可能改善胎盘血供。如孕周小,尽量保守治疗延长孕周,同时给予促胎肺成熟治疗。妊娠近足月,胎动减少,OCT 出现频繁重度变异减速或晚期减速,应行剖宫产终止妊娠。

四、病例分析、思考题

病例 初产妇,28 岁,G1P0,孕 39 周,第一产程进展顺利,目前宫口开全 1h,胎膜已破,S^{+3},LOA,羊水Ⅲ度污染。

思考题:本病人胎心监护提示频发晚期减速,应作何种处理?

五、临床技能要点

如何使用胎心监护仪?

六、常用英语词汇

fetal distress 胎儿窘迫

(吴小妹)

胎膜早破

【见习目的与要求】
1.熟悉胎膜早破的定义、诊断。
2.熟悉胎膜早破的辅助检查。
【见习时数】0.5 学时。
【见习准备】复习教科书本章节。
【见习任务与方式】
1.熟悉胎膜早破的辅助检查。
2.通过阅读病例了解以上知识点。
【见习内容】

一、基础知识点

临产前出现的胎膜破裂。
诊断依据:
1.临产前,孕妇感到不可控制的阴道流液,无腹痛。
2.肛诊或阴道检查时不能触及前羊水囊,上推胎先露见流液量增加。
3.窥检时见阴道后穹窿有液池或羊水自宫口流出。

二、关键知识点

胎膜早破的辅助检查:
1.阴道液 pH 值的测定,≥6.5。

2.阴道液涂片检查　干燥后镜检可见羊齿植物状结晶;用 0.5％硫酸尼罗蓝染色,镜下见橘黄色胎儿上皮细胞;用苏丹Ⅲ染色见黄色脂肪小粒。

3.羊膜镜检查　直视下看不到前羊水囊。

4.B超下羊水量减少可协助诊断。

5.羊膜腔感染检测

(1)羊水细菌培养;

(2)羊水涂片革兰染色检查细菌;

(3)羊水白细胞 IL-6 测定,≥7.9mg/ml 提示羊膜腔感染;

(4)血 C 反应蛋白>8mg/L 提示羊膜腔感染。

三、延伸知识点

(一)哪些情况容易引起胎膜早破?

1.生殖道病原微生物上行性感染。

2.羊膜腔压力增加　如双胎妊娠、羊水过多或妊娠晚期性交。

3.胎膜受力不均　头盆不称、胎位异常。

4.营养因素　缺乏维生素 C、锌、铜。

5.宫颈内口松弛。

6.IL-6、IL-8 等细胞因子升高。

(二)胎膜早破的治疗原则是什么?

治疗方案根据孕周、羊水情况及是否并发感染决定。妊娠 28～35 周,羊水平段≥3cm,无感染征象,可给予期待治疗:绝对卧床,吸氧,保持外阴清洁,破膜 12h 后预防性使用抗生素,给予宫缩抑制剂,促胎肺成熟治疗等,期间密切监护孕妇生命体征及血常规、C 反应蛋白等情况。妊娠35 周,胎肺成熟后,可令其自然分娩。有剖宫产指征或出现明显感染征象时行剖宫产终止妊娠。

四、病例分析、思考题

病例　初产妇,28 岁,G1P0,孕 34 周,今晨 7 点自觉阴道流液,色清,量不多,无腹痛,无阴道流血,无发热。查体:生命体征稳定,腹隆起符合孕周,偶有宫缩,胎心好。窥检:阴道后穹窿见少许清亮积液,宫口闭。

思考题:1.为明确诊断本病应做哪些检查?

2.如果是胎膜早破,应如何处理?

五、临床技能要点

如何判断胎膜早破患者是否已有羊膜腔感染?

六、常用英语词汇

premature rupture of membrane　胎膜早破

　　　　　　　　　　　　　　　　　　　　　　　　　(吴小妹)

第九节　妊娠合并内科疾病

妊娠合并心脏病

【见习目的与要求】

1.熟悉对心脏病患者妊娠耐受能力的判断。

2.掌握妊娠期心脏病发生心力衰竭早期诊断。

【见习时数】0.5 学时。

【见习准备】

1.复习教科书理论知识点,了解妊娠合并心脏病的种类、发生率及病死率;

2.熟悉心脏病与妊娠、分娩的相互影响;

3.掌握妊娠期心脏病的诊断,尤其是心力衰竭的早期诊断;

4.熟悉妊娠合并心脏病的防治原则。

【见习任务与方式】通过观看录像及临床病例讨论的方式,掌握对心脏病患者妊娠耐受能力的判断及妊娠合并心脏病早期心衰的诊断。

【见习内容】

一、基础知识点

(一)诊断学

1.心脏的 5 个听诊区位置

(1)二尖瓣区:位于心尖搏动最强点,又称心尖区。

(2)肺动脉瓣区:在胸骨左缘第 2 肋间。

(3)主动脉瓣区:在胸骨右缘第 2 肋间。

(4)主动脉瓣第二听诊:在胸骨左缘第 3 肋间。

(5)三尖瓣区:在胸骨下端左缘,即胸骨左缘第 4、5 肋间。

2.心音听诊顺序　从二尖瓣区开始→肺动脉瓣区→主动脉瓣区→主动脉瓣第二听诊区→三尖瓣区,逆时针方向或称倒"8"字。

(二)药理学

强心苷药物是一类有强心作用的苷类化合物,它能选择性地作用于心肌,加强心肌收缩力。临床上用于治疗心肌收缩力严重损害时引起的充血性心力衰竭。目前供临床使用的主要有毒毛花苷 K、去乙酰毛花苷(西地兰)、地高辛和洋地黄毒苷。其中毒毛花苷 K 和西地兰起效快、消除也较快,药效维持时间短,仅有注射剂型供急症短期用药。洋地黄毒苷起效慢,消除也慢,临床少用。而地高辛起效及消除均居中,在需长期使用强心苷时,多选用地高辛。治疗剂量的强心苷可选择性轻度抑制心肌细胞膜上 Na^+-K^+-ATP 酶,使心肌内的 Na^+ 更多地依靠 $Na^+ \Longleftrightarrow Ca^{2+}$ 交换排出,细胞内 Ca^{2+} 浓度升高,Ca^{2+} 触发的心肌细胞兴奋-收缩耦联增强,产生心肌收缩性增强、心排出量增加、窦性节律降低、房室传导减慢等药理作用。其主要毒性反应为多种心律失常,并可因此致死,还有中枢神经系统及消化道症状等,均与血药浓度密切相关。

（三）内科学

心脏病的种类及临床特点、心功能分级、早期心力衰竭的诊断。

1.心脏病的种类　包括风湿性心脏病、先天性心脏病、高血压性心脏病、冠心病、心肌炎等各种心脏病。

2.临床特点　心脏病的种类不同,早期症状不同,早期也可无明显症状,发生心功能不全时可在活动或者处于安静状态时发生呼吸短促,伴或不伴咳嗽、咳痰。

（1）心功能分级:心脏病代偿功能按其所能负担的劳动程度分 4 级:

Ⅰ级:一般体力活动不受限制(无症状)。

Ⅱ级:一般体力活动稍受限制(心悸、轻度气短),休息时无症状。

Ⅲ级:一般体力活动显著受限制(轻微日常工作即感不适、心悸、呼吸困难),休息后无不适;或过去有心力衰竭史。

Ⅳ级:不能进行任何活动,休息时仍有心悸、呼吸困难等心力衰竭表现。

（2）典型的早期心力衰竭诊断并不困难。左心功能不全的诊断依据为原有心脏病的体征和肺循环充血的表现。右心功能不全的诊断依据为原有心脏病的体征和体循环淤血的表现,且患者大多有左心衰的病史。值得注意的是,早期心衰患者症状可不明显,常能自由活动,坚持工作,劳力性气促和阵发性夜间呼吸困难是左心衰竭的早期症状,如不详细询问病史、不仔细检查、未发现舒张期奔马律及 X 线典型表现,易被漏诊。颈静脉充盈和肝肿大是右心衰竭的早期症状,易被忽视,如一般体检不易注意颈静脉和肝颈静脉返流等,也易漏诊。心衰引起的肺部湿啰音大多为两侧对称性的,偶见于单侧、或仅有哮鸣音。为了正确诊断心力衰竭,避免漏诊和误诊,必须详细询问病史,仔细检查,结合心脏病和心力衰竭的症状和体征,进行综合分析。

二、关键知识点

1.心脏病孕产妇最危险的时期。

2.心脏病患者妊娠耐受能力的判断。

3.心脏病孕产妇的主要死亡原因。

4.妊娠合并心脏病的防治。

三、延伸知识点

（一）妊娠期心脏病的种类有哪些?

妊娠合并风湿性心脏病近年减少,妊娠合并先天心脏病相对增多。种类有风湿性心脏病、先天性心脏病、妊高征心脏病、围生期心肌病、心律失常、贫血心脏病、高血压心脏病、甲状腺功能亢进心脏病等。

（二）如何诊断妊娠期早期心力衰竭?

出现下述临床表现,应诊断心脏病孕妇早期心力衰竭:

1.轻微活动后即出现胸闷、心悸、气短。

2.休息时心率每分钟超过 110 次,呼吸每分钟超过 20 次。

3.夜间常因胸闷而需坐起呼吸,或需到窗口呼吸新鲜空气。

4.肺底部出现少量持续另外音,咳嗽后不消失。

（三）妊娠合并心脏病对孕产妇有哪些影响？

心力衰竭和严重感染是心脏病孕产妇死亡的主要原因。

（四）妊娠合并心脏病的 3 个最危险期分别是什么时间？

心脏病孕产妇最危险的时期：妊娠 32～34 周、分娩期及产褥期最初 3 日内，心脏负担最重，是心脏病孕产妇最危险的时期，极易发生心力衰竭。

四、病例分析、思考题

病例　患者，20 岁，因停经 8 月余，胎动 4 月余，胸闷心悸 1 月于 2011 年 8 月 7 日平车送入院。自诉末次月经 2010 年 12 月 15 日，预产期 2011 年 9 月 22 日，停经后 50 天验尿 hCG（＋），未定期产检。近 1 月无明显诱因出现胸闷，心悸，双下肢水肿。B 超提示：BPD 78mm，FL 58mm，AF 75mm，单胎头位，胎盘 I 期，羊水偏少。心脏彩超示：复杂性先天性心脏病，完全性心内膜垫缺损（房缺 1.9cm，室缺 2.6cm），主肺动脉扩张，肺动脉高压（重度），肺动脉收缩压 154mmHg。

入院查体：体温 37℃，脉搏 125 次/min，呼吸 20 次/min，血压 135/98mmHg，身高 167cm，神志清晰，精神欠佳，端坐呼吸，呼吸困难，口唇发绀，无咳嗽。双肺可闻及干湿啰音，胸骨左缘 2～3 肋间闻及 3/6 级全收缩期杂音，腹部隆起如孕月，双下肢水肿（＋）。产检：宫高 28cm，腹围 93cm，头先露，未入盆，胎心率 144 次/min，无宫缩，骨盆外测量：25－27－20－8.5cm，肛诊：宫颈管存，宫口未开，先露头，S^{-3}，胎膜未破。

思考题：1. 诊断是什么？下一步措施是什么？

　　　　2. 妊娠期母体循环系统正常变化是什么？当合并心脏疾病时最明显的改变又是什么？

　　　　3. 早期心衰的诊断及处理是什么？

五、临床技能要点

1. 如何判断心脏病患者的妊娠耐受能力？

2. 妊娠期心脏病心力衰竭的早期诊断依据有哪些？

六、常用英语词汇

perinatal cardiomyopathy　围产期心肌病

heart failure　心力衰竭

cardiac function　心功能

rheumatic heart disease　风湿性心脏病

congenital heart disease　先天性心脏病

（李跃萍）

妊娠合并急性病毒性肝炎

【见习目的与要求】

1. 熟悉急性病毒性肝炎与妊娠两者间的相互影响。

2. 熟悉妊娠期急性病毒性肝炎的诊断及鉴别诊断。

3. 熟悉妊娠合并急性病毒性肝炎的防治原则和产科处理。

【见习时数】0.5 学时。

【见习准备】

1.复习教科书理论知识点，了解妊娠对病毒性肝炎的影响。

2.病毒性肝炎对孕妇、胎儿及新生儿的影响。

3.妊娠合并病毒性肝炎的诊断、鉴别诊断及其治疗。

【见习任务与方式】通过临床病例讨论的方式，熟悉新生儿乙肝疫苗的使用方法；强调每个孕产妇均应进行肝功能检查，及肝炎病毒抗原抗体系统的检测。加深了解妊娠合并病毒性肝炎的相关知识。

【见习内容】

一、基础知识点

（一）诊断学

肝功能检查结果的判断与分析。

肝脏是人体的最大实质性器官。

1.反映肝脏排泄功能的指标　总胆汁酸和胆汁酸的参考范围分别为 $1.7 \sim 17.1 \mu mol/L$、$0 \sim 9.67 \mu mol/L$；这两项是检查黄疸的指标，超出范围，则有黄疸出现。

2.反映肝细胞损伤的指标　如果谷丙转氨酶和谷草转氨酶升高，则明显反映肝细胞有损伤。谷丙转氨酶、谷草转氨酶、γ-谷氨酰转肽酶的参考范围都是 $10 \sim 40$ 单位/L。

3.反映肝脏贮备功能的指标　白蛋白：$35 \sim 55g/L$，球蛋白：$20 \sim 30g/L$，凝血酶原时间：$11 \sim 15s$，这三项中除了白蛋白外，超过此范围都说明肝脏有异常出现。

（二）传染病学

肝炎病毒抗原抗体系统的检测、病毒性肝炎的传染途径及阻断乙型肝炎母婴传播的方法。

肝炎病毒抗原抗体系统的检测：乙肝病毒抗原抗体系统检测，即 HBsAg、HBsAb、HBeAg、HBeAb、HBcAb-IgM、HBcAb-IgG 六个指标的检测，详见表 4 - 1。

（三）内科学

病毒性肝炎的治疗原则及方案。

1.一般治疗　休息、营养、药物治疗、对各型肝炎的治疗。

2.慢性乙型肝炎的治疗目标　最大限度地长期抑制或消除 HBV，减轻肝细胞炎症坏死及纤维化，延缓和阻止疾病发展。抗病毒、免疫调节、抗炎保肝、抗纤维化及对症治疗。

二、关键知识点

1.病毒性肝炎合并妊娠时，在妊娠不同阶段两者的相互影响。

2.妊娠合并病毒性肝炎时的处理原则。

3.妊娠期肝内胆汁淤积症的病因、临床特点，对母儿的影响及治疗原理。

4.妊娠期各种肝脏损害的鉴别。

5.防止病毒性肝炎或病毒性肝炎病毒携带者对新生儿垂直感染的病毒性肝炎疫苗预防接种措施。

三、延伸知识点

（一）病毒性肝炎对妊娠有哪些影响？

1.妊娠早期合并病毒性肝炎，可使妊娠反应加重。

2.发生于妊娠晚期,则妊高征的发生率增高,可能与肝炎时肝脏醛固酮灭活能力下降有关。

3.分娩时因肝功能受损,凝血因子合成功能减退,产后出血和产后失血性休克的发生率增高。若为重症肝炎,常并发 DIC,出现全身出血倾向,直接威胁产妇生命。

4.肝炎孕妇早产、胎膜早破、死胎、死产和新生儿死亡均较非肝炎孕妇高。围生儿死亡率明显增高。

表 4-1　乙型病毒肝炎血清标志物的特征及临床意义

类别	指标特征	意义
1	六项指标均阴性	机体未感染过乙肝病毒,也未接种过乙肝疫苗(对乙肝疫苗耐受除外);可作为献血员;为乙肝疫苗接种的对象
2	单项 HBsAb 阳性	一般为乙肝疫苗接种后观察疫苗接种效果
3	有四种阳性表现 ①HBsAg、HBeAg HBcAb-IgG ②HBsAg、HBeAg ③HBsAg、HBeAg、HBcAb-IgM、HBcAb-IgG ④HBsAg、HBeAg、HBcAb-IgM	机体感染乙肝病毒且病毒有体内复制,传染性很强;在这种模式中,有一个共同点即为 HBeAg 阳性。HBeAg 阳性,是机体内乙肝病毒复制的指标,HBeAg 的消长与 HBV-DNA 的消长基本一致
4	有四种阳性表现 ①HBsAg、HBeAb HBcAb-IgG ②HBsAg、HBcAb-IgG ③HBsAg、HBeAb ④HBsAg、HBeAb、HBcAb-IgM、HBcAb-IgG	机体感染乙肝病毒但病毒复制受到抑制,病情趋于好转。在这种模式中,有一个共同点即为 HBeAg 阴性,HBeAb、HBcAb 出现。HBeAb 阳性是病毒复制受抑制的指标
5	有十种阳性表现 ①HBsAb、HBeAb、HBcAb-IgG ②HBeAb、HBcAb-IgG ③HBsAb、HBcAb-IgG ④HBsAb、HBeAb ⑤HBeAb、HBcAb-IgM、HBcAb-IgG	机体曾感染过乙肝病毒,现处于恢复期,没有传染性
5	⑥HBsAb、HBcAb-IgM、HBcAb-IgG ⑦HBsAb、HBcAb-IgM ⑧HBcAb-IgG ⑨HBeAb ⑩HBsAb、HBeAb、HBcAb-IgM、HBcAb-IgG	机体曾感染过乙肝病毒,现处于恢复期,没有传染性
6	有两种阳性表现 ①HBsAg、HBcAb-IgM ②HBsAg	机体感染乙肝病毒处于急性期
7	单项 HBsAg 阳性	包括两种情况,一是机体内只存在 HBV 的外衣壳,而没有完整的病毒体存在,这种情况机体没有传染性,为 HBsAg 携带者;二是 HBV 编码 HBsAg 的基因整合到肝细胞核酸内,这种情况不一定致病,但可终生表达 HBsAg

（二）妊娠对病毒性肝炎有哪些影响？

1. 妊娠加重了肝脏的负担,使原有肝病恶化。

2. 妊娠期新陈代谢旺盛,营养物质消耗多;胎儿的代谢和解毒作用要依靠母体肝脏来完成。另外,孕期内分泌变化所产生的大量性激素,如雌激素需在肝内代谢和灭活,分娩时的疲劳、出血、手术和麻醉等均加重了肝脏的负担,故妊娠期间容易感染病毒性肝炎,或易促使原已有的肝病恶化。

四、病例分析、思考题

病例　患者,24 岁,G1P1,孕 40 周,产前未检查。入院前 10 天出现乏力、纳差、眼黄,入院前 1 天出现呕吐,入院当天上午 6 时腹痛,7 时羊水自破,速到区计生服务所分娩。上午 10:25 顺娩男活婴(重度窒息抢救好转),胎盘、胎膜完整娩出,产后出血 400ml。给止血抗炎治疗无好转,诊断"妊娠合并肝炎",下午 5 时转院。入院后发现会阴撕裂给予缝合,同时利尿、输血、抗炎治疗。次日 B 超检查结果显示"肝硬化腹水",出现皮肤多处瘀斑,全身浮肿黄染,考虑"亚急性肝坏死伴凝血功能障碍、肾功能不全、可能并发肝肾综合征",给予保肝,纠正低蛋白血症。第三日自动出院,后入综合医院治疗,终因病情严重,36h 无尿,放弃治疗,产后 6 天死亡。死亡诊断"亚急性重型肝炎、产后出血"。

思考题:1. 该患者的死亡是否可以避免？

　　　　2. 诊断妊娠合并肝炎尚需哪些化验指标？

　　　　3. 如何积极地抢救治疗？

五、临床技能要点

1. 如何诊断妊娠合并急性病毒性肝炎？

2. 妊娠伴有急性病毒性肝炎如何防治？

3. 妊娠伴有急性病毒性肝炎的产科处理有哪些原则？

六、常用英语词汇

viral hepatitis in pregnancy　妊娠合并病毒性肝炎

viral hepatitis B　乙型肝炎病毒

viral hepatitis C　丙型肝炎病毒

（李跃萍）

妊娠合并糖尿病

【见习目的与要求】

1. 了解对妊娠期糖尿病孕期母儿的监护。

2. 熟悉糖尿病对孕妇及胎儿的影响。

3. 熟悉妊娠期糖尿病的诊断依据。

4. 掌握妊娠期糖尿病的处理、终止妊娠时间的选择及胰岛素的使用。

【见习时数】0.5 学时。

【见习准备】复习教科书理论知识点,熟悉妊娠合并糖尿病病因、分类及治疗。

【见习任务与方式】

1.由带教老师重点讲解糖尿病对孕妇及胎儿的影响。

2.在带教老师的带领下,通过采集病史让学生熟悉妊娠期糖尿病的诊断依据。

3.由带教老师重点讲解妊娠期糖尿病的处理、终止妊娠时间的选择及产后胰岛素的使用。

【见习内容】

一、基础知识点

妊娠合并糖尿病包括糖尿病患者妊娠(即糖尿病合并妊娠),以及妊娠期糖尿病。后者是妊娠期间发现或发病的由不同程度糖耐量异常及糖尿病引起的不同程度的高血糖。

1.糖尿病对孕妇的影响

(1)糖尿病患者多有小血管内皮细胞增厚及管腔变窄,易并发妊高征,其发病率较非糖尿病孕妇高 4~8 倍。子痫、胎盘早剥、脑血管意外发生率也增高。

(2)糖尿病时,白细胞有多种功能缺陷,趋化性、吞噬作用、杀菌作用均显著降低。糖尿病孕妇极易在妊娠期及分娩期发生泌尿生殖系统感染,甚至发展为败血症。

(3)羊水过多发病率较非糖尿病孕妇增加 10 倍,原因不明,可能与羊水中含糖量过高,刺激羊膜分泌增加有关。羊水过多使胎膜早破及早产发病率增高。

(4)因胎儿发育较大,常导致胎儿性难产及软产道损伤。由于巨大儿或某些胎儿紧急情况,剖宫产率增高。

(5)由于胰岛素缺乏,葡萄糖利用不足而导致产程延长及产后出血。

2.糖尿病对胎儿及新生儿的影响

(1)巨大儿发生率高达 25%~42%。

(2)畸形胎儿发生率为 6%~8%,为正常孕妇的 3 倍。

(3)FGR 发生率为 21%。

(4)新生儿呼吸窘迫、低血糖、新生儿死亡率高。

二、关键知识点

(一)筛查

中国国内的筛查时间为妊娠 24~28 周,如果该次筛查正常但又有糖尿病高危因素存在,应该在妊娠 32~34 周复查。对具有多饮、多食、多尿者以及孕早期空腹尿糖反复阳性等糖尿病高危因素者,应在首次孕期检查时进行血糖筛查以便及早诊断出孕前漏诊的糖尿病患者。

(二)GDM 的实验室检查

1.尿糖测定　如尿糖阳性,应进一步行空腹血糖及糖筛查试验。

2.2 次或 2 次以上空腹血糖达到或超过 5.8mmol/L,可诊断。

3.50g 糖筛查　服糖后 1h 血糖值 7.8mmol/L 作为临界值,如服糖后 1h 血糖≥7.8 mmol/L 应进一步行 75g 葡萄糖耐量试验(OGTT)。50g 葡萄糖负荷试验血糖值≥11.1 mmol/L 的孕妇,患有 GDM 的可能性极大,这部分孕妇应首先检查空腹血糖,空腹血糖正常者再行 OGTT 空腹血糖异常者,不须再做 OGTT。

4.OGTT　空腹 12h 后,口服 75g 葡萄糖,正常上限为:空腹血糖 5.6mmol/L,1h 血糖

10.3mmol/L,2h 血糖 8.6mmol/L,3h 血糖 6.7mmol/L。OGTT 4 项值中至少 2 项达到或超过标准,可诊断为妊娠期糖尿病,仅 1 项高于正常值诊断妊娠期糖耐量受损。

(三)妊娠期血糖控制的目标

空腹血糖 3.3～5.6mmol/L,餐前 30min 血糖 3.3～5.8mmol/L,餐后 2h 血糖 4.4～6.7mmol/L,夜间血糖 4.4～6.7mmol/L。

(四)GDM 孕期的处理

1.一般处理　为使治疗及时合理进行,以取得最好疗效,需要取得患者及其家属的密切配合,教育患者从思想上对本病有正确认识,做到既能认真对待,又不惊慌失措,与医务人员密切配合,初步掌握有关本病的基本知识,如长期饮食控制及定期检查之重要性,并做到生活规律、劳逸结合,注意卫生,防止感染及向医务人员详细汇报病情变化等。

2.饮食治疗　目的:第一,在满足孕妇和胎儿必需营养素的前提下将血糖控制在理想的水平;第二,避免孕妇饥饿性酮症酸中毒的出现以及其他糖尿病急症的出现;第三,保证孕妇适当的体重增加。

饮食治疗的原则:饮食控制按早餐 1/5,中餐、晚餐各 2/5,晚饭后 4h 可增加少量夜餐,总热量不变。

饮食治疗效果的监测:患者空腹血糖要低于 5.8mmol/L,餐后 1h 血糖低于 7.8mmol/L,餐后 2h 血糖低于 6.7mmol/L;孕妇体重每周增长 300～500g;定期监测尿酮体情况,特别对体重增长慢或不增长者,以防饥饿性酮症的发生,注意空腹血糖不要低于 4.44mmol/L;注意胎儿的生长发育情况。饮食治疗 1～2 周后,如果效果欠佳,可以增加运动治疗和(或)胰岛素治疗。

3.运动治疗　运动治疗是糖尿病的基础治疗方法。运动治疗与饮食治疗、胰岛素治疗一起被公认为治疗糖尿病的 3 大法宝。

4.胰岛素治疗　当单纯控制饮食和运动效果不理想时,应采用胰岛素治疗。孕期与分娩后用皮下注射,产时则改用静脉滴注法。

(五)糖尿病孕妇的胎儿分娩方式

妊娠合并糖尿病时,依据母亲在妊娠期的糖尿病控制程度,决定患者的目标妊娠时间。如果糖尿病控制好,妊娠 38～39 周无自然临产征兆,可计划诱导分娩。对控制不良的糖尿病,在妊娠 38 周证实胎肺成熟后应尝试分娩。如胎儿体重超过 4500g,则应行剖宫产。

(六)GDM 分娩期处理

1.产程中孕妇血糖监测　妊娠期糖尿病孕妇在产程中血糖应控制在(4.7±1.1)mmol/L;1 型糖尿病孕妇在产程中血糖不超过 8.0mmol/L 时,血糖维持在 4～7mmol/L 范围内较为理想。

2.分娩期的胰岛素用药原则　引产过程中和(或)临产后改用静脉滴注胰岛素。根据测定的血糖值调整静脉点滴的速度;选择性剖宫产前 1 天晚餐前停用胰岛素,手术日停止皮下注射胰岛素,改为静脉滴注给药并根据手术时血糖水平调节滴速。

3.阴道分娩　分娩是一种消耗大量能量的运动,从而减少了糖尿病孕妇对胰岛素的需求,同时对葡萄糖的需求增加了,必须有足够的进食或补充葡萄糖,孕妇才不至于出现低血糖和酮症。糖尿病孕妇应在 12h 内结束分娩,尤其是第二产程不宜过长,必要时可行产钳助产。

(七)GDM 产后注意事项

产后 6～8 周检查空腹血及进行糖耐量试验,产后血糖恢复正常的产妇仍要控制饮食并适当运动,防止发展为 2 型糖尿病。

三、延伸知识点

(一)哪些孕妇易发生 GDM?

有糖尿病家族史、孕期尿糖多次检测为阳性、年龄＞30 岁、孕妇体重＞90kg、复杂性外阴阴道假缘酵母菌病、反复自然流产、死胎或分娩足月 RDS 儿史、分娩巨大儿、畸形儿史、本次妊娠胎儿偏大或羊水过多者。

(二)妊娠期糖尿病有哪些临床表现?

1 型糖尿病患者发病率占糖尿病发病率的 10%,40 岁以前发病多见。

大多数需胰岛素终生替代治疗。有典型的多饮、多食、多尿及体重减少即"三多一少"症。当遇有应激、感染、手术、停用降糖药时,易并发酮症酸中毒。极少数患者也可出现高渗性非酮症糖尿病昏迷。久病,血糖控制不良的患者,肾病发生早,临床表现严重,当临床出现大量蛋白尿,同时并发高血压肾性贫血、氮质血症时,患者最后可能死于尿毒症。

2 型糖尿病患者占糖尿病发病率的 90%,40 岁以后发病多见。大多数患者无"三多一少"症,仅在出现并发症或健康查体时发现。体型较肥胖。发病后体重可较前短时间减轻。早期在餐前可有低血糖反应,并且终生仅需口服降糖药就能使血糖达标。仅有少数患者口服降糖药失败后,必须依靠胰岛素治疗。这类患者中一部分注射一段时间胰岛素后,使胰岛功能得到恢复,再给口服降糖药仍可有效;另一部分患者则终生需胰岛素治疗。当遇有感染、应激、手术等诱因时,也可发生酮症酸中毒。年龄越大,以往无糖尿病病史患者,高渗性非酮症糖尿病昏迷的发病率越高。此型患者绝大多数死于心、脑血管并发症,也可并发糖尿病肾病,但较 1 型糖尿病少见。

四、病例分析、思考题

病例　患者,女,35 岁,有糖尿病家族史,G1P0,宫内孕 30+ 周,查尿糖阳性,行 OGTT 提示:空腹血糖 5.5mmol/L,1h 血糖 11.3mmol/L,2h 血糖 8.69mmol/L,3h 血糖 6.1mmol/L,行 B 超提示胎儿发育相当于 32+ 周,羊水指数 20.5。

思考题:1.此患者应考虑何种疾病?
　　　　2.该患者的进一步治疗是什么?
　　　　3.终止妊娠时机是什么?

五、临床技能要点

1.如何鉴别妊娠期糖尿病与孕前糖尿病?
2.妊娠期糖尿病患者的孕期管理策略有哪些?

六、常用英语词汇

gestational diabetes mellitus,GDM　妊娠期糖尿病
oral glucose tolerance test,OGTT　葡萄糖耐量试验

(陈　华)

妊娠合并贫血

【见习目的与要求】

1.熟悉贫血对孕妇及胎儿的影响。

2.熟悉妊娠合并贫血的诊断依据。

3.掌握妊娠合并贫血的处理。

【见习时数】0.5学时。

【见习准备】复习教科书理论知识点。

【见习任务与方式】

1.由带教老师重点讲解贫血对孕妇及胎儿的影响。

2.在带教老师的带领下,通过采集病史让学生熟悉妊娠合并贫血的诊断依据。

3.由带教老师重点讲解妊娠合并贫血的处理。

【见习内容】

一、基础知识点

妊娠期贫血的分度:一般可分为4度,轻度:RBC$(3.0\sim3.5)\times10^{12}$/L,Hb $91\sim100$g/L;中度:RBC$(2.0\sim3.0)\times10^{12}$/L,Hb $61\sim90$g/L;重度:RBC$(1.0\sim2.0)\times10^{12}$/L,Hb $31\sim60$g/L;极重度:RBC$\leqslant1.0\times10^{12}$/L,Hb $\leqslant30$g/L。

二、关键知识点

(一)如何诊断缺铁性贫血?

1.病史　既往有月经过多等慢性失血性病史;有长期偏食、孕早期呕吐、胃肠功能紊乱导致的营养不良等病史。

2.临床表现　轻者无明显症状;重者可有乏力、头晕、心悸、气短、食欲不振、腹胀、腹泻。皮肤黏膜苍白、皮肤皮毛干燥、指甲脆薄以及口腔炎、舌炎等。

3.实验室检查

(1)血象:外周血图片为小细胞低色素型贫血。血红蛋白<100g/L,红细胞$<3.5\times10^{12}$/L,血细胞比容<0.30,红细胞平均体积(MCV)<80fl,而白细胞及血小板计数均在正常范围。血清铁$<6.5\mu$mol/L$(35\mu$g/dl)。

(2)骨髓象:红系造血呈轻度或中度活跃,以中晚幼红细胞增生为主,骨髓铁染色可见细胞内外铁均减少,尤以细胞外铁减少明显。

(二)缺铁性贫血的治疗

1.一般性治疗　包括增加营养和食用含铁丰富的食物,对胃肠道功能紊乱和消化不良给予对症处理等。

2.补充铁剂　以口服给药为主。硫酸亚铁0.3g,每日3次,同时服维生素C 0.3g及10%稀盐酸$0.5\sim2$ml以促进铁的吸收,多糖铁复合物每次150mg,每日$1\sim2$次。对妊娠后期重度缺铁性贫血或因严重胃肠道反应不能口服铁剂者,可用右旋糖酐铁或山梨醇铁,深肌内注射,首次给药应从小剂量开始,第一日50mg,若无副反应,第2日可增至100mg,每日1次。

3.输血　当血红蛋白<60g/L、接近预产期或短期内需行剖宫产术者,应少量多次输血。有条件者输浓缩红细胞。

4.产时及产后的处理　中、重度贫血产妇临产后应配血备用。酌情给维生素 K_1、维生素 C 等。防止产程过长,可阴道助产缩短第二产程。积极预防产后出血,当胎儿前肩娩出后,肌注或静注缩宫素 10U 或麦角新碱 0.2mg。产程中严格无菌操作,产后应用广谱抗生素预防感染。

(三)如何诊断巨幼细胞性贫血?

1.贫血　本病多发生于妊娠中、晚期,起病较急,贫血多为中度、重度。

2.消化道症状　食欲不振、恶心、呕吐、腹泻、舌炎、舌乳头萎缩等。

3.周围神经炎症状　手足麻木、针刺、冰冷等感觉异常以及行走困难等。

4.其他　低热、水肿、脾肿大、表情淡漠者也较常见。

5.实验室检查

(1)外周血象:为大细胞性贫血,血细胞比容降低,红细胞平均体积(MCV)>100fl,红细胞平均血红蛋白含量(MCH)>32pg,网织红细胞大多减少,血小板通常减少。

(2)骨髓象:红细胞系统呈巨幼细胞增多,巨幼细胞系列占骨髓细胞总数的 30%～50%。血清叶酸值<6.8mmol/L(3ng/ml)、红细胞叶酸值<227nmol/L(100ng/ml)。血清维生素 B_{12} 值<74pmol/L。维生素 B_{12} 缺乏常有神经系统症状,而叶酸缺乏无神经系统症状。

(四)巨幼细胞性贫血的治疗

1.对高危因素的孕妇　应从妊娠 3 个月开始每日口服叶酸 0.5～1mg,连续 8～12 周。

2.补充叶酸　叶酸 5mg 口服,每日 3 次,或每日肌注叶酸 15mg,直至症状消失、贫血纠正为止。注意同时补给铁剂。有神经系统症状者,及时维生素 B_{12} 100μg,每日 1 次肌注,连续 2 周后改为每周 2 次,直至血红蛋白恢复正常。

3.当血红蛋白<60g/L 时,可少量间断输新鲜血或浓缩红细胞。

4.分娩时避免产程延长,预防产后出血,预防感染。

三、延伸知识点

(一)如何诊断再生障碍性贫血?

1.临床表现　主要表现为进行性贫血、皮肤及内脏出血及反复感染。可分为急性型和慢性型,孕妇慢性型居多。贫血呈正常细胞型,全血细胞减少。

2.骨髓象　见多部位增生减低或重度减低,有核细胞甚少,幼粒细胞、幼红细胞、巨核细胞均减少,淋巴细胞相对增高。

(二)再生障碍性贫血的处理

1.治疗性人工流产　再障患者在病情未缓解之前应避孕,若已妊娠,在妊娠早期应做好输血准备的同时行人工流产。妊娠中、晚期患者,因终止妊娠有较大危险,应加强支持治疗,在严密监护下继续妊娠直至足月分娩。

2.支持疗法　注意休息,左侧卧位,加强营养,间断吸氧,少量、间断、多次输入新鲜血。或间断成分输血,可输入白细胞、血小板及浓缩红细胞。

3.有明显出血倾向者　给予肾上腺皮质激素治疗,如泼尼松 10mg,每日 3 次口服,不宜久用。也可用蛋白合成激素,如羟基烯龙 5mg,每日 2 次口服,有刺激红细胞生成的作用。

4.预防感染　选用对胎儿无影响的广谱抗生素。

四、病例分析、思考题

病例　患者,女,宫内孕 35 周,头晕 1 月,加重 1 周入院,查:生命体征正常,贫血貌,宫高 33cm,腹围 98cm,胎心正常,无宫缩,无阴道流血。血常规提示血红蛋白 85g/L,红细胞 2.8×10^{12}/L,血细胞比容 0.25,红细胞平均体积(MCV)<80fl。

思考题:1.此患者应考虑何种疾病?

2.明确诊断应采用哪些辅助检查?

3.该患者的进一步治疗方法是什么?

五、临床技能要点

1.如何进行骨髓穿刺术诊断贫血?

2.妊娠合并贫血的诊断及处理方案是什么?

六、常用英语词汇

iron deficiency anemia　缺铁性贫血

megaloblastic anemia　巨幼细胞性贫血

aplastic anemia　再生障碍性贫血

（陈　华）

妊娠合并甲状腺功能亢进

【见习目的与要求】

1.了解妊娠与甲亢间的相互影响。

2.熟悉妊娠合并甲亢的诊断。

3.熟悉妊娠合并甲亢的治疗原则。

【见习时数】0.5 学时。

【见习准备】复习教科书理论知识点,熟悉甲状腺危象的抢救措施。

【见习任务与方式】通过临床病例讨论的方式,掌握妊娠合并甲亢的诊断和治疗。

【见习内容】

一、基础知识点

(一)实验诊断学

甲状腺功能实验室检查:

1.约 85% 的患者基础代谢率高于正常范围(-10%～+15%),其程度与病情一致。临床上一般将 +15%～+30% 归为轻型,+30%～60% 为中型,>+60% 为重型。临床上先测脉率、血压(要求:禁食 12h,睡眠 8h 后,清晨、静卧),然后用下列公式计算:

基础代谢率(%)=(脉率+脉压差)-111

基础代谢率(%)=0.75[脉率+(0.74×脉压差)]-72

2.循环甲状腺激素水平的测定　　目前测定的方法主要有放射免疫分析法(RIA)与竞争性蛋白结合分析法。

血清总甲状腺激素(TT_4):64～167nmol/L

总三碘甲状腺原氨酸(TT_3):1.8～2.9nmol/L

血清游离甲状腺激素(FT_4):18～38pmol/L

游离三碘甲状腺原氨酸(FT_3):6.0～11.4pmol/L

血清反三碘甲状腺原氨酸(rT_3):0.2～0.8nmol/L

促甲状腺激素(TSH):2～20mIU/L

甲状腺激素结合球蛋白(TBG):13～25mg/L

(二)药理学

抗甲状腺药物丙硫氧嘧啶:用于治疗成人甲状腺功能亢进,开始剂量一般为每天300mg,视病情轻重介于150～400mg,分次口服。其作用机制是抑制甲状腺激素合成:通过抑制甲状腺过氧化物酶对酪氨酸的碘化及偶联,使氧化碘不能结合到甲状腺球蛋白上。抑制外周组织的 T_4 转化为 T_3。

(三)核医学

妊娠期严禁用[131]I进行诊断及治疗,因胎儿甲状腺在妊娠9～10周开始有浓集碘的作用。

(四)外科学

甲亢手术的指征:

1.中、重度甲亢长期药物治疗无效或不佳。

2.停药后复发,甲状腺较大。

3.结节性甲状腺肿伴甲亢。

4.对周围脏器有压迫或胸骨后甲状腺肿。

5.疑似与甲状腺癌并存。

6.儿童甲亢药物治疗效果差者。

7.妊娠期药物治疗疗效不佳,中期可考虑手术。

二、关键知识点

1.妊娠与甲亢间的相互影响。

2.妊娠合并甲亢的诊断　　病史、临床表现、实验室检查。

3.妊娠合并甲亢的处理　　抗甲亢药物、手术治疗、产科处理、新生儿处理、产后哺乳问题、甲亢危象的抢救措施。

三、延伸知识点

(一)如何诊断妊娠合并甲亢?

1.多数甲亢孕妇于孕前有甲状腺疾病的现病史或既往史。

2.有甲亢的临床症状和体征　　休息时心率超过100次/min,食欲很好,进食多的情况下孕妇体重不能按孕周增加,脉压增大,大于50mmHg,怕热多汗,皮肤潮红,突眼,手震颤,腹泻。

3.实验室检测 TT_3,TT_4,FT_3,FT_4 明显增高,TSH 明显降低。

（二）妊娠期甲状腺危象的诱因、表现及危害有哪些？

1.诱因　甲亢孕产妇在手术、分娩、感染及各种应激的情况下，有发生甲亢危象的可能。

2.表现　高热 39℃ 以上，脉率＞140 次/min，脉压增大，焦虑，烦躁，大汗淋漓，恶心，厌食，呕吐，腹泻等消化道症状，可伴脱水、休克、心律失常及心力衰竭或肺水肿。

3.危害　不及时处理，死亡率较高，需及早防治。

（三）妊娠合并甲亢的治疗原则是什么？

控制甲亢发展，通过治疗安全渡过妊娠及分娩。

四、病例分析、思考题

病例　患者，女，29 岁，因"停经 7$^+$ 月，呼吸费力 11 天，下腹坠痛 1h"入院。孕妇平素月经规则，周期 30 天，经期 3 天。末次月经：2010 年 10 月 7 日。孕期不定期产检，自诉未发现明显异常。11 天前出现阴道出血、肢体浮肿。5 天前出现咳嗽，咳少许黏性痰，伴呼吸费力，无头痛头晕，无视物模糊，未服用任何药物。1h 前孕妇无明显诱因下在家中出现下腹坠痛，间隔 2～3 min，不剧，无明显阴道流血、流液，呼吸费力，不能平卧。既往有甲亢病史 6$^+$ 年，曾行手术治疗，自诉已治愈。

查体：T 36.9℃，BP 152/108mmHg，P 128 次/min，R 30 次/min，神志清，精神较差，贫血貌，皮肤巩膜无黄染，全身浅表淋巴结未肿大，双眼凸，甲状腺Ⅰ度肿大，双肺呼吸音粗，有湿啰音；心率 128 次/min，律不齐，未闻及病理性杂音。腹部膨隆如孕月，腹部无压痛反跳痛，肝脾未肿大，肠鸣音 4 次/min，移动性浊音（—）。脊柱肛门未见畸形，双侧大阴唇水肿，肢体浮肿（4＋）。产科检查：宫高 29cm，腹围 93cm，胎动存，胎心 141 次/min，胎膜未破，宫缩间隔 2～3min，持续 25s，性质弱。肛查：宫口开 0.5cm，先露 -2，容受 80%。辅助检查：B 超：宫内单活胎，如孕 28＋周，胎儿颈背部可见一"U"形压迹。B 超：甲状腺肿大伴回声改变，血供正常（甲亢治疗后改变）；右肾集合系统分离；心超提示左心增大，二尖瓣轻度反流，左室舒张功能减低。血常规：白细胞 8.1×10^9/L，红细胞 3.88×10^{12}/L，血红蛋白 64g/L，红细胞压积 0.214，MCV 55.1fl，MCH 16.5pg，MCHC 299g/L，血小板 195×10^9/L，中性粒细胞计数 5.873×10^9/L。乳酸脱氧酶 212U/L，前降钙素 0.5～2.0ng/ml。脑钠肽 262pg/ml。尿蛋白定量（24h尿）0.36g/24h。

思考题：1.本病诊断是什么？

2.下一步措施是什么？

五、临床技能要点

熟悉妊娠合并甲亢的孕期母儿的监护。

六、常用英语词汇

pregnancy with hyperthyroidism　妊娠合并甲亢

basal metabolic rate　基础代谢率

hyperthyroidism crisis　甲亢危象

（李跃萍）

第十节　妊娠合并性传播疾病

【见习目的与要求】

1. 了解妊娠合并性传播疾病的现状、范畴及防治性传播疾病的重要性。

2. 熟悉几种常见妊娠合并性传播疾病,包括淋病、尖锐湿疣、生殖器疱疹、梅毒等。

【见习时数】0.5 学时。

【见习准备】复习教科书理论知识点,熟悉各种性传播疾病的临床表现及对胎儿或新生儿的影响。

【见习任务与方式】通过幻灯及显微镜或观看录像等了解病原体(淋菌、梅毒螺旋体、人乳头状病毒)的特征及临床特点。

【见习内容】

一、基础知识点

性传播疾病指可经性行为传播的一组传染病。我国需传报的性病有 8 种:淋病、梅毒、艾滋病、非淋菌性尿道炎、尖锐湿疣、软下疳、性病性肉芽肿、生殖器疱疹。

对胎儿的危害:可通过垂直传播感染胎儿或新生儿,严重影响下一代的健康。

二、关键知识点

1. 掌握妊娠合并梅毒的临床表现、对胎儿的影响、诊断及治疗。

2. 重点掌握妊娠合并淋病的临床表现、对胎儿以及新生儿的影响、诊断方法及治疗。

3. 重点掌握妊娠合并尖锐湿疣的临床表现、对胎儿的影响、诊断方法及治疗。

4. 了解妊娠合并生殖器疱疹、沙眼衣原体、巨细胞病毒的临床特征、对胎儿的影响、治疗方法。

三、延伸知识点

(一)梅毒的病原体是什么?

梅毒是由苍白(梅毒)螺旋体引起的慢性、系统性性传播疾病。绝大多数通过性途径传播,临床上可表现为一期梅毒、二期梅毒、三期梅毒和潜伏梅毒。

(二)淋病的病原体是什么?

淋病是淋病奈瑟菌(简称淋菌)引起的以泌尿生殖系统化脓性感染为主要表现的性传播疾病,是一种古老而又常见的性病。淋菌为革兰阴性双球菌,呈肾型,成双排列,离开人体不易生存,一般消毒剂容易将其杀灭。

(三)尖锐湿疣的病原体是什么?

尖锐湿疣是由人类乳头瘤病毒(HPV)感染引起的一种性传播疾病。HPV 属 DNA 病毒。人体皮肤及黏膜的复层鳞状上皮是 HPV 的唯一宿主,HPV 主要类型为 HPV1、2、6、11、16、18、31、33 及 35 型等,其中 HPV16 和 18 型等高危型 HPV 长期感染可能与女性宫颈癌的发生有关。

（四）生殖器疱疹的病原体是什么？

生殖器疱疹是由单纯疱疹病毒（HSV）感染所引起，分为两型，即 HSV-1 和 HSV-2。原发性生殖器疱疹消退后，残存的病毒经周围神经沿神经轴长期潜存于骶神经节，当机体抵抗力降低或某些激发因素如发热、受凉、感染、月经、胃肠功能紊乱、创伤等作用下，可使体内潜伏的病毒激活而复发。人类是疱疹病毒的唯一宿主，离开人体病毒不能生存，紫外线、乙醚及一般消毒剂均可使之灭活。

（五）沙眼衣原体的感染特点有哪些？

沙眼衣原体是一类在细胞内寄生的微生物，大小约 250～450nm。衣原体不耐热，在室温下迅速丧失其传染性。人类是沙眼衣原体的自然宿主。它主要寄生于机体黏膜上皮细胞。感染沙眼衣原体后妇女最常见的是引起化脓性宫颈炎，出现脓性白带增多，可伴有外阴瘙痒。

（六）巨细胞病毒的感染特点？

巨细胞病毒具有典型的疱疹病毒形态，其 DNA 结构也与 HSV 相似，但比 HSV 大 5％。人巨细胞病毒（HCMV）只能感染人，在人纤维细胞中增殖。CMV 分布广泛，其他动物皆可遭受感染，引起以生殖泌尿系统、中枢神经系统和肝脏疾患为主的各系统感染，从轻微无症状感染直到造成严重缺陷或死亡。巨细胞病毒亦称细胞包涵体病毒，由于感染的细胞肿大，并具有巨大的核内包涵体而得名。

四、病例分析、思考题

病例　患者，女，25 岁，丈夫经常出入娱乐场所。怀孕 3^+ 月发现在躯干、四肢出现不痛不痒的红色皮疹，两个月前，其生殖器有过不痛的溃疡，溃疡未经治疗，一个月后自行好转。梅毒螺旋体血凝试验（TPHA）阳性、胸、背、腹、臀及四肢泛发红斑及红色斑丘疹，其表面有少许皮屑，皮疹排列无规律。手掌、足底处见硬性脓疱，其边缘有鳞屑，颈、腋等处淋巴结肿大，外生殖器检查未见皮损。

思考题：1.本病诊断是什么？

2.如何治疗？

3.对胎儿有何不良影响？

五、临床技能要点

掌握各种性传播疾病的病因、诊断和孕期治疗。

六、常用英语词汇

gonorrhea　淋病

syphilis　梅毒

condyloma acuminata　尖锐湿疣

sexually transmitted disease,STD

性传播性疾病

human papilloma virus,HPV

人乳头状病毒

genital herpes　生殖器疱疹

herpes simplex virus,HSV

单纯疱疹病毒

chlamydia　衣原体

cytomegalovirus　巨细胞病毒

（李跃萍）

第十一节　遗传咨询、产前筛查与产前诊断

【见习目的与要求】

1.掌握产前筛查流程。常见筛查阳性病例的处理。

2.学习产前诊断禁忌证和适应证及操作步骤。常见胎儿异常的处理。

3.了解遗传咨询原则。

【见习时数】0.5学时。

【见习准备】复习教科书理论知识点,熟悉各术语定义。

【见习任务与方式】

1.通过模型示教或观看录像了解遗传咨询过程及产前诊断操作步骤、禁忌证和适应证,常见B超胎儿的咨询与处理。

2.由带教老师带领观察产前诊断中心,包括咨询室、介入室、超声室和实验室。重点了解遗传咨询过程、产前诊断适应证、常见B超所示胎儿情况的咨询与处理。

3.了解B超NT的测量。

4.了解地中海贫血的产前筛查与诊断。

5.见习遗传咨询与羊膜腔穿刺术。

【见习内容】

一、基础知识点

遗传咨询是由从事医学遗传的专业人员对咨询者提出的家庭性疾病的发病原因、遗传方式、诊断、复发风险率、防治等问题予以解答,并就咨询者提出的婚育问题提出医学建议。

颈项透明层(NT)是指胎儿颈后部皮下组织内液体积聚的厚度,反映在声像图上,即为胎儿颈后皮下组织内的无回声层。

产前诊断又称宫内诊断或出生前诊断,是指胎儿出生之前应用各种先进的检测手段,如影像学、生物化学、细胞遗传学及分子生物学等技术,了解胎儿在宫内的发育状况,例如观察胎儿有无畸形,分析胎儿染色体核型,监测胎儿的生化项目和基因等,对先天性和遗传性疾病作出诊断,为胎儿宫内治疗(手术、药物、基因治疗等)及选择性流产创造条件。

二、关键知识点

(一)遗传咨询必须遵循的原则

1.尽可能收集证据的原则。

2.非指令性咨询的原则。

3.尊重患者的原则。

(二)产前诊断适应证和禁忌证

适应证:

1.孕妇年龄达35岁或以上。

2.孕早、中期血清筛查阳性的孕妇。

3.夫妇一方为染色体病患者，或曾妊娠、生育过染色体病患儿的孕妇。

4.有不明原因自然流产史、畸胎史、死胎或死产史的孕妇。

5.怀有严重单基因遗传病高风险胎儿的孕妇。

6.有异常胎儿超声波检查结果者。

7.羊水过多。

8.羊水过少。

9.孕早期曾患过严重的病毒感染，或接受较大剂量放射线，服用过可能致畸药物。

禁忌证：

1.严重心、肝、肾、肺功能不全者。

2.先兆流产。

3.体温高于 37.2℃。

4.有出血倾向（血小板计数≤$100×10^9$/L，凝血功能检查有异常）。

5.腹部穿刺部位皮肤有感染或有盆腔或宫腔感染征象。

6.无医疗指征的胎儿性别鉴定。

三、延伸知识点

地中海贫血是遗传病吗？

地中海贫血是由于遗传决定的血红蛋白异常引起的贫血，属于单基因遗传病，分为 α 地中海贫血和 β 地中海贫血。各类又有轻型、中型及重型之分。

相关网站：世界胎儿医学基金会网站：http//www.fetalmedicine.com

四、病例分析、思考题

病例一　患者，女，36 岁，G1P0，末次月经 2011 年 10 月 7 日，孕期无特殊，于 2012 年 1 月 9 日我院 B 超示孕周 12 周，NT 4.6mm。2012 年 1 月 31 日 B 超示孕 15 周，胎儿结构未见异常。目前诊断：孕 15 周，NT 增厚。

思考题：1.下一步的检查和处理是什么，是否需产前诊断？

　　　　2.NT 增厚的解读和处理。

会诊医师一：该妇第一胎，36 岁，孕期情况无特殊，NT 增厚的常见原因有：①染色体异常，如 21-三体，18-三体；②胎儿心脏畸形；③巴氏水肿儿等胎儿水肿。本例孕妇高龄，无地中海贫血，以染色体异常的可能性较大，应尽快做染色体模型分析。

会诊医师二：根据病史，该孕妇高龄，胎儿较珍贵，有强烈的生育要求，现 NT 明显增厚，达 4.6mm（>3mm），胎儿畸形的几率极大，应尽快行产前诊断。如绒毛培养技术尚不成熟，可于 16～18 孕周尽快抽羊水进行产前诊断。

会诊医师三：近年来我科常规开展孕早期 11～14 周 NT 筛查胎儿染色体及胎儿畸形，随诊 NT 异常的胎儿大多数都有异常，但 NT 值越高，愈后越差。本例 NT 为 4.6mm，高度提示愈合不良，现二级 B 超未见异常，仍应及时做产前诊断，可同时做唐氏筛查，密切 B 超监测，随诊。

总结：该例 NT 4.6mm，提示胎儿预后不良的机会较高，可同时做唐氏筛查，尽早羊水产前诊断，同时严密 B 超监测。

随访结局：孕 15 周，唐式筛查高风险，孕 18 周 B 超见多发畸形，行引产术。

病例二　患者,女,29岁,有一地中海贫血患儿夭折,孕19周,该夫妇双方均为地中海贫血基因携带者。其余产前检查项目未见异常。如何遗传咨询?

思考题:1.唐氏筛查高风险的切割值?

　　　　2.NT检测的临床意义是什么?

　　　　3.常用的产前诊断方式有哪些?

五、临床技能要点

产前诊断的目的和方法有哪些?

六、常用英语词汇

geneticcounseling　遗传咨询　　　　　　　nuchal translucency,NT　颈项透明层

prenatal diagnosis　产前诊断　　　　　　　thalassemia　地中海贫血

Down's syndrome　唐氏综合征

附:产前筛查流程图

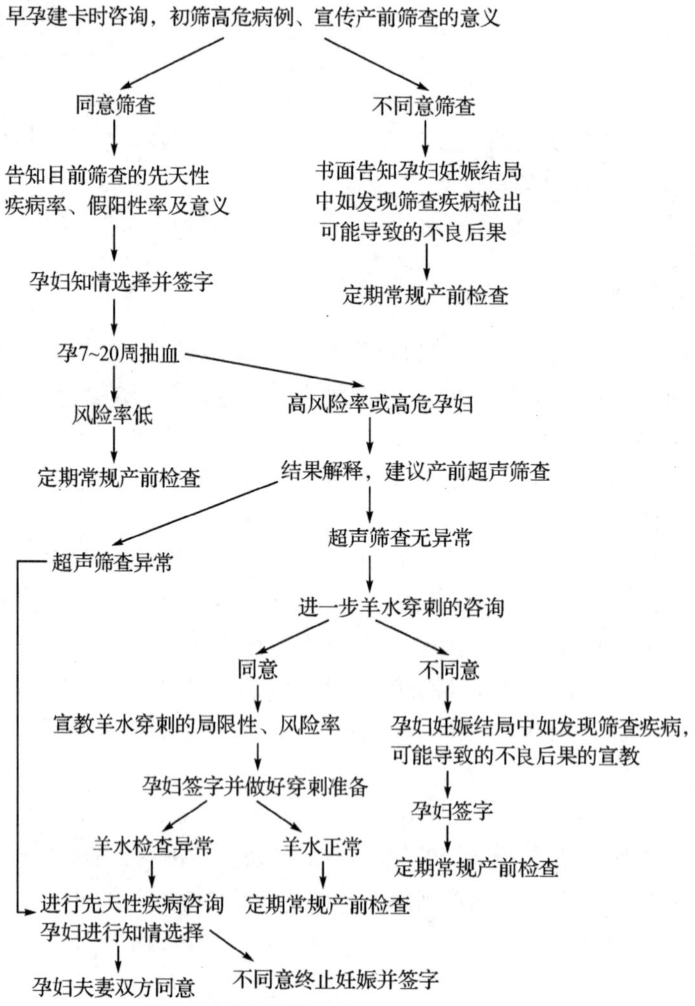

图4-1　产前筛查及产前诊断工作流程

（凌　奕）

第十二节　异常分娩

产力异常

【见习目的与要求】掌握产力异常的类型、临床表现和诊断,对母儿的影响及处理原则。

【见习时数】1 学时。

【见习准备】

1.典型病例 1 份。

2.典型产程图、胎儿监护图纸及 B 超报告单 1 套。

【见习任务与方式】

1.教师讲授病史采集、体格检查及产科检查要点,学生分组进病房采集病史,并做体格检查及产科检查。

2.学生回示教室汇报病例摘要、阳性体征,提出必要的辅助检查并说明其目的;教师展示典型的产程图、胎儿监护图及 B 超报告单。由带教老师带领观察产程,学习区别正常及异常产力。根据子宫收缩的强度,结合产程图,产程进展来鉴别产力有无异常,宫颈扩张程度。

3.由带教老师带领观察产程,学习并了解产程中应用产程图尽早发现异常产程,及时处理,再次强调"8－4－1"方案的处理时限。

4.选出产力异常的病例,结合病例讨论产力异常如何造成难产,明白产力异常以继发的为多见,产力异常的出现提示有难产的可能。观看剖宫产手术录像。

5.结合患者的具体实际,教师以提问的方式小结。

【见习内容】

一、基础知识点

子宫收缩力异常临床分为子宫收缩乏力和子宫收缩过强两类,每类又分为协调性子宫收缩和不协调性子宫收缩。

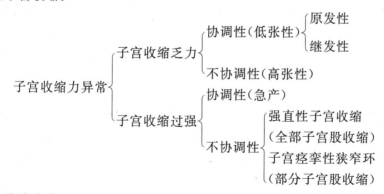

(一)子宫收缩乏力

1.原因　头盆不称或胎位异常;子宫因素;精神因素;内分泌失调;药物影响。

2.临床分类、特点与诊断　分为原发性和继发性两种。

(1)原发性指产程开始宫缩乏力,间歇长,产程进展慢。

(2)继发性指产程开始宫缩正常,产程进展到某阶段(多在活跃期或第二产程)宫缩转弱。宫缩乏力有两类。协调性宫缩乏力(低张性宫缩乏力):宫缩具有正常的节律性、对称性和极性,但收缩力弱,持续时间短,间歇期长且不规律,宫缩<2次/10min。不协调性宫缩乏力(高张性宫缩乏力):宫缩极性倒置,宫缩时宫底部不强,中段或下段强,宫缩间歇期宫壁不能完全松弛,表现为宫缩不协调,这种宫缩不能使宫口扩张,不能使胎先露部下降,属无效宫缩。产妇自觉下腹持续疼痛,拒按,烦躁不安,脱水,电解质紊乱,肠胀气,尿潴留,出现胎儿窘迫。检查下腹有压痛,胎位触不清,胎心不规律,宫口扩张缓慢或不扩张,胎先露部下降延缓或停滞,产程延长。

3.产程曲线异常　宫缩乏力导致产程曲线异常,有以下 8 种(图 4-2):

潜伏期延长:从规律宫缩至宫口扩张 3cm 称潜伏期。初产妇约需 8h,最大时限 16h,超过 16h 称潜伏期延长。

活跃期延长:从宫口扩张 3cm 至宫口开全称活跃期。初产妇约需 4h,最大时限 8h,超过 8h 称活跃期延长。

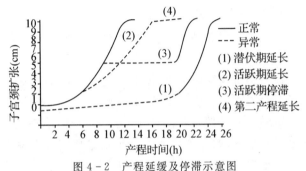

图 4-2　产程延缓及停滞示意图

活跃期停滞:进入活跃期后,宫口不再扩张 2h 以上。

第二产程延长:初产妇超过 2h,经产妇超过 1h 尚未分娩。

第二产程停滞:第二产程达 1h 胎头下降无进展。

胎头下降延缓:活跃晚期至宫口开大 9~10cm,胎头下降速度<1cm/h。

胎头下降停滞:胎头停留在原处不下降 1h 以上。

滞产:总产程超过 24h。

4.子宫收缩乏力对母儿的影响

(1)对产妇的影响:产妇疲乏无力、影响宫缩,严重时脱水、酸中毒、低钾血症。第二产程延长,膀胱受压形成尿漏,易引起产后出血。

(2)对胎儿的影响:协调性宫缩乏力使产程延长,增加手术机会,对胎儿不利;不协调性宫缩乏力不能使宫壁完全放松,易发生胎儿窘迫。胎膜早破易造成脐带受压或脱垂,出现胎儿窘迫甚至胎死宫内。

5.子宫收缩乏力的处理

(1)协调性子宫收缩乏力:发现头盆不称,应及时剖宫产。估计能经阴道分娩者,第一产程加强宫缩,措施有:人工破膜(适用于宫颈扩张 3cm 以上,无头盆不称、胎头已衔接者);地西泮静脉推注(适用于宫颈扩张缓慢,有宫颈水肿者);缩宫素静滴(适用于胎位正常、胎心良好、头盆相称者)。第二产程出现宫缩乏力,也给予缩宫素静滴,胎头双顶径已过坐骨棘平面,等待自然分娩,或行胎头吸引术、产钳术。若胎头仍不衔接或伴胎儿窘迫征象,应行剖宫产。第三产程为预防产后出血。

(2)不协调性子宫收缩乏力:处理原则是调节宫缩,恢复其极性。盐酸哌替啶100mg 或吗啡 10~15mg 肌注。此前严禁应用缩宫素。经上述处理,不协调性宫缩未能纠正,或伴胎儿窘迫征象,或伴头盆不称者,均应剖宫产。

(二)子宫收缩过强

1.协调性子宫收缩过强　指宫缩的规律性、对称性和极性正常,但子宫收缩过强、过频。若产道无阻力,总产程不足 3h 称急产。

对母儿的影响:宫缩过强过频,致初产妇宫颈、阴道以及会阴裂伤、产褥感染及产后出血;胎儿宫内缺氧,易发生胎儿窘迫、新生儿窒息甚或死亡。胎头娩出过快,致新生儿颅内出血。来不及接产易发生感染及外伤。

处理:急产史产妇在预产期前 1～2 周不宜外出远走,应提前住院待产。临产后不宜灌肠。提前做好接产准备。胎儿娩出时不让产妇向下屏气。产后仔细检查软产道,有撕裂及时缝合。如为未消毒接产,应给抗生素预防感染。

2.不协调性子宫收缩过强　包括强直性子宫收缩(多因分娩受阻、不恰当应用缩宫素、发生胎盘早剥等,现已少见)和子宫痉挛性狭窄环(多因不恰当应用缩宫素所致)。

二、关键知识点

1.通过产程图观察产程进展情况,尽早发现异常产程。
2.潜伏期、活跃期和第二产程的时限。
3.产程中对产妇和胎儿的监护。

三、延伸知识点

(一)腹肌收缩异常的原因及对产程的影响

腹肌收缩乏力的原因有腹肌发育不良、腹直肌分离、腹部感染、腹部过度膨胀、悬垂腹、过度疲劳、麻醉剂及镇静剂过量等;第二产程中正确运用腹肌力量可加快分娩,如腹肌收缩乏力亦可致第二产程延长。

(二)缩宫素催产的指征

无明显头盆不称或胎位异常的低张性宫缩乏力引起的潜伏期延长、活跃期延长、活跃期宫颈停止扩张、胎头下降缓慢。

四、病例分析、思考题

病例　患者,女,28 岁,G2P0,因宫内妊娠 38$^+$ 周来我院生产,产前检查示宫高 33cm,腹围 95cm,H,LOA。临产 12h,查宫口 4cm,S^0,2h 后查宫口 4cm,S^0,宫缩 20～30s/5～6min,强度弱。

思考题:1.请问引起产程停滞的原因是什么?
　　　　2.该如何处理?

五、临床技能要点

1.如何行人工破膜?
2.缩宫素催产的指征和注意事项是什么?
3.如何进行产钳助产和剖宫产?
4.如何进行胎心监护?

六、常用英语词汇

abnormal labor　异常分娩	protracted active phase　活跃期停滞
dystocia　难产	prolonged second stage　第二产程延长
abnormal uterine action　产力异常	protracted second stage　第二产程停滞
uterine inertia　子宫收缩乏力	prolonged descent　胎头下降延缓
prolonged latent phase　潜伏期延长	protracted descent　胎头下降停滞
prolonged active phase　活跃期延长	prolonged labor　滞产

（林叶飞）

产道异常

【见习目的与要求】掌握产道异常的临床分类、临床表现和诊断,对母儿的影响及处理原则。

【见习时数】1学时。

【见习准备】

1.典型病例1份。

2.骨盆模型1个/小组。

3.典型产程图、胎儿监护图及B超报告单1套/小组。

【见习任务与方式】

1.教师讲授病史采集、体格检查及产科检查要点,学生分组进病房采集病史,并做体格检查及产科检查。

2.学生回示教室汇报病例摘要、阳性体征,提出必要的辅助检查并说明其目的;教师展示骨盆模型、典型的产程图、胎儿监护图及B超报告单。

3.通过模型示教或观看录像学习骨盆内测量和骨盆外测量,从而掌握狭窄骨盆的诊断。

4.由带教老师带领观察产程,学习区别骨盆入口平面狭窄、中骨盆平面狭窄和出口平面狭窄的临床表现。

5.学生归纳临床特点,作出完整的诊断,并说明诊断依据。

6.结合患者的具体实际,教师以提问的方式小结。

【见习内容】

一、基础知识点

(一)狭窄骨盆及其分类

骨盆径线过短或形态异常,使骨盆腔小于胎先露部可通过的限度,阻碍胎先露部下降,影响产程顺利进展,称狭窄骨盆。狭窄骨盆可以是一条或多条径线过短,也可以一个或多个平面狭窄。

1.骨盆入口平面狭窄　骶耻外径<18cm,骨盆入口前后径<10cm。包括单纯扁平骨盆和佝偻病性扁平骨盆(图4-3)。

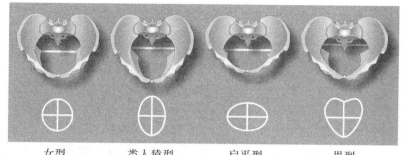

女型	类人猿型	扁平型	男型
	(三个平面横径均狭窄)	(入口平面前后径狭窄)	(中骨盆与出口平面均狭窄)

图 4-3 骨盆类型与主要狭窄环节

2.中骨盆及骨盆出口平面狭窄 坐骨棘间径<10cm,坐骨结节间径<8cm,耻骨弓角度<90°,包括漏斗骨盆和横径狭窄骨盆(图4-3)。

3.骨盆三个平面狭窄 骨盆外形属女型骨盆,但骨盆入口、中骨盆及骨盆出口平面均狭窄,每个平面径线小于正常值2cm或更多,称均小骨盆,多见于身材矮小、体形匀称的妇女。

4.畸形骨盆 包括骨软化症骨盆和偏斜骨盆等。

(二)诊断

1.估计头盆关系 已临产胎头仍未入盆,应检查头盆是否相称。检查者将手放在耻骨联合上方,将胎头向骨盆腔方向推压。胎头低于耻骨联合平面,表示胎头可入盆,头盆相称,称跨耻征阴性(图4-4A);胎头与耻骨联合在同一平面,表示可疑头盆不称,称跨耻征可疑阳性(图4-4B);胎头高于耻骨联合平面,表示头盆明显不称,称跨耻征阳性(图4-4C)。

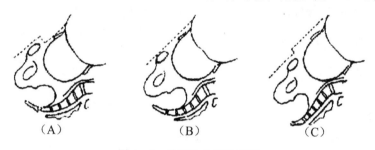

（A） （B） （C）

图 4-4 检查头盆相称程度

2.骨盆测量 骨盆外测量:骶骨外径<18cm为扁平骨盆;坐骨结节间径<8cm,耻骨弓角度<90°,为漏斗型骨盆。骨盆内测量:对角径<11.5cm,属扁平骨盆;坐骨棘间径<10cm为中骨盆平面狭窄。坐骨结节间径<8cm,与出口后矢状径之和<15cm,为骨盆出口平面狭窄。

(三)影响

1.对母体的影响 骨盆入口平面狭窄影响胎先露部衔接,易发生胎位异常,引起继发性宫缩乏力,产程延长或停滞。中骨盆平面狭窄影响胎头内旋转,易发生持续性枕横位或枕后位。胎头长时间嵌顿于产道内,于产后形成生殖道瘘;胎膜早破及手术助产增加感染机会;严重梗阻性难产处理不及时,可致子宫破裂。

2.对胎儿及新生儿的影响 头盆不称易发生胎膜早破、脐带脱垂,导致胎儿窘迫,甚至胎儿死亡;产程延长,胎头受压,易发生颅内出血;产道狭窄,手术助产机会增多,易发生新生儿产伤及感染。

（四）处理

原则是明确狭窄骨盆的类别和程度，了解胎位、胎儿大小、胎心率、宫缩强弱、宫颈扩张程度、破膜与否，结合年龄、产次、既往分娩史综合判断，决定分娩方式。

1.一般处理　保证营养及水分摄入，必要时补液。监测宫缩强弱，勤听胎心及检查胎先露部下降程度。

2.骨盆入口平面狭窄的处理　明显头盆不称：骶耻外径<16cm，骨盆入口前后径<8.5cm者，足月活胎不能入盆，不能经阴道分娩，应行剖宫产；轻度头盆不称：骶耻外径16～18cm，骨盆入口前后径8.5～9.5cm，足月<3000g，胎心率正常，应试产。出现宫缩乏力，胎膜未破者在宫口扩张3cm时行人工破膜。破膜后宫缩较强，产程进展顺利，多能经阴道分娩。若试产2～4h，胎头仍不入盆，或伴胎儿窘迫征象，应及时剖宫产。胎膜已破，为了减少感染，应适当缩短试产时间。

3.中骨盆及骨盆出口平面狭窄的处理

（1）中骨盆平面狭窄：胎头俯屈及内旋转受阻，易发生持续性枕横位或枕后位。若宫口开全，胎头双顶径达坐骨棘水平或更低，可经阴道助产。若胎头双顶径未达坐骨棘水平，或出现胎儿窘迫征象，应剖宫产。

（2）骨盆出口平面狭窄：不应进行试产。常用出口横径与出口后矢状径之和估计出口大小。两者之和>15cm，可多经阴道分娩；两者之和在13～15cm时，多需胎头吸引器或产钳助产；两者之和<15cm，足月活胎不能经阴道分娩，应行剖宫产。

4.骨盆三个平面均狭窄的处理　主要是均小骨盆。估计胎儿不大，头盆相称，可以试产。若胎儿较大，明显头盆不称，胎儿不能通过产道，应尽早剖宫产。

5.畸形骨盆的处理　畸形严重、头盆不称明显者，应及时剖宫产。

二、关键知识点

1.通过骨盆外测量和内测量掌握骨盆入口平面狭窄、中骨盆狭窄和骨盆出口平面狭窄的特点。

2.估计头盆关系。

3.骨盆狭窄试产的条件和剖宫产的绝对指征。

三、延伸知识点

（一）骨盆入口平面狭窄在产程中有什么影响？

1.胎头衔接受阻　胎头跨耻征阳性，胎位异常。

2.骨盆临界性狭窄　若胎位、胎儿大小及产力正常，表现为潜伏期及活跃期早期延长；若胎头迟迟不能入盆，此时常出现胎膜早破，继发性宫缩乏力，潜伏期延长。

3.骨盆绝对性狭窄　胎头不能入盆，常发生梗阻性难产，可出现病理性缩复环，甚至子宫破裂。

（二）中骨盆平面狭窄在产程中有什么影响？

胎头能正常衔接：潜伏期及活跃期早期进展顺利，当胎头下降达中骨盆时，常出现持续性枕横位或枕后位，同时出现继发性宫缩乏力。

四、病例分析、思考题

病例 患者,女,28 岁,G2P0,因宫内妊娠 38$^+$ 周来我院生产,产前检查示宫高 33cm,腹围 95cm,H,LOA,查宫口 4cm,S^{-3},宫缩 40s/3~4min,强度中等。

思考题:1.请问该产妇引起胎头高浮最可能的原因是什么?

2.该如何处理?

五、临床技能要点

1.如何进行骨盆外测量和内测量?

2.如何进行胎头跨耻征的检查?

六、常用英语词汇

contracted pelvic inlet
　　　　　　骨盆入口平面狭窄
funnel shaped pelvis 漏斗骨盆
transversely contracted pelvis
　　　　　　横径狭窄骨盆

generally contracted pelvis 均小骨盆
obliquely contracted pelvis 偏斜骨盆
cephalopelvic disproportion 头盆不称
simple flat pelvis 单纯扁平骨盆

（林叶飞）

胎位异常

【见习目的与要求】掌握胎位异常的原因、临床表现和诊断、对母儿的影响及处理。

【见习时数】1 学时。

【见习准备】

1.典型病例 1 份。

2.胎儿模型、分娩机制模型 1 个/小组。

3.典型产程图、胎儿监护图及 B 超报告单 1 套/小组。

【见习任务与方式】

1.教师讲授病史采集、体格检查及产科检查要点,学生分组进病房采集病史,并做体格检查及产科检查。

2.学生回示教室汇报病例摘要、阳性体征,提出必要的辅助检查并说明其目的;教师展示典型的产程图、胎儿监护图及 B 超报告单,用胎儿模型演示分娩机制过程。

3.由带教老师带领观察产程,学习通过阴道检查熟悉枕横位、枕后位的诊断,以及在各产程中的处理。

4.由带教老师指导通过四部触诊法诊断为臀先露。

5.由带教老师带领观察产程,了解臀助产术和臀牵引术的区别。

6.由带教老师带领参观剖宫产,了解剖宫产的过程。

【见习内容】

一、基础知识点

(一)定义

在分娩过程中,胎头以枕后位或枕横位衔接。在下降过程中,胎头枕骨持续不能转向前方,直至分娩后期仍位于母体骨盆后方或侧方,致使分娩发生困难者,称持续性枕后位或持续性枕横位。

(二)病因

骨盆异常、胎头俯屈不良、子宫收缩乏力、头盆不称、其他。

(三)诊断

1.临床表现　临产后胎头衔接较晚,由于胎先露部不易紧贴子宫下段及宫颈内口,常导致协调性宫缩乏力。若枕后位,因枕骨持续位于骨盆后方压迫直肠,产妇自觉肛门坠胀及排便感,过早使用腹压,容易导致宫颈前唇水肿和产妇疲劳,影响产程进展。若在阴道口虽已见到胎发,历经多次宫缩时屏气却不见胎头继续顺利下降时,应想到可能是持续性枕后位。

2.腹部检查　胎背偏向母体后方或侧方,在对侧明显触及胎儿肢体。若胎头已衔接,有时可在胎儿肢体侧耻骨联合上方扪到胎儿颈部。胎心在脐下一侧偏外方听得最响亮。

3.肛门检查或阴道检查　当肛查宫口部分扩张或开全时,若为枕后位,查明胎头矢状缝位于骨盆斜径上,前囟在骨盆右前方,后囟在骨盆左后方则为枕左后位,反之为枕右后位。查明胎头矢状缝位于骨盆横径上,后囟在骨盆左侧方,则为枕左横位,反之为枕右横位。当出现胎头水肿、颅骨重叠、囟门触不清时,需行阴道检查,借助胎儿耳廓及耳屏位置及方向判定胎位,若耳廓朝向骨盆后方,诊断为枕后位;若耳廓朝向骨盆侧方,诊断为枕横位。

4.B型超声检查　根据胎头颜面及枕部位置,能准确探清胎头位置。

(四)对母儿影响

1.对产妇的影响　胎位异常导致继发性宫缩乏力,使产程延长,常需手术助产,容易发生软产道损伤,增加产后出血及感染机会。若胎头长时间压迫软产道,可发生缺血坏死脱落,形成生殖道瘘。

2.对胎儿的影响　第二产程延长和手术助产机会增多,常出现胎儿窘迫和新生儿窒息,使围生儿死亡率增高。

(五)处理

1.持续性枕后位、枕横位　在骨盆无异常、胎儿不大时,可以试产。试产时应严密观察产程,注意胎头下降、宫口扩张程度、宫缩强弱及胎心有无改变。

(1)第一产程:潜伏期需保证产妇充分营养与休息。让产妇向胎腹的方向侧卧,以利胎头枕部转向前方。若宫缩欠佳,则应尽早静脉滴注缩宫素。

活跃期:宫口开大3～4cm产程停滞除外头盆不称可行人工破膜,使胎头下降,压迫宫颈,增强宫缩,推动胎头内旋转。若产力欠佳,静脉滴注缩宫素。在试产过程中,出现胎儿窘迫征象,应行剖宫产术结束分娩。若经过上述处理效果不佳,无进展时,则应行剖宫产结束分娩。宫口开全之前,嘱产妇不要过早屏气用力,以免引起宫颈前唇水肿,影响产程进展。

(2)第二产程:若第二产程进展缓慢,当胎头双顶径已达坐骨棘平面或更低时,可先行徒手将胎头枕部转向前方,使矢状缝与骨盆出口前后径一致,或自然分娩,或阴道助产(低位产钳术或胎头吸引术)。若转成枕前位有困难,也可向后转成正枕后位,再以产钳助产。若以枕后位娩出时,需作较大的会阴后-侧切开,以免造成会阴裂伤。若胎头位置较高,疑有头盆不称,需行剖宫产术。中位产钳禁止使用。

(3)第三产程:因产程延长,容易发生产后宫缩乏力,胎盘娩出后应立即静注或肌注子宫收缩剂,以防发生产后出血。有软产道裂伤者,应及时修补。

2.臀先露

(1)临床分类:根据两下肢所取的姿势分为 3 种(图 4-5)。

①单臀先露或腿直臀先露:胎儿双髋关节屈曲,双膝关节直伸,以胎臀为先露。最多见。

②完全臀先露或混合臀先露:胎儿双髋关节及双膝关节均屈曲,以胎臀和双足为先露。较多见。

③不完全臀先露:以一足或双足、一膝或双膝或一足一膝为先露。

(2)诊断:

①临床表现:胎臀不能紧贴宫颈,常发生宫缩乏力,宫颈扩张缓慢,产程延长。

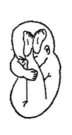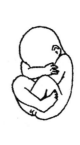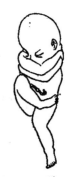

(1)单臀先露　(2)完全臀先露　(3)不完全臀先露

图 4-5　臀先露

②腹部检查:子宫呈纵椭圆形。宫底触到圆而硬、按压有浮球感的胎头;耻骨联合上方触到不规则、软而宽的胎臀,胎心在脐左(或右)上方听得最清楚。

③肛查及阴道检查:肛查触及软而不规则的胎臀或胎足、胎膝。肛查不能确定,需行阴道检查。阴道检查时,了解宫颈扩张程度及有无脐带脱垂。若胎膜已破,可直接触及胎臀、外生殖器及肛门。手指放入肛门内有环状括约肌收缩感,取出手指见有胎粪。

④B 型超声检查:能确定臀先露类型及胎儿大小、胎头姿势。

(3)对母儿的影响:

①对母体的影响:容易发生胎膜早破或继发性宫缩乏力,增加产后出血和产褥感染机会。宫口未开全强行牵拉,易造成宫颈撕裂,甚至延及子宫下段。

②对胎儿的影响:发生胎膜早破,脐带容易脱出,脐带受压可致胎儿窘迫甚至死亡。后出胎头牵出困难,易发生新生儿窒息、锁骨骨折、臂丛神经损伤及颅内出血。

(4)妊娠期处理:臀先露于妊娠 30 周前多能自行转为头先露,不需处理。妊娠 30 周后仍为臀先露应予矫正。常用方法有:

①胸膝卧位每日 2 次,每次 15min,连续 1 周后复查;

②激光照射或艾灸至阴穴每日 1 次,每次 15~20min,5 次为一疗程;

③外倒转术用于上述矫正方法无效者,于妊娠 32~34 周行外倒转术。术前半小时口服硫酸舒喘灵 4.8mg。

(5)分娩期处理:分娩初期作出正确判断,决定分娩方式。

剖宫产指征:狭窄骨盆、软产道异常、胎儿体重大于 3500g、胎儿窘迫、高龄初产、有难产史、不完全臀先露等。

决定经阴道分娩的处理:

①第一产程:应侧卧,不宜站立走动。不灌肠,少做肛查,避免胎膜破裂。一旦破膜立即听

胎心,若胎心变慢或变快应肛查,必要时阴道检查,了解有无脐带脱垂。若有脐带脱垂,胎心尚好,宫口未开全,需立即剖宫产。若无脐带脱垂,严密观察胎心及产程进展。为使宫颈和阴道充分扩张,消毒阴道后,用"堵"法,宫缩时用无菌巾以手掌堵住阴道口,让胎臀下降,待宫口及阴道充分扩张后才让胎臀娩出。

②第二产程:导尿排空膀胱。初产妇应做会阴侧切术。

有3种分娩方式:

自然分娩:胎儿娩出不作任何牵拉。

臀助产术:当胎臀自然娩出至脐部后,胎肩及后出胎头由接产者协助娩出。脐部娩出后,一般应在2~3min内娩出胎头,最长不能超过8min。

臀牵引术:胎儿全部由接产者牵拉娩出,对胎儿损伤大而不宜采用。

③第三产程:产程延长易并发子宫乏力性出血。胎盘娩出后,肌注缩宫素防止产后出血。行手术操作及软产道损伤应及时缝合,并给抗生素预防感染。

3.巨大胎儿

(1)定义:体重达到或超过4000g的胎儿称巨大胎儿。巨大胎儿约占出生总数的6.49%,超过4500g胎儿仅占1.04%。巨大男胎多于女胎。若产道、产力及胎位均正常,仅胎儿巨大,即可出现头盆不称而发生分娩困难,如肩难产。

(2)病因:母亲糖尿病、肥胖是已知巨大胎儿形成的危险因素。还有一些相关因素:双亲身材高大,尤其是母亲;某些经产妇胎儿体重随分娩次数增多而增加;部分过期妊娠。

(3)诊断:

①临床表现:妊娠晚期出现呼吸困难、腹部沉重及两肋胀痛等症状,孕期体重增加迅速。

②腹部检查:腹部明显膨隆,胎体大,宫底明显升高,子宫长度大于35cm,先露部高浮,听诊胎心正常有力但位置稍高,若为头先露胎头跨耻征阳性。

③B型超声检查:胎体大,测胎头双顶径>10cm、股骨长度≥8.0cm,应考虑巨大胎儿,同时可排除双胎、羊水过多等情况。

(4)处理:孕期发现胎儿巨大或有分娩巨大儿史者,应检查孕妇有无糖尿病,若为糖尿病孕妇,应根据胎儿成熟度和胎盘功能及糖尿病情况,择期行剖宫产。临产后,由于胎头大且硬不易变形,不宜试产过久。估计非糖尿病孕妇胎儿体重大于4500g,糖尿病孕妇胎儿体重大于4000g,正常女性骨盆,为防止母儿产时损伤应行剖宫产结束分娩。若第一产程及第二产程延长,估计胎儿体重大于4000g,胎头停滞在中骨盆者也以剖宫产为宜。若胎头双顶径已达坐骨棘水平以下、第二产程延长时,应做较大的会阴后-侧切开以产钳助产,同时做好处理肩难产的准备工作。分娩后应行宫颈及阴道检查,了解有无软产道损伤,并预防产后出血。

二、关键知识点

1.通过观察产程了解枕横位、枕后位对各产程的影响以及干预时机。

2.臀先露阴道分娩的指征。

3.早期发现脐带脱垂的指标。

4.产程中对产妇和胎儿的监护,产后出血的预防。

三、延伸知识点

如何及早识别头位难产?

（一）胎膜早破

可能是头位难产的信号，是头盆不称或因胎头位置异常使胎头不能适应骨盆入口平面而使胎头入盆受阻，胎头与骨盆入口之间存在较大空隙，致使羊水由此进入前羊水囊，当宫缩时胎膜不能承受压力而破裂。

（二）产程图异常

头位难产形成过程中临床上最初表现的就是产程延长。

（三）子宫收缩乏力

可分原发性和继发性宫缩乏力。精神心理因素、严重头盆不称或胎头位置异常等可出现原发性宫缩乏力，胎头受阻于骨盆入口平面，有时很难与假临产鉴别。由于头盆不称和胎头位置异常等使产程进展过程中阻力增加，多表现为继发性宫缩乏力，胎头受阻于中骨盆或出口平面。

（四）胎头未衔接或延迟衔接

临产后胎头高浮，宫口扩张 5cm 以上胎头才衔接或仍未衔接为衔接异常，提示骨盆入口平面有严重的头盆不称或胎头位置异常。

（五）胎头位置异常

胎头位置异常是导致头位难产的首要原因。

（六）过早屏气、宫颈阴道水肿及排尿困难

枕后位时由于枕部较早地压迫直肠，在第一产程中就可出现产妇不自主的屏气。头盆不称，胎头长时间压迫宫颈出现弥漫性水肿。前不均倾位由于前顶骨先嵌入骨盆，压迫阴道前壁及尿道，出现阴道前壁、宫颈前唇水肿和排尿困难。

四、病例分析、思考题

病例 患者，女，28 岁，G2P0，因宫内妊娠 38$^+$ 周来我院生产，产前检查示宫高 41cm，腹围 105cm，LSA，查宫口 2cm，S^{-3}，宫缩 40s/3～4min，强度弱。

思考题：1.请问该产妇入院后该如何处理？

2.门诊该如何管理该孕妇？

五、临床技能要点

1.如何进行阴道检查以了解枕横位、枕后位、臀先露？

2.如何进行经阴道徒手旋转胎头？

3.简述臀先露阴道分娩时"堵"外阴的时机和方法。

4.如何进行臀助产术和臀牵引术？

六、常用英语词汇

abnormal fetal position 胎位异常

persistent occiput transverse position
持续性枕横位

persistent occiput posterior position
持续性枕后位

face presentation 面先露

frank breech presentation 单臀先露

complete breech presentation
完全臀先露

incomplete breech presentation
不完全臀先露

transverse lie 横产式

neglected shoulder presentation
　　　　　　忽略性肩先露
compound presentation　复合先露

premature rupture of membrane
　　　　　　胎膜早破

（林叶飞）

第十三节　分娩期并发症

产后出血

【见习目的与要求】

1.掌握产后出血的定义。

2.熟悉产后出血的病因、临床表现、诊断。

3.掌握产后出血的处理方法。

4.了解产后出血的各种预防措施。

【见习时数】1学时。

【见习准备】

1.典型患者1人或典型病例1份/小组。

2.产前产后血压记录及血常规化验报告单1份/小组。

【见习任务与方式】

1.由小组组长为主询问病史并进行体格检查,其他同学协助,带教老师指导。

2.学生回教室汇报病历、提出相关检查,老师提供相应病历信息,并提问;学生讨论后回答问题,做出诊断及提出治疗方案。

3.通过实例讲解产后出血定义、临床表现、治疗。

【见习内容】

一、基础知识点

产后出血指胎儿娩出后24h内失血超过500ml,为分娩期严重并发症,居我国产妇死亡原因首位(图4-6)。

(一)病因

1.子宫收缩乏力　是产后出血最常见的原因。

(1)全身因素:产妇过度紧张、体虚、合并全身性基础疾病;

(2)产科因素:产程中体力消耗过多、产科各种合并症引起的子宫肌水肿或渗血;

(3)子宫因素:子宫肌纤维过分伸展、子宫肌壁损伤、子宫病变。

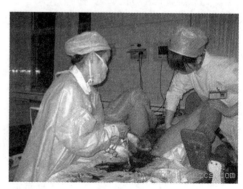

图4-6　产后出血

2.胎盘因素

(1)胎盘滞留:胎盘在胎儿娩出后30min仍不排出,胎盘剥离面血窦不能关闭而导致产后出血。常见原因:膀胱充盈、胎盘嵌顿、胎盘剥离不全。

(2)胎盘粘连或植入:胎盘绒毛穿入子宫壁表层为胎盘粘连;胎盘绒毛穿入子宫壁肌层为胎盘植入。常见原因:多次人流、宫腔感染损伤子宫内膜和原发性蜕膜发育不良。

(3)胎盘部分残留:部分胎盘小叶或副胎盘残留于宫腔,影响子宫收缩而出血。

3.软产道裂伤　常见原因有阴道手术助产、巨大儿分娩、急产、软产道组织弹性差而产力过强。

4.凝血功能障碍　常见原因有原发性血小板减少、再生障碍性贫血等产科合并症,胎盘早剥、死胎、羊水栓塞、子痫前期等产科并发症等。

(二)临床表现

1.阴道多量流血

(1)胎儿娩出后立即发生阴道流血、色鲜红,应考虑软产道裂伤;

(2)胎儿娩出后数分钟出现阴道流血、色暗红,应考虑胎盘因素;

(3)胎盘娩出后阴道流血较多,常为子宫收缩乏力或胎盘、胎膜残留;

(4)胎儿娩出后阴道持续流血且血液不凝,应考虑凝血功能障碍;

(5)失血表现明显,伴阴道疼痛而阴道流血不多,应考虑隐匿性软产道损伤。

2.休克症状　出现烦躁、皮肤苍白湿冷、脉搏细数、脉压缩小等。

3.测量失血量方法

(1)称重法:失血量=[胎儿娩出后接血敷料湿重(g)－接血前敷料干重(g)]/1.05。

(2)容积法:用产后接容器收集血液后,放入量杯测量失血量。

(3)面积法:可按接血纱布血湿面积粗略估计失血量。

(三)诊断

根据病史、临床表现、阴道出血量、出血特点、辅助检查,分析产后出血原因。

1.子宫收缩乏力　宫底升高,子宫质软、轮廓不清,阴道流血多。按摩子宫及应用缩宫剂后,子宫变硬,阴道流血减少或停止,可确诊子宫收缩乏力。

2.胎盘因素　胎儿娩出后10min内胎盘未娩出,阴道大量流血,应考虑胎盘因素。胎盘娩出后应检查胎盘及胎膜是否完整。

3.软产道裂伤　宫颈裂伤常发生在宫颈3、9点处,有时可上延至子宫下段、阴道穹窿。阴道、会阴裂伤按损伤程度分4度。

4.凝血功能障碍　持续阴道流血、血液不凝、止血困难、全身多部位出血时,根据病史及凝血功能检测可作出诊断。

(四)处理

处理原则:针对出血原因,迅速止血;补充血容量,纠正失血性休克;防止感染。

1.子宫收缩乏力

(1)按摩子宫:均匀而有节律地在下腹部按摩并压迫宫底,直至宫缩恢复正常为止(图4-7);

(2)宫缩剂:缩宫素、麦角新碱、前列腺素类药物;

(3)宫腔纱条填塞法;

(4)结扎盆腔血管:子宫动脉上行支、子宫动脉、髂内动脉(图4-8);

(5)介入栓塞:行股动脉穿刺插入导管至子宫动脉或髂内动脉,注入明胶海绵栓塞动脉;

(6)切除子宫。

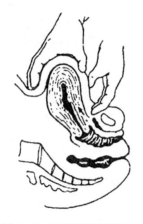 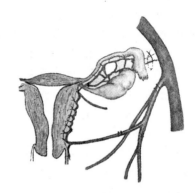

图 4-7　双手经腹按摩子宫　　　　图 4-8　结扎盆腔血管

2.胎盘因素

(1)胎盘滞留时立即检查宫腔,若已剥离立即取出胎盘;

(2)若为胎盘粘连,可行徒手剥离;

(3)疑有胎盘植入,以手术切除子宫为宜;

(4)胎盘和胎膜残留可行刮宫术。

3.软产道裂伤

(1)彻底止血,按解剖层次缝合裂伤;

(2)宫颈裂伤>1cm且有活动性出血应缝合,缝合第一针超过裂口顶端0.5cm(图4-9);

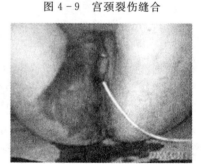

图 4-9　宫颈裂伤缝合

(3)阴道裂伤缝合不留死腔,避免缝线穿透直肠黏膜;

(4)软产道血肿应切开血肿、清除积血,必要时可置橡皮引流(图4-10)。

4.凝血功能障碍　首先应排除其他原因引起的出血。尽快输新鲜全血,补充血小板、纤维蛋白原、凝血因子等。若并发DIC应按DIC处理。

图 4-10　会阴血肿

5.出血性休克处理

(1)正确估计出血量,判断休克程度;

(2)止血的同时抗休克治疗;

(3)建立有效静脉通道,行中心静脉压监测,补充晶体平衡液、血液、新鲜冰冻血浆等,纠正低血压;

(4)吸氧、纠酸、升压,改善心、肾功能;

(5)防感染。

6.预防

(1)重视产前保健,加强孕前及孕期保健;

(2)正确处理产程;

(3)加强产后观察,产后2h注意观察会阴有无血肿、生命体征、宫缩及阴道出血情况。

二、关键知识点

1.产后出血指胎儿娩出后24h内失血量超过500ml,居我国产妇死亡原因首位。

2.子宫收缩乏力、胎盘因素、软产道裂伤及凝血功能障碍是产后出血的主要原因。

3.产后出血的处理原则:针对出血原因,迅速止血;补充血容量,纠正失血性休克;防止感染。

三、延伸知识点

子宫背带式缝合方法是怎样的?

子宫背带式缝合方法见图4-11所示。

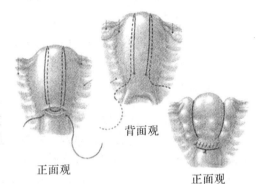

背面观

正面观

正面观

图4-11　子宫背带式缝合

四、病例分析、思考题

病例　初产妇,孕38周。因第二产程延长,行会阴侧切及低位产钳助产,娩出一男婴,体重4000g。产后2h伤口疼痛,肛门坠胀并有便意,阴道流血量不多。体征:贫血貌,血压86/60mmHg。

思考题:1.最可能的诊断是什么?

2.需做哪些进一步检查?

3.最合适的治疗方案是什么?

五、临床技能要点

观察阴道流血量、特点;检查子宫大小、轮廓、质地;检查软产道可明确裂伤及出血部位。

六、常用英语词汇

postpartum hemorrhage　产后出血

uterine atony　子宫收缩乏力

retained placenta　胎盘滞留

placenta accreta　胎盘粘连

placenta increta　胎盘植入

coagulation defects　凝血功能障碍

（曾蓉蓉）

羊水栓塞

【见习目的与要求】

1.熟悉羊水栓塞的定义。

2.了解羊水栓塞的病因。

3.了解羊水栓塞的病理生理变化。

【见习时数】0.5学时。

【见习准备】复习教科书本章节内容。

【见习任务与方式】

1.通过阅读病例了解以上知识点。

2.由带教老师结合病例深入讲解以上知识点。

【见习内容】

一、基础知识点

羊水栓塞是指在分娩过程中羊水突然进入母体血循环引起急性肺栓塞、过敏性休克、弥散性血管内凝血、肾衰竭或猝死的严重分娩并发症。

二、关键知识点

羊水栓塞的病因：一般认为羊水栓塞是由污染羊水中的有形物质（胎儿毳毛、角化上皮、胎脂、胎粪）进入母体血循环引起的。羊膜腔内压力增高（子宫收缩过强）、胎膜破裂和宫颈或宫体损伤处有开放的静脉或血窦是导致羊水栓塞发生的基本条件。高龄初产妇和多产妇（较易发生子宫损伤）、自发或人为的过强宫缩、急产、胎膜早破、前置胎盘、胎盘早剥、子宫不完全破裂、剖宫产术等均可诱发羊水栓塞的发生。

三、延伸知识点

羊水栓塞如何进行抢救？

一旦出现羊水栓塞的临床表现，立即给予紧急处理：吸氧，地塞米松、氢化可的松等抗过敏，氨茶碱、阿托品、罂粟碱等解痉；低分子右旋糖酐扩容，多巴胺升压，纠酸，纠正心衰；及早用肝素于高凝阶段，同时补充凝血因子，及时输新鲜血、纤维蛋白原等，纤溶亢进时给予抗纤溶药物，如氨基己酸、氨甲环酸；同时预防肾衰，预防感染治疗。在救治过程中，应建立中心静脉压，指导补液，了解心脏负荷，同时抽血查羊水有形成分。

四、病例分析

病例　初产妇，24 岁，孕 39 周，入院前一天阴道大量流水，24h 后行缩宫素引产，第一产程 5h，第二产程 10min，胎儿娩出后 2min，患者突然寒战、呛咳、发绀，血压降至 80/50mmHg，阴道流血不止，立即进行抢救。

思考题：1.请问最有可能的诊断是什么？
　　　　2.阴道流血的主要原因是什么？

五、临床技能要点

当考虑羊水栓塞时，应做哪些检查？
1.血涂片找羊水有形物质；
2.床旁胸部 X 线摄片；
3.床边心电图或心脏彩超；
4.与 DIC 有关的实验室检查；
5.如已切除子宫，在子宫或阔韧带血管内查找羊水有形物质。

六、常用英语词汇

amniotic fluid embolism　羊水栓塞
postpartum hemorrhage　产后出血

（吴小妹）

第十四节　异常产褥

【见习目的与要求】

1.了解产褥感染与产褥病率概念上的区别。

2.熟悉产褥感染的诊断,掌握产褥期感染的途径、临床表现及抗生素的合理应用。

【见习时数】0.5学时。

【见习准备】复习教科书理论知识点,熟悉产褥感染的定义。

【见习任务与方式】通过观看录像和病例讨论方式掌握产褥感染病原体的致病性、临床特点及其危险性。

【见习内容】

一、基础知识点

(一)医学微生物学

引起产褥感染的病原体有:

1.需氧菌　链球菌、杆菌、葡萄球菌。

2.厌氧菌　消化链球菌、消化球菌、杆菌属、梭状芽孢杆菌。

3.支原体和衣原体。

(二)病理学

1.炎症的基本病理变化　包括变质、渗出和增生。

(1)变质:炎症局部组织发生的变性和坏死。

(2)渗出:炎症局部组织血管内的液体和细胞成分,通过血管壁进入组织间质、体腔、黏膜表面和体表的过程。渗出是炎症最具特征性的变化。

(3)增生:包括实质细胞(如鼻黏膜上皮细胞和腺体细胞)和间质细胞(巨噬细胞、血管内皮细胞、成纤维细胞)的增生。

2.急性炎症的结局

(1)痊愈:大多数炎症病变能够痊愈。

(2)迁延不愈,转为慢性:致炎因子不能在短期内清除,或在机体内持续存在,而且还不断损伤组织,造成炎症过程迁延不愈,急性炎症转化为慢性炎症,病情时轻时重。

(3)蔓延扩散:在病人的抵抗力低下,或病原微生物毒力强、数量多的情况下,病原微生物可不断繁殖并直接沿组织间隙向周围组织、器官蔓延,或向全身扩散。

3.扩散方式

(1)局部蔓延。

(2)淋巴道扩散。

(3)血道扩散,后者可引起菌血症、毒血症、败血症和脓毒性败血症等。

二、关键知识点

(一)产褥感染的临床表现

1.全身性　发热、乏力。严重的产褥感染可以导致感染性休克,使患者迅速死亡。

2.局部　红、肿、热、痛。

　　(1)急性外阴、阴道、宫颈炎。

　　(2)急性子宫内膜炎、子宫肌炎。

　　(3)急性盆腔结缔组织炎、急性输卵管炎。

　　(4)急性盆腔腹膜炎及弥漫性腹膜炎。

　　(5)血栓性静脉炎。

　　(6)脓毒血症及败血症。

(二)产褥感染的诊断和防治,尤其是感染性休克的抢救必须争分夺秒

三、延伸知识点

(一)什么是产褥感染?

　　定义:产褥期内生殖道受病原体侵袭而引起的局部或全身感染。

(二)如何区分产褥感染与产褥病率?

　　产褥病率:指分娩结束 24h 以后的 10 日内,每日用口表测 4 次体温,每次间隔 4h,其中有 2 次体温达到或超过 38℃。

　　产褥病率多由产褥感染所引起,亦可由泌尿系统感染、呼吸系统感染及乳腺炎等引起。

四、病例分析、思考题

　　病例　患者,22 岁,已婚,因产后畏寒、高热、腹胀、腹痛 7 天,伴少尿、低血压,于 2011 年 5 月 15 日入院。入院前 10 天因妊娠 29 周双胎早产,在家自行接生。产后第 3 天起高热、腹痛,在外院治疗无效(具体方案不详),于 2011 年 5 月 15 日急诊来我院。查体:T 38℃,P 120 次/min,R 40 次/min,BP 13/6.5kPa。神志清,右肺呼吸音低,两肺无干湿性啰音。脐周及下腹部有压痛,移动性浊音阳性。妇科检查:阴道见暗红色血液,宫颈口未闭,宫体孕 8 周大小,轻压痛,双侧附件增厚,有压痛。

　　辅助检查:血常规 WBC $13.4 \times 10^9/L$,N 0.98,Hb 90g/L。尿、便常规及肝肾功能检查无异常。总蛋白57g/L,白蛋白22g/L,球蛋白35g/L。盆腔 B 超示:子宫增大,盆、腹腔积液。腹水常规 RBC $9.6 \times 10^9/L$,WBC $0.22 \times 10^9/L$,多核 0.87,淋巴 0.23,相对密度<1.018。

　　思考题:1.诊断是什么? 下一步措施是什么?

　　　　　　2.产褥病率的定义是什么?

五、临床技能要点

　　掌握产褥感染的临床表现、各种致病菌的特性及治疗原则。

六、常用英语词汇

puerperal infection　产褥感染

puerperal morbidity　产褥病率

vaginal discharge　阴道分泌物

low abdominalpain　下腹部痛

　　　　　　　　　　　　　　　　　　　　　　　(李跃萍)

第五章　妇　科

第一节　妇科病史及检查

【见习目的与要求】

1.了解妇科病历的特点。

2.掌握妇科病的常见症状、病史内容和记录方式。

3.掌握妇科检查方法及常用的妇科辅助检查。

4.强调采集病史时,做到态度和蔼、语言亲切,应与患者融洽交流,耐心细致地询问病情。

【见习时数】2学时。

【见习准备】

1.复习女性生殖器解剖。

2.熟悉常用的妇科辅助用具和检查方法。

【见习任务与方式】

1.简单介绍内、外女性生殖器解剖。

2.详细讲解妇科病史的采集方法;妇科检查的准备工作、注意事项、检查步骤,并在模型上进行示范检查;讲解妇科检查后的书写格式。

3.学生分组在模型上进行妇科检查以加深印象。

4.妇科病史的特点及记录方式。

5.通过妇科常见病患者讲解妇科病史的采集。

【见习内容】

一、妇科病史采集要点

(一)一般项目

一般项目包括患者姓名、性别、年龄、籍贯、职业、民族、婚姻、住址、入院日期、病史记录日期、病史陈述者、可靠程度。

(二)主诉

主诉是指促使患者就诊的主要症状(或体征)及持续时间。要求通过主诉初步估计疾病的大致范围,力求简明扼要,通常不超过20字。

(三)现病史

现病史是指患者本次疾病发生、演变、诊疗全过程,为病史的主要组成部分,应以主诉症状为核心,按时间顺序书写。包括起病时间、主要症状特点、伴随症状、发病后诊疗情况及结果、睡眠、饮食、体重及二便等一般情况的变化,以及与鉴别诊断有关的阳性或阴性资料等。

（四）既往史

既往史是指患者过去的健康和疾病情况。内容包括以往一般健康状况、疾病史、传染病史、预防接种史、手术外伤史、输血史、药物过敏史。

（五）月经史

月经史包括初潮年龄、月经周期及经期持续时间、经量、经期伴随症状。末次月经（月经来潮第一天以 LMP 代之），经期紊乱应问前次月经日期。如已绝经一年以上，应算绝经年龄，绝经后有何不适。如 11 岁初潮，月经周期 28～30 日，持续 4 日，可简写为 $11\dfrac{4}{28\sim30}$／天。

（六）婚育史

婚育史包括结婚年龄、是否近亲结婚、男方身体健康情况。生育史可按孕产次或足月产、早产、流产及现存子女数表示。如孕 4 产 3 或 3—0—1—3，或仅用孕 4 产 3（G4P3）表示。写明每次分娩方式、婴儿出生情况、产后有无并发症，末次分娩或流产时间，采用计划生育措施情况。

（七）个人史

个人史包括生活和居住情况，出生地和曾居住地区，有无烟、酒嗜好。

（八）家庭史

家庭史包括父母、兄弟、姐妹及女子健康情况。家族成员有无遗传性疾病、可能与遗传有关的疾病以及传染病。

二、体格检查要点

体格检查应在采集病史后进行，包括全身检查、腹部检查和盆腔检查。盆腔检查为妇科所特有，又称妇科检查。

（一）全身检查

全身检查包括体温、脉搏、呼吸、血压、体重和身高，意识、精神状态，面容、体态，全身发育及毛发分布情况，第二性征发育情况、皮肤、浅表淋巴结、头颅、五官、甲状腺、乳房、心肺、腹部、脊柱、四肢、关节、神经系统等。

（二）腹部检查

腹部检查为妇科检查的重要组成部分，应在盆腔检查前进行。腹部检查与诊断学内容一致，包括望、触、叩、听诊。

（三）妇科检查

妇科检查包括外阴、阴道、宫颈、宫体及双侧附件。

1.妇科检查前应注意事项

（1）关心、体贴被检查者，态度严肃，语言亲切，检查仔细，动作轻柔。

（2）排空膀胱（尿失禁者除外），直肠充盈者应排便或灌肠后检查。

（3）一人换垫单一张，防止交叉感染。

（4）膀胱截石位，尿瘘者取膝胸卧位。

（5）月经期应避免检查，但异常阴道流血必须检查，且在检查前消毒外阴、阴道，用无菌器械。

（6）对无性生活者禁做双合诊和窥器检查，应行直肠-腹部诊。确有检查必要时，应先争得患者及其家属同意后,方可做阴道窥器检查或双合诊检查。

(7)男医生做妇科检查需第三者(最好是女性)在场。

(8)检查不满意时可适当使用麻醉剂或行 B 超检查。

2.检查方法及步骤

(1)外阴:发育,阴毛分布,外阴畸形、水肿、皮炎、溃疡、赘生物或肿块,皮肤、黏膜的色泽、质地、有无增厚、变薄或萎缩。尿道口、阴道口有无异常。嘱患者屏气观察有无阴道前后壁膨出、子宫脱垂或尿失禁。

(2)阴道窥器检查:无性生活者未经本人同意,禁用窥器检查。

1)放置和取出:当放置窥器时,应先将其前后两叶前端并合,表面涂润滑剂以利插入,避免损伤。若拟做宫颈细胞学检查或取阴道分泌物做涂片检查时,不应用润滑剂,以免影响涂片质量。放置窥器时,检查者用左手拇指示指将两侧小阴唇分开,右手将窥器避开敏感的尿道周围曲,斜行沿阴道侧后壁缓慢插入阴道内,边推进边将窥器两叶转正并逐渐张开两叶,暴露宫颈、阴道壁及穹窿部,然后旋转窥器,充分暴露阴道各壁。

2)视诊:

①阴道:黏膜颜色、皱襞多少、有无阴道隔等畸形、溃疡、赘生物或囊肿、阴道分泌物(白带)多少、性质、色泽、气味。

②宫颈:大小、颜色、外口形态、有无糜烂、撕裂、外翻、腺囊肿、息肉、肿块,颈管内有无出血或分泌物情况。

(3)双合诊:双合诊是盆腔检查中最重要的项目,即检查者用一手的两指或一指放入阴道,另一手在腹部配合检查(图 5-1、图 5-2)。

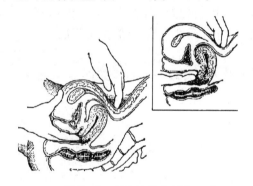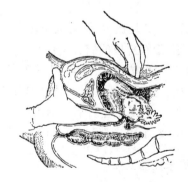

　　图 5-1　双合诊检查子宫　　　　　　图 5-2　双合诊检查附件

目的:扪清阴道、宫颈、宫体、输卵管、卵巢、子宫韧带和宫旁结缔组织以及盆腔内其他器官和组织是否异常。

阴道:通畅度及深度。

宫颈:大小、形状、硬度及外口情况,有无举痛及接触性出血。

宫体:位置、大小、形状、软硬度、活动度及有无压痛。正常子宫位置一般是前倾略前屈。"倾"指宫体纵轴与身体纵轴的关系;"屈"指宫体与宫颈间的关系。

附件区:有无肿块、增厚及压痛。对肿块应查清其位置、大小、形状、软硬度、活动度、与子宫的关系以及有无压痛等。

(4)三合诊　即腹部、阴道、直肠联合检查,可弥补双合诊的不足。

(5)直肠-腹部诊　一手示指伸入直肠,另一手在腹部配合检查。一般适用于未婚、阴道闭锁或因其他原因不能做双合诊的患者。妇科检查时,掌握下述各点有利于检查的顺利进行:

①当两指进入阴道患者疼痛不适时,可单用示指替代双指进行检查;

②三合诊及肛腹诊时,手指进入肛门时,嘱患者像解大便样用力向下屏气,使肛门括约肌松弛,可减轻患者的疼痛和不适感;

③若患者腹肌紧张,可与患者交谈,使其张口呼吸而放松腹肌;

④当查不清盆腔内解剖关系时,强行扪诊往往徒劳无益,可暂停检查,等下次再做。

3.妇科检查记录　盆腔检查应按下列解剖顺序记录:

外阴:发育情况,婚产式,有异常时要详加描述。

阴道:是否通畅,黏膜情况,分泌物量、色、性状、气味。

宫颈:位置,大小,硬度,糜烂(分度、分型),撕裂,息肉,囊肿,接触性出血,举痛。

宫体:位置,大小,硬度,活动度,有无压痛。

附件:有无肿块、增厚或压痛。若扪及包块,要描述其位置、大小、硬度、表面光滑与否、活动度、有无压痛以及包块与子宫及盆壁间的关系。

三、延伸知识点

1.围绝经期女性出现月经不调,月经史的记录应追随到近三个月的情况。

2.女性急性下腹痛的常见病因。

四、病例分析、思考题

病例一　28岁,以突发左下腹痛2h入院。体格检查:面色苍白,心率110次/min,血压80/60mmHg。B超提示:子宫大小正常,左侧附件区囊性占位,盆腔中度积液。

思考题:最有价值的病史是什么?

病例二　50岁,生育情况:足月顺产1胎,孕8个月顺产1胎,均健在。自然流产1次,人工流产2次。其生育史的书写格式是什么?

思考题:1.常见的附件肿块有哪些?

　　　　2.下腹痛部位与妇科疾病有哪些关系?

五、临床技能要点

1.进行妇科检查时应注意的问题。

2.白带取材的注意事项。

六、常用英语词汇

last menstrual period,LMP　末次月经日期

leucorrhea　白带

pruritus vulvae　外阴瘙痒

（黎明鸾）

第二节　妇科常用特殊检查

【见习目的与要求】

1.掌握各种妇科常用检查的时间。

2.掌握各种妇科常用检查的意义。

3.掌握各种妇科常用检查的适应证及禁忌证。

【见习时数】2学时。

【见习准备】复习教科书理论知识点,备好检查的常用器械。拟进行妇科检查的患者
1人/小组或妇科检查模型1个/小组。

【见习任务与方式】

1.教师详细讲解几种妇科常见的特殊检查方法及其意义。

2.学生分组观看妇科常用特殊检查方法,熟悉妇科常用特殊检查,并了解其意义。

【见习内容】

一、基础知识点

(一)宫颈刮片

宫颈刮片是筛查早期子宫颈癌的重要方法。

1.刮片前准备　刮片前1~2天禁性生活,禁止阴道检查、阴道灌洗及上药。

2.取材部位　因宫颈癌好发于鳞柱上皮交界部,故取材以此部位为主,如怀疑颈管细胞
癌,可取颈管内刮片。

3.取材方法　暴露宫颈后,轻轻拭去宫颈表面黏液,以干燥无菌的特制宫颈刮板沿一个方
向轻刮宫颈外口一周,涂片固定后巴氏染色或 H-E 染色。怀疑颈管癌时以无菌棉签轻插入颈
管内,旋转一周后取出,轻轻转动棉签将细胞印于盖玻片上,固定、染色。

(二)宫颈涂片

目前国内已普及用液基细胞学技术。用一次性宫颈涂擦器——“细胞刷”进行取材,快速
方便,无损伤,可提高涂片质量和检出率。具体方法:窥开阴道后,将“细胞刷”置于宫颈外口
处,刷的顶端在宫颈管内位于颈外口上方 10mm 左右,在宫颈管内旋转 5 周后取出,将附于刷
子上的标本沉落于保存液中,然后应用超薄细胞制片技术制成单层细胞涂片巴氏染色镜检。

为了使宫颈/阴道细胞学诊断与组织病理学术语一致,使细胞学报告和临床处理密切结
合,1988 年美国国家癌症学会(NCI)制定阴道细胞病理诊断报告方式,即阴道细胞 TBS(the
bethesda system)报告系统,其中包括涂片满意程度的标准及诊断名称的定义。

涂片满意的标准:具有识别标记,有关的临床资料(包括年龄、月经情况、以往的涂片情况
等),完整清晰的鳞状上皮占整张涂片的 10% 以上,有适当的颈管内膜/转化带成分,至少有两
簇保存完好的颈管内膜腺上皮和/或鳞化细胞,每簇不少于 5 个细胞。

诊断:①良性细胞的变化,包括感染性及反应性;②上皮细胞异常,包括鳞状细胞及腺细
胞;③其他恶性肿瘤。鳞状细胞异常中提出了鳞状上皮内病变(squamous intraepithelial
lesion,SIL)的细胞诊断名称,分为低度 SIL(LSIL)及高度 SIL(HSIL)。

　　LSIL:包括伴有 HPV 感染的细胞变化和 CIN I 。涂片中可见表层细胞比同年龄妇女明显减少,中层和旁基底层细胞占大多数,常见底层细胞及底层核异质细胞或变形细胞,偶亦可见角化不良或角化不全的异常角化细胞。

　　HSIL:包括 CINII 和 CINIII/CIS。涂片中可见表层和中层细胞数量极少或阙如,旁基底和基底层细胞占大多数,并可见大量底层核异质细胞和变形细胞及数量不等的异常角化细胞。有时还可见取材时刮下的整片底层细胞或单一的来自底层细胞及储备细胞的癌细胞。

　　(三)阴道细胞学巴氏分类法

　　巴氏 I 级:正常。涂片中无异形或不正常细胞。

　　巴氏 II 级:炎症。细胞核增大,核染色后粗大但分布均匀。

　　巴氏 III 级:可疑癌,但不能确定。主要是核异质,表现为核大深染,核形不规则或双核。

　　巴氏 IV 级:高度可疑癌。有恶性肿瘤细胞的特征,但涂片中恶性细胞较少。

　　巴氏 V 级:癌。具有典型细胞,且数量较多。

　　(四)女性生殖器官活组织检查

　　1.外阴活组织检查

　　【适应证】

　　(1)确定外阴色素减退疾病的类型及排除恶性变者;

　　(2)外阴部赘生物或久治不愈的溃疡需明确诊断及排除恶性变者;

　　(3)外阴特异性感染,如结核、尖锐湿疣、阿米巴等。

　　【禁忌证】

　　(1)外阴急性化脓性感染;

　　(2)月经期;

　　(3)疑恶性黑恶素瘤。

　　【方法】患者取膀胱截石位,常规外阴消毒,铺无菌孔巾,取材部位以 0.5% 利多卡因作局部浸润麻醉。小赘生物可自蒂部剪下或用活检钳钳取,局部压迫止血,病灶面积大者行部分切除。标本置 10% 甲醛溶液中固定后送检。

　　2.阴道活组织检查

　　【适应证】阴道赘生物、阴道溃疡灶。

　　【禁忌证】急性外阴炎、阴道炎、宫颈炎、盆腔炎。

　　【方法】患者取膀胱截石位,阴道窥器暴露活检部位并消毒。活检钳咬取可疑部位组织,对表面有坏死的肿物,需取至深层新鲜组织。无菌纱布压迫止血,必要时阴道内放置无菌带尾棉球压迫止血,嘱其 24h 后自行取出。活检组织常规送病理检查。

　　3.宫颈或组织检查

　　【适应证】宫颈脱落细胞学涂片检查巴氏 III 级或 III 级以上;宫颈脱落细胞学涂片检查巴氏 II 级经抗感染治疗后仍然为 II 级;TBS 分类鳞状上皮细胞异常者;阴道镜检查时反复可疑阳性或阳性者;疑有宫颈癌或慢性特异性炎症,需进一步明确诊断者。

　　【方法】患者取膀胱截石位,暴露宫颈,拭净宫颈表面分泌物,局部消毒后,用活检钳在肉眼可疑癌变区,尽可能在鳞柱状上皮交界处取材,一般宜做多点活检,即在 3、6、9、12 点处取材。为了提高诊断阳性率,可在碘试验不着色区或阴道镜检异常区多点活检。疑有宫颈管癌时,应同时做颈管搔刮术,刮出物固定后送病检,是确诊宫颈癌前病变或浸润癌的重要诊断方法。

4.子宫内膜活组织检查

【适应证及取材时间】确定月经失调类型;检查不孕症病因;异常阴道流血或绝经后阴道流血,需排除子宫内膜器质性病变者。

子宫内膜结核应在月经前取材;了解有无排卵和黄体功能是否健全,在月经来潮 6h 内或经前 1～2 天取材;子宫内膜剥脱不全应在月经 5 天内取材;子宫内膜癌可随时取材。

【禁忌证】阴道滴虫、真菌感染或其他急性阴道炎、宫颈炎、急性、亚急性盆腔炎,活检前不宜使用性激素类药物。

【方法】

(1)外阴、阴道、宫颈常规消毒。

(2)用有齿钳钳夹固定宫颈前唇,探针探测子宫腔深度及方向。

(3)一般可不扩张宫颈,宫口太紧者,可用宫颈扩张器扩至 4～5 号。

(4)将子宫内膜小刮匙或吸取器送至宫底紧贴宫壁,自上而下刮取或吸取组织 2～3 小块。疑有结核者应在宫角刮取,如同时做分段诊刮,应在探针进入宫腔前以小刮匙先刮取宫颈管组织,后刮宫腔。刮取的标本分别装入固定液瓶内送检。

(5)核对申请单和标本瓶上的姓名、编号等。

(6)疑有结核病者,术后用抗结核药物治疗。长期阴道出血者,术后应用抗生素预防感染。

(7)术后注意外阴部卫生,2 周内避免性交。

5.诊断性宫颈锥切术

【适应证】

(1)宫颈刮片细胞学检查多次找到恶性细胞,而宫颈多处活检及分段诊刮病理检查均未发现病灶者。

(2)宫颈活检为原位癌或镜下早期浸润癌,而临床可疑为浸润癌,为明确病变累及程度及决定手术范围者。

(3)宫颈活检证实有重度不典型增生者。

【禁忌证】

(1)阴道、宫颈、子宫及盆腔有急性或亚急性炎症;

(2)有血液病等出血倾向。

【方法】

(1)蛛网膜下腔或硬膜外麻醉下,患者取膀胱截石位,消毒外阴、阴道后,铺无菌孔巾。

(2)阴道窥器暴露宫颈后,消毒阴道和宫颈。宫颈钳夹住前唇,扩张宫颈管并刮取宫颈内口以下的颈管组织。宫颈涂碘液,在病灶外或碘不着色区外 0.5cm 处,用尖刀做环形切口,深约 0.2cm,按 30°～50°角向内做宫颈锥形切除(图 5 - 3)。依手术指征不同,可深入宫颈约 1～2cm。

(3)用无菌纱布卷压迫创面止血,若有动脉出血,可用肠线缝扎止血。

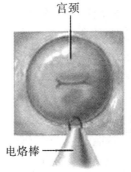
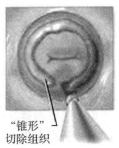

宫颈

电烙棒

"锥形"切除组织

图 5 - 3　宫颈锥切

(4)将行子宫切除术者,手术最好在锥切术后 48h 内进行,可行宫颈前后唇相对缝合封闭创面止血,若短期内不能行子宫切除或无须进一步手术者,应行宫颈成型缝合术或荷包缝合术,术毕探查宫颈管。

(5)于切除组织的 12 点处做一标记,装入标本瓶中送检。

【注意事项】用于诊断者,不宜用电刀、激光刀,以免破坏边缘组织而影响诊断。用于治疗者,应在月经净后 3～7 日内施行。术后用抗生素预防感染。术后 6 周探查宫颈管有无狭窄。2 月内禁性生活及盆浴。

6.诊断性刮宫

诊断性刮宫简称诊刮,其目的是刮取宫腔内容物做病理检查以协助诊断。若同时疑有宫颈管病时,需对宫颈管及宫腔分步进行刮宫,称分段刮宫。

【适应证】

1.子宫异常出血或阴道排液,疑为子宫内膜癌或宫颈管癌者。

2.月经失调,如功能失调性子宫出血或闭经。需了解子宫内膜变化及其对性激素的反应。

3.不孕症,需了解有无排卵或疑有宫内膜结核者。

4.因宫腔内有组织残留或功能失调性子宫出血长期多量出血时,刮宫不仅有助于诊断,还有止血效果。

【方法】一般不需麻醉。对宫颈内口较紧者,酌情给镇痛剂、局部麻醉或静脉麻醉。

1.排尿后取膀胱截合位,外阴、阴道常规消毒、铺无菌巾。做双合诊,了解子宫大小及位置。用阴道窥器暴露宫颈,再次消毒宫颈与宫颈管,钳夹宫颈前唇或后唇,先不探查宫腔深度,以免将宫颈管组织带入宫腔混淆诊断。用小刮匙自宫颈内口至外口顺序刮宫颈管一周,将所刮取组织置纱布上,取出。

2.用子宫探针探子宫方向及宫腔深度。阴道后穹窿处置盐水纱布一块,以刮匙顺利刮取宫腔内组织,特别注意刮宫底及两侧宫角处。取下纱布上的全部组织送病理检查。

3.为排除子宫内膜癌,应做分段刮宫。先不要探查宫腔深度,以免将宫颈管组织带入宫腔混淆诊断。先以小刮匙自宫颈内口顺序刮一周,刮取宫颈管组织后再探宫腔深度并刮取子宫内膜。刮出宫颈管及宫腔组织分别装瓶、固定,送病理检查。

(五)输卵管通畅检查

1.输卵管通液术

【适应证】

(1)各种原发或继发不孕症。

(2)不孕症手术后,预防粘连形成,测定手术效果。

(3)疏通输卵管轻度粘连。

(4)治疗性通液:于月经后 3～7 天开始,6 次为一疗程,每月做一疗程。3 个疗程后进一步造影检查,以判定治疗效果。

【禁忌证】

(1)月经周期紊乱尚未纠正。

(2)盆腔存在生殖器肿瘤。

(3)生殖器官炎症:急性期或慢性反复发作期,药物治疗尚未控制。

(4)全身状况差,有严重心、脑、肺、肝、肾等重要脏器病变,有禁忌的妊娠疾病者。

(5)已明确为男方不孕者。

【术前准备】

(1)时间选择:月经干净后 3～7 天,术前 3 天禁性生活。

(2)经各种检查证实确未妊娠者。

(3)术前查白带常规,血、尿常规及体温、血压。

【手术步骤】

(1)排空膀胱,取膀胱截石位,消毒外阴及阴道,铺消毒手术巾。

(2)双合诊检查了解子宫大小、方位、质地、活动度、形态及与周围脏器的关系,两侧附件有无异常。

(3)安放窥器,暴露宫颈,消毒阴道及宫颈,用宫颈钳钳夹宫颈前唇,向外牵拉,使子宫呈水平位。

(4)以子宫探针顺子宫方向轻轻探达宫底,测其深度并证实屈度及大小。

(5)检查通液装置完善无漏液。

(6)将子宫通液导管按探针检测方向插入颈管,固定于事先选择的深度,用组织钳钳夹宫颈前唇向外牵拉子宫颈,同时向内推进通液导管锥形头,使两者紧密套合。以装有 20ml 溶液的注射器缓推注入液体,若 20ml 液体顺利注入,无阻力,宫颈外无漏液,病人也无明显不适,表示输卵管通畅。

(7)若遇阻力,稍加压力,病人稍有腹部不适即可顺利注入,宫颈外口无漏液,说明原有的粘连已分离或痉挛解除。

(8)通液时,听诊器在下腹两侧可听到液体自输卵管伞端冒出之声音。

(9)若感阻力大,液体自宫颈外口溢出,腹部胀难忍,多为输卵管完全不通。

【术中注意要点】

(1)通液不可在月经刚刚干净或宫腔仍有血性分泌物时进行。

(2)通液总量不得超过 20ml。

(3)所通液体中可加美蓝。

(4)宫颈外口连接处需套紧,以防漏液。

【术后处理】通液术后 2 周内禁性生活,以防感染。

2.子宫输卵管造影

【适应证】

(1)不孕症经丈夫精液检查无异常,病人 BBT 为双相且黄体功能良好,已连续 3 个月经周期仍未能受孕者。

(2)曾有下腹部手术史,如阑尾切除术、剖宫手术;曾有盆腔炎史,如淋菌感染、产褥感染。

(3)曾有慢性阑尾炎或腹膜炎史,现患子宫内膜异位症等,因不育而诊治,怀疑有输卵管阻塞者。

(4)观察子宫腔形态,确定有无子宫畸形及其类型,有无子宫腔粘连、子宫黏膜下肌瘤、子宫内膜息肉及异物等。

(5)腹腔镜检查有输卵管腔外粘连,拟做输卵管整形手术时的术前检查,因 HSG 能进一步提供输卵管腔内情况。

(6)多次中孕期自然流产史怀疑有子宫颈内口闭锁不全者,于非孕时观察子宫颈内口有无松弛。

【禁忌证】

(1)急性和亚急性内外生殖器炎症。

(2)严重的全身性疾病。

(3)妊娠、经期,宫腔手术后 6 周内。

(4)碘过敏。

【造影剂】

(1)碘油:常用 40％碘化油(国产)、30％乙碘油等。油剂的优点是:黏稠度高、密度大,影像清晰;流动慢,摄片时间比较充裕;刺激性小,过敏反应少,有 X 线设备的医院都可以做。缺点是吸收慢,可能会刺激组织发生肉芽肿,加重输卵管炎或引起慢性腹膜炎。

(2)碘水:常用 76％泛影葡胺。碘水造影的优点是:黏稠度低,可以扩散到输卵管的分泌物内,使梗阻之管腔显示充分;流动快,一次完成摄片;吸收快,注入 10～30min 即被吸收,以后经肾脏排出。

【造影前准备】

(1)造影时间:选择自月经净后 3 日至排卵期前进行,即月经周期中的第 7 日±4 日间。欲了解子宫颈内口情况者,应在排卵期后造影。

(2)无急性或亚急性盆腔炎,如两侧附件处无炎性肿块或压痛,体温在 37.5℃以下者。

(3)白带悬液检查示阴道无滴虫或霉菌感染。

(4)造影前 3 日及造影后 2 周内,忌性交及深水盆浴,以防感染。

【造影方法】排空尿液,取膀胱截石卧位。做妇科检查,摸清子宫大小、位置及屈度,更换手套,造影在无菌操作下进行。为避免将空气气泡注入宫腔,先将造影剂充满导管,然后将导管经子宫颈外口插入子宫颈管内,进行造影、摄片。24h 后擦洗阴道,清除可能积留在阴道内的碘剂,再摄盆腔片一张,观察造影剂有否进入腹腔,以确定其通畅情况。如用泛影葡胺作造影剂者,于注药完毕及 20min 后各摄片一张,次日不再摄片(图 5-4)。

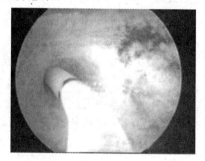

图 5-4　宫腔镜下输卵管插管造影

(六)经阴道后穹窿穿刺术

原理:阴道后穹窿顶端与子宫直肠陷凹紧邻,后者居腹腔最低部位,后穹窿穿刺术是经阴道后穹窿做腹腔穿刺,将其内数量不多的积血、积液或积脓抽出,对抽出物进行肉眼观察、化验或病理检查,是一种常用的辅助诊断方法。

【适应证】主要用于疑有腹腔内出血患者,如临床诊断异位妊娠有困难或卵泡囊肿、黄体囊肿破裂等;亦可用于辨明直肠子宫陷凹积液性质,或抽取积液达到治疗目的。

【禁忌证】

(1)异位妊娠准备采用非手术治疗时,应尽量避免穿刺,以免引起感染,影响疗效。

(2)疑有肠管与子宫后壁粘连者。

【操作方法及步骤】

(1)术前排空膀胱:在检查台上取膀胱截石位,常规消毒外阴、阴道,铺巾。

(2)阴道检查:了解子宫、附件情况,注意后穹窿是否膨隆。

(3)窥阴器暴露宫颈,以宫颈钳夹持宫颈后唇,向前提拉,充分暴露后穹窿并再次充分消毒。

（4）用穿刺针头接注射器（5ml 或 10ml），取与宫颈平行方向，从后穹窿正中刺入后穹窿，深约 2cm，然后抽吸，如抽不出液体，可边抽吸边拔出注射器。

（5）将吸出的液体置于干燥、洁净的玻管中观察。针管、针头拔出后，注意检查穿刺点有无出血，如有出血，可用棉球压迫片刻（图 5－5）。

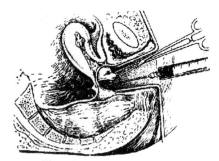

图 5－5　经阴道后穹窿穿刺术

【结果判断】

（1）抽出陈旧性、暗红色血液，放置 5min 以上不凝固为阳性结果，说明有腹腔内出血，需结合症状、体征作出临床诊断，多见于异位妊娠，但卵巢黄体破裂或其他脏器如脾破裂亦可引起血腹症。

（2）抽出新鲜血液，放置后凝固迅速，提示系穿刺针进入血管抽出之血液，而非子宫直肠陷凹内积血，应改变穿刺方向、部位或深度，重新进行穿刺。

（3）抽出小血块或不凝固的陈旧性血液，见于陈旧性异位妊娠。

（4）后穹窿穿刺未抽出血液，不能完全排除异位妊娠。内出血量少、血肿位置高或与周围组织粘连，可出现假阴性结果。

【注意事项】

（1）高度怀疑异位妊娠并可叩出腹部移动性浊音者，亦有必要采用穿刺术帮助确诊。

（2）有阴道出血者，术前禁止冲洗阴道，可行阴道抹洗。

（3）穿刺时针头不可进后陷凹内过深，以免超过积液水平而吸不出液体。针头方向必须与宫颈平行，不可过分向前、向后，以免针头刺入宫体或进入直肠。

（七）白带检查

1.滴虫检查　在行阴道窥器检查时，用棉签自阴道后穹窿部取少许白带放入盛有少量生理盐水的小瓶内制成混悬液，取 1 滴置于镜下检查，找到活动的滴虫即为阳性。

2.白假丝酵母菌检查　在行阴道窥器检查时，用棉签自阴道后穹窿部取少许白带放入盛有 10%氢氧化钾或氢氧化钠溶液的小瓶内制成混悬液，取 1 滴置于镜下检查，找到白假丝酵母菌的菌丝与孢子即可诊断。

3.阴道清洁度检查　在行阴道窥器检查时，用棉签自阴道后穹窿部取少量白带放入盛有少量生理盐水的小瓶内制成混悬液，取 1 滴置于镜下检查，根据白细胞的多少，可了解阴道清洁度，以此估计阴道的防御功能和炎症情况。

（八）卵巢功能检查

1.基础体温　早晨醒后用口表测体温，记录并绘成基础体温曲线图，以了解卵巢功能，有无排卵、排卵日期及卵巢黄体功能。一般连续测量 3 个月以上。在正常情况下，月经前半周期（即卵泡期），基础体温较低，约 36.5℃，在排卵期更低，排卵后在孕激素的影响下，体温升高至 36.5～37℃左右，直至月经来潮时又下降，这种体温曲线的变化称"双相型体温"，表示有排卵，正常黄体期不少于 12 天，体温上升幅度不低于 0.3～0.5℃。月经周期后半期体温不上升者称"单相型体温"，表示无排卵。如果体温上升后持续 3 周以上不下降并有闭经，可能为妊娠（图 5－6）。

2.宫颈黏液检查　宫颈黏液是颈管内膜分泌细胞分泌的，受卵巢分泌的雌孕激素影响，所以可用宫颈黏液的量、透明度、黏稠性、结晶及上皮细胞的变化，判断卵巢功能，目前临床常用

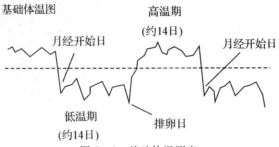

图 5-6　基础体温测定

宫颈黏液结晶形态,对诊断不孕症、早孕、闭经及功能性子宫出血等方面有一定应用价值。用镊子或血管钳伸入宫颈管内 0.5cm 处取黏液,置于玻片上,待干燥后,显微镜下检查,观察其出现的各种结晶形态。

(九)常用激素测定

1.β-hCG(绒毛膜促性腺激素 β 亚单位)、E2(雌二醇)、P(孕酮)、PRL(垂体泌乳素)、FSH(促卵泡激素)、LH(促黄体生成素)、T(睾酮)、HPL(人胎盘生乳素)测定。

2.月经周期正常的女性(周期为 28~30 天),于月经来潮第 3~5 天抽血查 FSH、LH、E2、T,月经第 21~23 天抽血查 P、PRL。

(十)妇科肿瘤标志物检查

癌抗原 125(CA125)、糖链抗原 199(CA199)、甲胎蛋白(AFP)、癌胚抗原 CEA、鳞状细胞癌抗原(SCCA)、人附睾蛋白 4(HE4)、人乳头状瘤病毒(HPV)、人绒毛膜促性腺激素(hCG)等。

(十一)宫腔镜检查

用 5% 葡萄糖液或 32% 中分子左旋糖酐液作膨宫液,放入子宫镜,观察宫腔与颈管内病变,必要时取活检,以利诊断与治疗。

(十二)腹腔镜检查

主要用于妇科临床不能确诊的病例,如内生殖器发育异常、肿瘤、炎症、宫外孕、子宫内膜异位症、不孕症及原因不明的腹痛等。利用腹腔镜经腹壁插入腹腔内,直接观察盆、腹腔内病变,也可取活检或腹腔液作病检,还可行粘连分离、输卵管绝育及吸取成熟卵子等(图 5-7)。

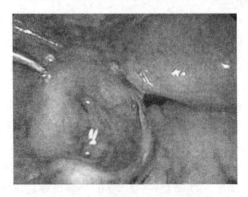

图 5-7　腹腔镜下输卵管通液术

（十三）阴道镜检查

阴道镜可将子宫颈阴道部黏膜放大 10～40 倍,可观察到肉眼看不到的子宫颈表皮层较微小的病变,发现子宫颈部与癌有关的异型上皮、异型血管及早期癌变的部位,以便准确地选择可疑部位作活检,以提高阳性检出率,是诊断早期宫颈癌的有效辅助诊断方法。

二、关键知识点

1.宫颈细胞学的取材方法。
2.性激素对阴道脱落细胞的影响。
3.宫颈活检的适应证及方法。
4.诊断性宫颈锥切术的适应证及方法。
5.分段性诊刮的方法。
6.后穹窿穿刺术的适应证及结果判读。
7.性激素结果判读。
8.阴道镜检查的方法。

三、延伸知识点

1.如何判读性激素的检测结果?
2.分段性诊刮的注意事项是什么?
3.妇科常见的腹腔内出血疾病有哪些?
4.妇科恶性肿瘤与肿瘤标志物的相关性。

四、病例分析、思考题

病例　女性,30 岁,已婚,孕 2 产 1。末次月经为 40 天前,10 天前开始阴道少量流血,自认为是月经来潮,但淋漓至今未断,现因下腹痛 2h 就诊。查体:下腹压痛、反跳痛,后穹窿饱满,触痛,盆腔触诊不满意。

思考题:此时最适合的诊断方法是什么?

五、临床技能要点

1.如何进行后穹窿穿刺?
2.如何进行宫颈细胞学及病毒学的取材?
3.如何行分段诊刮术?
4.简述宫颈活检的适应证及禁忌证。

六、常用英语词汇

hysterosalpingography,HSG　　　　　　　　colposcopy　阴道镜检查
　　　　　　　　子宫输卵管造影　　　　　　hysteroscopy　宫腔镜检查
human papilloma virus,HPV　　　　　　　　laparoscopic examination　腹腔镜检查
　　　　　　　　人乳头状瘤病毒

（黎明鸾）

第三节　外阴上皮内非瘤样病变

【见习目的与要求】

1.了解外阴上皮疾病的分类。

2.了解外阴上皮内非瘤样病变的病理变化。

3.了解外阴上皮内非瘤样病变及外阴瘙痒的临床表现、治疗方法。

【见习时数】1学时。

【见习准备】

1.复习基础理论知识。

2.了解外阴上皮疾病的分类、病理变化,上皮内非瘤样病变及外阴瘙痒的临床表现、治疗方法。

【见习任务与方式】

1.通过录像及图片复习外阴上皮内非瘤样病变的病理变化、临床表现。

2.由带教老师根据病例讲解外阴上皮疾病的分类、外阴上皮内非瘤样病变的病理变化、临床表现及治疗。

【见习内容】

一、基础知识点

1.外阴上皮疾病的定义　指女性外阴皮肤和黏膜组织发生变性及色素改变的一组慢性疾病。

2.外阴上皮疾病的分类　根据1987年国际外阴疾病研究协会(ISSVD,1987)分为以下几类:

(1)皮肤和黏膜上皮内非瘤样病变:外阴鳞状上皮增生、外阴硬化苔癣、其他外阴皮肤病。

(2)上皮内瘤变:

①鳞状上皮内瘤变:轻度不典型增生(VIN Ⅰ)、中度非典型增生(VIN Ⅱ)、重度非典型增生(VIN Ⅲ)。

②鳞状上皮内瘤变:派杰病、非浸润性黑色素瘤、浸润癌。

3.外阴上皮内非瘤样病变的病理变化

(1)外阴鳞状上皮增生:表皮层角化过度和角化不全棘细胞层不规则增厚,上皮角向下延伸,末端钝圆或较尖。上皮角之间的真皮层乳头明显,并有轻度水肿及淋巴细胞和少量浆细胞浸润,但上皮细胞层次排列整齐,保持极性,细胞大小和核形态、染色均正常。

(2)外阴硬化苔癣:表皮萎缩,表层角化过度和毛囊角质栓塞,棘层变薄伴基底细胞液化变性,黑素细胞减少,上皮角细胞变钝或消失。

(3)其他外阴皮肤病:外阴白癜风。

4.临床表现

(1)外阴鳞状上皮增生:最常见,多见于30~60岁妇女,恶变率2%~5%。①症状:瘙痒重。②体征:抓痕。③部位:大阴唇、阴唇沟、阴蒂包皮、阴唇联合等处。早期:皮肤黏膜暗红或粉红色,角化过度呈白色。晚期:皮肤增厚,色素加重,出现苔癣样变,皮革样增厚、粗糙、隆起,严重者出现皲裂、溃疡。

(2)外阴硬化苔癣:任何年龄均可发生,依次为绝经后—青春期—幼女,极少发展为浸润癌。①症状:瘙痒轻或不痒。②部位:大小阴唇、阴蒂包皮、阴唇后联合及肛周,多对称。早期:皮肤红肿,呈粉红、象牙白或有光泽的多角形小丘疹,丘疹融合后呈紫癜状。进展后:皮肤黏膜变白、薄,失去弹性,干燥、皲裂,典型表现:外阴萎缩,小阴唇变小甚至消失,大阴唇变薄,皮肤颜色变白、发亮、皱缩、弹性差,阴道口挛缩狭窄。

(3)外阴硬化苔癣合并鳞状上皮增生:两种病变同时存在,既往称混合性营养不良性病变。占外阴白色病变的20%。易合并非典型增生。

(4)其他外阴皮肤病:①外阴白癜风:是黑色素被破坏引起的疾病,青春期多见。外阴大小不等,形态不一,单发或多发的白色斑片区,界限分明。其他部位可伴发,极少转癌。②外阴白化病:遗传性疾病,不发生癌变,无需治疗。③继发性外阴色素减退疾病:糖尿病外阴炎、外阴阴道假丝酵母菌病,外阴擦伤,外阴湿疣等长期刺激所致,应积极治疗原发病。

5.治疗

(1)外阴鳞状上皮增生:

一般治疗:保持外阴清洁干燥。

忌食过敏、辛辣食物,少饮酒。

不宜用肥皂、清洁剂或药物洗外阴。

忌搔抓。

避免阴部潮湿。

避免紧张,必要时可用镇静剂和抗过敏药物。

药物治疗:目的是控制局部瘙痒。

0.025%氟轻松软膏

0.01%曲安奈德软膏

1%～2%氢化可的松软膏

3～4 次/日。

瘙痒控制后改用氢化可的松软膏1～2次/日,6周。

用药前温水坐浴,忌毛巾揩擦。

痒止后仍需长期用药。

物理治疗:激光、冷冻、聚焦超声。有复发可能。

手术治疗:术后约半数患者发生远处复发,不主张。仅适用于:局部出现非典型增生或可疑有恶变,反复药物治疗效果不佳。术式:病灶局限——单纯切除,病灶广泛——单纯外阴切除。

(2)外阴硬化苔癣:

药物治疗:丙酸睾酮,主要方法:2%丙酸睾酮油膏3～4次/日,症状缓解后改为1～2次/日至1～2次/周,一个月显效后改为1～2次/日。

与1%～2.5%氢化可的松软膏合用,症状缓解后减量至停用。

黄体酮:0.3%油膏3次/日。

氯倍他索:0.05%,第一个月2次/日;第二、三个月1次/日;后三个月2次/周。

痒重者加用曲安奈德局部皮下注射;

幼女用黄体酮油膏＋氢化可的松软膏；

其他治疗与外阴鳞状上皮增生相同。

(3)外阴硬化苔癣合并鳞状上皮增生：氟轻松软膏 3～4 次/日,6 周,继用 2‰丙酸睾酮软膏 6～8 周,之后每周 2～3 次,长期使用。

二、延伸知识点

1.聚焦超声治疗外阴鳞状上皮增生的作用机制。

2.聚焦超声治疗外阴鳞状上皮增生的特点。

1.如何辨别外阴上皮内非瘤样变与外阴炎症引起的瘙痒?

2.外阴上皮内非瘤样病变与上皮内瘤样病变同时存在时应如何诊断及处理?

三、关键知识点

1.外阴上皮疾病是指外阴皮肤和黏膜组织发生变性及色素改变的一组慢性疾病。

2.外阴鳞状上皮增生及外阴硬化苔癣合并鳞状上皮增生均有癌变及癌前病变的风险。

3.诊断主要依据临床表现,可疑恶变者需行外阴活检。活检要点：应在色素减退区、皲裂、溃疡、隆起、硬结或粗糙处进行多点活检,1‰甲苯胺蓝涂抹,干燥后 1‰超声脱色,于不脱色区取活检。

4.治疗以药物及物理治疗为主。

四、病例分析、思考题

病例　患者 57 岁,外阴瘙痒 1 年。

思考题：1.可能发生的病变有哪些?

　　　　2.需做哪些检查?

　　　　3.如何治疗?

五、临床技能要点

如何行外阴活检?

六、常用英语词汇

nonneoplastic epithelial disorders of skin and mucosa　皮肤和黏膜上皮内非瘤样病变

squamous hyperplasia　外阴鳞状上皮增生

lichen sclerosus　外阴硬化苔癣

other dermatoses　其他外阴皮肤病

Paget's disease　派杰病

tumors of melanocytes,noninvasive　非浸润性黑色素瘤

invasive tumors　浸润癌

（李伟宏）

第四节 生殖系统炎症

外阴及阴道炎症

【见习目的与要求】

1.学习女性生殖系统的自然生态系统及影响因素。

2.掌握细菌性阴道病、滴虫性阴道炎、外阴阴道假丝酵母菌病的病因、传染方式、临床表现、诊断方法及防治。

3.了解非特异性外阴炎、前庭大腺炎、前庭大腺囊肿的病因、诊断、治疗及临床意义。

4.了解老年性阴道炎的病因、临床表现及防治方法。

【见习时数】1学时。

【见习准备】复习教科书理论知识点,熟悉各炎症术语的定义。

1.典型患者1人/小组。

2.典型阴道分泌物检查报告单1份/小组。

【见习任务与方式】

1.师生共同复习基础知识点,分析病史采集、体格检查要点,分组进病房采集病史,并做体格检查。

2.学生回示教室汇报病历摘要、阳性体征,提出必要的辅助检查并说明其目的;教师展示典型报告单。

3.学生归纳总结病例特点,做出完整的诊断,并说明诊断依据。

4.结合患者的具体实际情况,教师以提问的方式小结。

【见习内容】

一、基础知识点

(一)滴虫阴道炎

1.病因 由阴道毛滴虫引起。在 pH 为 5.0 以下或 7.5 以上的环境中则不生长。

2.传染途径

(1)经性交直接传播。

(2)经公共浴池、浴盆、浴巾、游泳池、坐式便器、衣物等间接传播。

(3)医源性传播:通过污染的器械及敷料传播。

3.临床表现

(1)潜伏期为 4～28 日。

(2)主要症状:①白带异常:稀薄的泡沫状白带增多及外阴瘙痒,若有其他细菌混合感染则分泌物呈脓性,可有臭味;②瘙痒:部位主要为阴道口及外阴,间或有灼热、疼痛、性交痛等;③不孕:阴道毛滴虫能吞噬精子,并能阻碍乳酸生成,影响精子在阴道内存活,可致不孕;④尿道感染:若尿道口有感染,可有尿频、尿痛,有时可见血尿。

(3)体征:阴道黏膜充血,严重者有散在出血斑点,后穹窿有多量白带,呈灰黄色、黄白色稀薄液体或黄绿色脓性分泌物,常呈泡沫状。带虫者阴道黏膜常无异常改变。

4.辅助检查

(1)白带常规:如显微镜下见到滴虫,可诊断为滴虫性阴道炎。

(2)如阴道分泌物培养有滴虫生长,可确诊滴虫性阴道炎。

5.诊断

(1)诊断依据:①有不洁性生活或接触公共浴池、浴盆、浴巾、游泳池、坐便器等;②有白带增多及外阴瘙痒病史;③检查见阴道黏膜充血,严重者有散在出血斑点,后穹窿有多量白带,呈灰黄色、黄白色稀薄液体或黄绿色脓性分泌物,常呈泡沫状;④阴道分泌物中找到滴虫。

(2)完整诊断:滴虫性阴道炎,同时是否伴有其他细菌感染。

6.治疗

(1)全身用药:甲硝唑 400mg,每日 2～3 次,7 日为 1 个疗程;对初患者单次口服甲硝唑 2g,可收到同样效果。服药后偶见胃肠道反应,根据情况可停药。甲硝唑能通过乳汁排泄,若在哺乳期用药,用药期间及用药后 24h 之内不哺乳为妥。

(2)局部用药:可以单独局部给药,也可全身及局部联合用药,以联合用药效果佳。甲硝唑片 200mg 每晚塞入阴道 1 次,10 次为 1 个疗程。局部用药前,可先用 1％乳酸液或 0.1％～0.5％醋酸液冲洗阴道,改善阴道内环境,以提高疗效。

(3)治愈标准:滴虫阴道炎常于月经后复发,故治疗后检查滴虫阴性时,仍应每次月经后复查白带,若经 3 次检查均阴性,方可称为治愈。

(4)注意事项:性伴侣应同时治疗。治疗后检查滴虫阴性时,仍应于下次月经后继续治疗 1 个疗程,以巩固疗效。为避免重复感染,内裤及洗涤用的毛巾,应煮沸 5～10min 以消灭病原体。

(二)外阴阴道假丝酵母菌病

1.病因及诱因

(1)病因:80％～90％病原体为白假丝酵母菌,10％～20％为光滑假丝酵母菌、近平滑假丝酵母菌、热带假丝酵母菌等。有假丝酵母菌感染的阴道 pH 多在 4.0～4.7,通常＜4.5。白假丝酵母菌为条件致病菌。

(2)诱因:常见发病诱因有妊娠、糖尿病、大量应用免疫抑制剂及广谱抗生素。此外,胃肠道假丝酵母菌、应用避孕药、穿紧身化纤内裤及肥胖等,可使假丝酵母菌易于繁殖而引起感染。

2.传染途径　主要为内源性传染,少部分可通过性交直接传染,另有少部分通过接触感染的衣物间接传染。

3.临床表现

(1)症状:外阴瘙痒、灼痛,严重时坐卧不宁,异常痛苦,可伴有尿频、尿痛及性交痛;阴道分泌物增多,为白色稠厚呈凝乳或豆腐渣样。

(2)体征:外阴可见红斑、水肿,常伴有抓痕。阴道黏膜可见水肿、红斑,小阴唇内侧及阴道黏膜上附有白色块状物,擦除后露出红肿黏膜面,急性期还可能见到糜烂及浅表溃疡。

4.辅助检查　分泌物常规镜检或培养中找到白假丝酵母菌,可确诊。

5.分类　根据其流行情况、临床表现、微生物学、宿主情况、治疗效果分为单纯性外阴阴道假丝酵母菌病和复杂性外阴阴道假丝酵母菌病(表 5-1)。

表 5-1　单纯性外阴阴道假丝酵母菌病和复杂性外阴阴道假丝酵母菌病的鉴别

	单纯性	复杂性
发生频率	散发或非经常发作	复发性或经常发作
临床表现	轻到中度	重度
真菌种类	白假丝酵母菌	非白假丝酵母菌
宿主情况	免疫功能正常	免疫力低下、应用免疫抑制剂、糖尿病、妊娠
治疗效果	好	欠佳

6.诊断

(1)诊断依据:①有不洁性生活或接触公共浴池、浴盆、浴巾、游泳池、坐便器等;②有白带增多及外阴瘙痒病史;③检查见外阴红斑、水肿、有抓痕,阴道黏膜水肿、红斑,小阴唇内侧及阴道黏膜上附有白色块状物,擦除后露出红肿黏膜面,甚至有糜烂及浅表溃疡;④阴道分泌物中找到白假丝酵母菌,即可确诊。

(2)完整诊断:外阴阴道假丝酵母菌病,是否伴有其他细菌感染。

7.治疗

(1)消除诱因:若有糖尿病应给予积极治疗,及时停用广谱抗生素、雌激素及皮质类固醇激素。勤换内裤,用过的内裤、盆及毛巾均应用开水烫洗。

(2)局部用药:可选用下列药物放于阴道内:①咪康唑栓剂,每晚 1 粒(200mg),连用 7 日;或每晚 1 粒(400mg),连用 3 日。②克霉唑栓剂,每晚 1 粒(150mg),塞入阴道深部,连用 7 日,或每日早、晚各 1 粒(150mg),连用 3 日;或 1 粒(500mg),单次用药。③制霉菌素栓剂,每晚 1 粒(10 万 u),连用 10～14 日。

(3)全身用药:对不能耐受局部用药者、未婚妇女及不愿采用局部用药者,可选用口服药物。常用药物:氟康唑 150mg,顿服。也可选用伊曲康唑,每次 200mg,每日 1 次,连用 3～5 日;或采用 1 日疗法,口服 400mg,分 2 次服用。

对于单纯性者,全身用药与局部用药的疗效相似,治愈率 80%～90%;对于复杂性者,无论局部用药还是口服药物,均应延长治疗时间。

(4)复发者治疗:若患者经治疗临床症状及体征消失,真菌学检查阴性后又出现真菌学证实的症状称为复发,若 1 年内发作 4 次或 4 次以上,称复发性外阴阴道假丝酵母菌病。

抗真菌治疗分为初始治疗及维持治疗。初始治疗若为局部治疗,延长治疗时间至 7～14 日;若口服氟康唑 150mg,则 72h 后加服 1 次。常用的维持治疗:氟康唑 150mg,每周 1 次,共 6 个月;或克霉唑栓剂 500mg,每周 1 次,连用 6 个月;伊曲康唑 400mg,每月 1 次,连用 6 个月。

在治疗前应做真菌培养确诊,治疗期间定期复查监测疗效及药物副作用。一旦发现副作用,立即停药。

(5)性伴侣治疗:对有症状男性应进行假丝酵母菌检查及治疗,预防女性重复感染。无症状者无需治疗。

(6)妊娠合并外阴阴道假丝酵母菌病的治疗:局部治疗为主,禁用口服唑类药物。可选用克霉唑栓剂、硝酸咪康唑栓剂、制霉菌素栓剂,以 7 日疗法效果好。

(三)细菌性阴道病

1.病因　阴道内乳杆菌减少而其他细菌大量繁殖,主要有加德纳菌、动弯杆菌、普雷沃菌、紫单胞菌、类杆菌、消化链球菌等厌氧菌以及人型支原体,其中以厌氧菌居多,厌氧菌数量可增加 100～1000 倍。原因可能与频繁性交、多个性伴侣或阴道灌洗使阴道碱化有关。

2.临床表现

(1)症状:10%～40%患者无临床症状,有症状者主要表现为阴道分泌物增多,有鱼腥臭味,尤其性交后加重,可伴有轻度外阴瘙痒或烧灼感。

(2)体征:阴道黏膜无充血的炎症表现,分泌物特点为灰白色,均匀一致,稀薄,常黏附于阴道壁,但黏度很低,容易将分泌物从阴道壁拭去。

3.辅助检查

(1)阴道分泌物匀质、稀薄,pH>4.5。

(2)阴道分泌物氨臭味试验阳性。

(3)阴道分泌物中找到线索细胞。

4.诊断　下列 4 项中有 3 项阳性,即可临床诊断为细菌性阴道病:

(1)匀质、稀薄、白色阴道分泌物,常黏附于阴道壁。

(2)阴道 pH>4.5(pH 通常为 4.7～5.7,多为 5.0～5.5)。

(3)氨臭味试验阳性:取阴道分泌物少许放在玻片上,加入 10%氢氧化钾溶液 1～2 滴,产生一种烂鱼肉样腥臭气味。

(4)线索细胞阳性:取少许分泌物放在玻片上,加 1 滴生理盐水混合,高倍显微镜下找到线索细胞。

5.治疗　治疗原则为选用抗厌氧菌药物,主要有甲硝唑、克林霉素。

(1)口服药物:首选甲硝唑 400mg,每日 2～3 次,口服,共 7 日;或甲硝唑 2g,单次口服;或克林霉素 300mg,每日 2 次,连服 7 日。甲硝唑单次口服不如连用 7 日效果好。

(2)局部药物治疗:2%克林霉素软膏阴道涂抹,每次 5g,每晚 1 次,连用 7 日;或甲硝唑阴道泡腾片 200mg,每晚 1 次,连用 7～10 日。口服药物与局部用药疗效相似,治愈率 80%左右。

(3)性伴侣的治疗:性伴侣不需常规治疗。

(4)妊娠期细菌性阴道病的治疗:由于本病与不良妊娠结局如绒毛膜羊膜炎、胎膜早破、早产有关,任何有症状的细菌性阴道病孕妇及无症状的高危孕妇(有胎膜早破、早产史)均需治疗。由于本病在妊娠期有合并上生殖道感染的可能,多选择口服用药,甲硝唑 200mg,每日 3～4 次,连服 7 日;或克林霉素 300mg,每日 2 次,连服 7 日。

(四)老年性阴道炎

1.病因　自然绝经及卵巢去势后妇女,因卵巢功能衰退,雌激素水平降低,阴道壁萎缩,黏膜变薄,上皮细胞内糖原减少,阴道内 pH 增高,局部抵抗力降低,致病菌容易入侵而发病。

2.临床表现

(1)症状:阴道分泌物增多及外阴瘙痒、灼热感。阴道分泌物稀薄、呈淡黄色,感染严重者呈脓血性白带,有时可伴有性交痛。

(2)体征:阴道呈老年性改变,上皮皱襞消失、萎缩、菲薄。阴道黏膜充血,有散在小出血点或点状出血斑,有时见浅表溃疡。溃疡面可与对侧粘连,严重时造成狭窄甚至闭锁,炎症分泌物引流不畅形成阴道积脓或宫腔积脓。

3.辅助检查　阴道分泌物检查见较多白细胞,有的可同时合并滴虫感染。

4.诊断依据　①有自然绝经及卵巢去势病史。②白带增多及外阴瘙痒、灼热感。③检查见阴道呈老年性改变，上皮皱襞消失、萎缩、菲薄。阴道黏膜充血，有散在小出血点或点状出血斑，有时见浅表溃疡。溃疡面可与对侧粘连，严重时造成狭窄甚至闭锁，炎症分泌物引流不畅形成阴道积脓或宫腔积脓。④阴道分泌物检查见较多白细胞，有的可同时合并滴虫感染。

5.鉴别诊断　应与子宫恶性肿瘤相鉴别；对阴道壁肉芽组织及溃疡，需与阴道癌相鉴别。

6.治疗　原则为抑制细菌生长，增加阴道抵抗力。

(1)抑制细菌生长：用1％乳酸或0.5％醋酸液冲洗阴道，每日1次，增加阴道酸度，抑制细胞生长繁殖。阴道冲洗后，应用抗生素如甲硝唑200mg或诺氟沙星100mg，放于阴道深部，每日1次，7～10日为1个疗程。

(2)增加阴道抵抗力：针对病因给予雌激素制剂，可局部给药，也可全身给药。己烯雌酚0.125～0.25mg，每晚放入阴道部，7日为1个疗程；或用0.5％己烯雌酚软膏；或妊马雌酮软膏局部涂抹，每日2次。全身用药可口服尼尔雌醇，首次4mg，以后每2～4周1次，每次2mg，维持2～3个月。对同时需要性激素替代治疗的患者，可给予妊马雌酮0.625mg和甲羟孕酮2mg，也可选用其他雌激素制剂。

二、延伸知识点

阴道分泌物的常用检查方法及意义有哪些？

阴道分泌物是一种正常现象，随着生殖年龄和月经周期会发生变化。

通过湿片检查、KOH处理和pH检查可对异常阴道分泌物进行诊断，见表5-2。

正常涂片检查可见大量上皮细胞、乳酸杆菌和少量的白细胞，见表5-3。

表5-2　阴道分泌物清洁度分度及意义

清洁度	阴道杆菌	球菌	上皮细胞	白细胞	判定标准	临床意义
Ⅰ	++++	-	++	0～5/HP	镜下以阴道杆菌为主，并可见大量上皮细胞	正常
Ⅱ	++	-	++++	0～15/HP	有部分阴道杆菌，上皮细胞亦可见，也有部分白细胞和杂菌	轻微炎症
Ⅲ	-	++	-	15～30/HP	只有少量阴道杆菌和上皮细胞，但有大量白细胞和其他杂菌	炎症
Ⅳ	-	++++	-	>30/HP	镜下无阴道杆菌，几乎全是脓细胞和大量杂菌	炎症

表 5－3　病原体检测项目及意义

检测项目	临床特征	检测方法	检测结果及意义
阴道毛滴虫	多量白带,呈灰黄色、黄白色稀薄液体或黄绿色脓性分泌物,常呈泡沫状	生理盐水湿片法	低倍镜下见到波状运动的滴虫及增多的白细胞为阳性
		培养法	找到滴虫为阳性结果,可确诊为滴虫性阴道炎
假丝酵母菌	白带性状为豆腐渣样或凝乳状,80%～90%的病原体为白假丝酵母菌,10%～20%为光滑假丝酵母菌、近平滑假丝酵母菌、热带假丝酵母菌等	盐水或10%氢氧化钾湿片	分泌物中见到假丝酵母菌芽生孢子、假菌丝为阳性结果,可确诊为假丝酵母菌性阴道炎
		革兰染色	
细菌性阴道病	阴道分泌物增多,匀质、稀薄、白色伴鱼腥臭味	生理盐水湿片法	高倍镜下见到线索细胞为阳性。线索细胞即脱落的表层细胞。其边缘贴附各种厌氧菌,尤其是加德纳杆菌形成的颗粒状物,可确诊为细菌性阴道病
		阴道分泌物 pH	pH＞4.5
		氨臭味试验	烂鱼肉样腥臭气味
其他病原微生物(淋病双球菌、类白喉杆菌、葡萄球菌、链球菌、大肠杆菌、枯草杆菌、沙眼衣原体、支原体、病毒等)	多量白带,呈灰黄色、黄白色或黄绿色脓性分泌物	涂片革兰染色检查	查找到相应病原体
		培养法	
		PCR 检测法	

三、关键知识点

(一)阴道的自然防御功能

正常女性的阴道具有对病原体的自然防御功能:

1.阴道口闭合,阴道前后壁紧贴,可防止外界的污染。

2.阴道上皮在雌激素的影响下增生变厚,增加了对病原体的抵抗力。

3.阴道上皮细胞富含的糖原,受阴道内乳杆菌作用分解为乳酸,维持阴道在正常的酸性环境(pH≥4.5),有利于抑制病原体生长。

当阴道自然防御功能受到破坏时,病原体容易侵入,导致阴道炎症。幼女及绝经后女性阴道上皮菲薄易受感染。

(二)阴道正常微生物群

正常情况下,阴道内寄居细菌形成阴道正常菌群。

1.革兰阳性需氧菌及兼性厌氧菌 乳杆菌、棒状杆菌、非溶血性链球菌、肠球菌及表皮葡萄球菌。

2.革兰阴性需氧菌及兼性厌氧菌 加德纳菌、大肠埃希菌及摩根菌。

3.专性厌氧菌 消化球菌、消化链球菌、类杆菌、动弯杆菌、梭杆菌及普雷沃菌。

4.支原体及假丝酵母菌。

(三)阴道生态系统及影响阴道生态平衡的因素

1.阴道自净作用在维持阴道生态平衡中的作用 雌激素、乳杆菌及阴道 pH 起重要作用。生理情况下雌激素使阴道上皮增生变厚并富含糖原,增加对病原体的抵抗力。糖原在乳杆菌作用下分解为乳酸,维持阴道正常酸性环境 pH$\geqslant$4.5,抑制其他病原体生长,称为阴道自净作用,其中以乳杆菌占优势。阴道与这些菌群共同形成平衡的生态体系,一旦生态失衡即可导致炎症发生。

2.条件致病菌 当大量使用抗生素或各种原因造成机体免疫力下降,正常菌群也可形成条件致病菌,引起阴道炎症。

(四)滴虫性阴道炎

滴虫性阴道炎是常见的性传播疾病,病原体为阴道毛滴虫,主要表现为阴道分泌物异常,外阴瘙痒等刺激症状。检查:阴道壁充血、水肿,分泌物增多、稀薄、黄色或黄绿色、泡沫状。最常用的诊断方法是:0.9%氯化钠溶液湿片法,显微镜下见到活动的阴道毛滴虫。治疗方法主要为口服甲硝唑或替硝唑,性伴侣需同时治疗。

(五)外阴阴道假丝酵母菌病

外阴阴道假丝酵母菌病是仅次于细菌性阴道病的常见外阴阴道炎。病原体为白假丝酵母菌、光滑假丝酵母菌、近平滑假丝酵母菌、热带假丝酵母菌。易感因素有孕妇、糖尿病患者、长期应用抗生素和(或)肾上腺皮质激素、接受独立雌激素治疗。诊断依据:阴道炎症状及体征、阴道分泌物检查发现假丝酵母菌的芽生孢子假菌丝。治疗主要是抗真菌药物治疗,局部用药或全身用药。单纯性 VVC 采用短疗程方案,复杂性 VVC 延长疗程一倍以上,根据 VVC 的分类决定疗程长短。

(六)细菌性阴道病

细菌性阴道病为内源性混合感染。由于产生 H_2O_2 的乳杆菌减少,加德纳菌、厌氧菌及人型支原体增多而引起。临床特点为阴道分泌物增多,匀质、稀薄、白色鱼腥臭味。阴道检查无水肿、充血的炎症表现。诊断:特征性阴道分泌物、线索细胞阳性、阴道分泌物 pH>4.5、氨臭味试验阳性 4 项临床诊断标准中符合 3 项即可诊断。治疗措施是主要针对厌氧菌治疗,可选择甲硝唑或克林霉素。细菌性阴道病可引起妇科及产科并发症。

四、病例分析、思考题

病例一 患者,女性,20 岁。主诉外阴瘙痒和阴道分泌物。

思考题:1.鉴别诊断有哪些? 病史和体检中的哪些发现可以协助诊断?

　　　　2.如果湿片检查没有发现病原微生物但可见大量白细胞带臭味的泡沫状黄色分泌物,阴道 pH 为 5.5,应如何处理?

病例二 患者,女性,50 岁。G2P2,因年度体检来诊。无主诉。检查中发现匀质的阴道分泌物,带有鱼腥气味,怀疑为细菌性阴道病。

思考题:1.应如何处理?

　　　　2.6个月后,患者因月经间期出血4个月再次就诊,准备进行D&C。仍怀疑为细菌性阴道病,处理是否有变化?

五、临床技能要点

阴道分泌物标本采集方法、部位及注意事项。

取材方法:患者取膀胱截石位,阴道窥器暴露宫颈及阴道,用消毒吸管或棉签取阴道后穹窿处分泌物,用生理盐水将阴道分泌物制成涂片送检。

取材注意事项:取分泌物前24～48h避免性交、阴道灌洗或局部用药,取分泌物时窥器不涂润滑剂,分泌物取出后应及时送检并注意保暖。

六、常用英语词汇

trichomonal vaginitis　滴虫性阴道炎

vulvovaginal candidiasis,VVC

　　　　　　外阴阴道假丝酵母菌病

uncomplicated VVC

　　　　单纯性外阴阴道假丝酵母菌病

complicated VVC

　　　　复杂性外阴阴道假丝酵母菌病

recurrent vulvovaginal candidiasis,RVVC

　　　　复发性外阴阴道假丝酵母菌病

bacterial vaginosis　细菌性阴道病

whiff test　氨臭味试验

atrophic vaginitis　萎缩性阴道炎

clue cell　线索细胞

non-specific vulvitis

　　　　　　非特异性外阴阴道炎

Bartholinitis　前庭大腺炎

abscess of Bartholin gland

　　　　　　　前庭大腺脓肿

Bartholin cyst　前庭大腺囊肿

（叶海鸥）

宫颈炎症

【见习目的与要求】

1.了解宫颈炎症的病因及病原体。

2.掌握宫颈炎的临床表现。

3.掌握宫颈炎的诊断标准。

【见习时数】1学时。

【见习准备】复习教科书理论知识点。

【见习任务与方式】

1.窥器检查观看正常宫颈及宫颈炎患者的宫颈改变。

2.提取观察正常宫颈分泌物及宫颈炎宫颈分泌物的特点。

【见习内容】

一、基础知识点

1.宫颈炎的分类　宫颈阴道部及宫颈管黏膜炎症。

2.宫颈炎的临床表现

(1)症状:常表现为阴道分泌物增多,呈黏液脓性,外阴瘙痒及灼热感,经间期及性交后出血等症状。易合并尿路感染,可出现尿急、尿频、尿痛等尿路刺激征。大部分患者可无症状。

(2)体征:妇科检查见宫颈充血、水肿、黏膜外翻,有黏液脓性分泌物附着甚至从宫颈管流出,宫颈管黏膜质脆,容易诱发出血。不同的细菌感染引起的炎症特点不一。

二、关键知识点

引起宫颈炎的常见病原体如下:

1.性传播性疾病病原体 淋病奈瑟菌及沙眼衣原体。

2.内源性病原体 细菌性阴道病和生殖支原体等感染有关。

三、延伸知识点

如何与宫颈柱状上皮外移引起的假性糜烂区别?

四、病例分析、思考题

病例 18岁,女性,有多个性伴侣,阴道分泌物增多伴尿频、尿急、尿痛3天就诊,妇检:外阴、阴道充血,宫颈轻度糜烂,宫颈管可见黄白色脓性分泌物溢出。

思考题:该病例的诊断是什么,如何治疗?

五、临床技能要点

宫颈炎的诊断标准:出现两个特征性体征,显微镜检查阴道分泌物示白细胞增多,即可做出宫颈炎症的初步诊断。宫颈炎症诊断后,需进一步做衣原体及淋病奈瑟菌的检测。

1.两个特征性体征,具备一个或两个同时具备:

(1)于宫颈管或宫颈管棉拭子标本上,肉眼见到脓性或黏液脓性分泌物。

(2)用棉拭子擦拭宫颈管时,容易诱发宫颈管内出血。

2.白细胞检测:可检测宫颈管分泌物或阴道分泌物中的白细胞,后者需排除引起白细胞增高的阴道炎症。

(1)宫颈管脓性分泌物涂片作革兰染色,中性粒细胞＞30/高倍视野。

(2)阴道分泌物湿片检查,白细胞＞10/高倍视野。

3.病原体检测应做衣原体及淋病奈瑟菌的检测,以及有无细菌性阴道病及滴虫阴道炎。

(1)检测淋病奈瑟菌常用的方法有:

①分泌物涂片革兰染色,查找中性粒细胞内有无革兰阴性双球菌。由于宫颈分泌物的敏感性、特异性差,不推荐用于女性淋病的诊断方法。

②淋病奈瑟菌培养,为诊断淋病的金标准方法。

(2)核酸检测,包括核酸杂交及核酸扩增,尤其核酸扩增方法诊断淋病奈瑟菌感染的敏感性及特异性高。

(3)检测沙眼衣原体常用的方法有:

①衣原体培养,因其方法复杂,临床少用。

②酶联免疫吸附试验检测沙眼衣原体抗原,为临床常用的方法。

(4)核酸检测,包括核酸杂交及核酸扩增,尤以后者为检测衣原体感染敏感、特异的方法。但应做好质量控制,避免污染。由于宫颈炎也可以是上生殖道感染的一个征象,因此对宫颈炎患者应注意有无上生殖道感染。

(许　琳)

盆腔炎性疾病及生殖器结核

【见习目的与要求】

1.掌握盆腔炎的定义。

2.掌握盆腔炎的临床表现。

3.掌握盆腔炎的诊断标准。

【见习时数】2学时。

【见习准备】复习教科书理论知识点,熟悉女性盆腔解剖及其感染途径。

【见习任务与方式】

1.询问病史及妇科检查了解盆腔炎的临床表现。

2.根据诊断标准给患者做出诊断。

【见习内容】

一、基础知识点

盆腔炎是指女性上生殖道的一组感染性疾病,主要包括子宫内膜炎、输卵管炎、输卵管卵巢脓肿、盆腔腹膜炎。

二、关键知识点

盆腔炎的感染途径如下:

1.外源性病原菌或阴道内的菌群沿生殖道黏膜上行蔓延经外阴、阴道后、宫颈黏膜、子宫内膜、输卵管黏膜,蔓延至卵巢及腹腔。这是非妊娠期、非产褥期盆腔炎性疾病的主要感染途径。

2.经淋巴系统蔓延　病原体经外阴、阴道、宫颈及宫体创伤处的淋巴管侵入盆腔结缔组织及内生殖器其他部分,是产褥感染、流产后感染及放置宫内节育器后感染的主要途径。

3.经血循环传播　病原体先侵入人体的其他系统,再经血循环感染生殖器,为结核菌感染的主要途径。

4.直接蔓延　腹腔其他脏器感染后,直接蔓延到内生殖器,如阑尾炎可引起右侧输卵管炎。

三、延伸知识点

盆腔炎与阑尾炎、异位妊娠等妇科急腹症如何鉴别?

四、病例分析、思考题

病例　18岁,女性,有多个性伴侣,下腹部疼痛伴阴道分泌物增多3天就诊,体温38.5℃,下腹部有压痛及反跳痛,妇检:外阴、阴道充血,宫颈轻度糜烂,宫颈管可见黄白色脓性分泌物溢出。双合诊宫颈举痛,子宫双附件均有压痛,双附件均增厚。

思考题:1.患者目前最可能的诊断是什么?
　　　 2.治疗方案是什么?

五、临床技能要点

盆腔炎的临床表现有哪些?

可因炎症严重程度及范围大小不同而有不同的临床表现。

症状:轻者无症状或症状轻微。常见症状为下腹痛、发热、阴道分泌物增多。腹痛为持续性,活动或性交后加重。因炎症在盆腔内,严重者可蔓延至整个腹腔,从而可导致急性腹膜炎,甚至败血症。如月经期发病可出现经量增多、经期延长。

妇科检查:阴道脓性分泌物,臭味;宫颈充血、水肿、流脓。因盆腔积脓,阴道后穹窿触痛或饱满,触及肿块或波动感;宫颈举痛;宫体稍大,有压痛,活动受限;双附件区压痛、增厚、或触及囊性包块。

六、常用英语词汇

endometritis　子宫内膜输卵管炎 　　　pelvic peritonitis　盆腔腹膜炎
salpingitis　输卵管卵巢脓肿

（许　琳）

第五节　外阴肿瘤

【见习目的与要求】
1.了解外阴肿瘤的发病情况。
2.了解外阴癌的临床分期、临床表现及诊断治疗。
【见习时数】0.5学时。
【见习准备】
1.复习理论知识点。
2.了解外阴肿瘤的发病情况,外阴癌的临床分期、临床表现及诊断治疗。
【见习任务与方式】了解外阴癌的临床分期、临床表现及诊断治疗。
【见习内容】

一、基础知识点

(一)外阴上皮良性肿瘤的病理改变

1.乳头瘤　以上皮增生为主要病变,多发生于阴唇,为单个肿块,表面呈多数乳头状突起,质地略硬,镜下见指状疏松纤维基质,其上有复层扁平上皮覆盖,并有明显棘细胞层增生肥厚,恶变率2%～3%。

2.平滑肌瘤　来源于平滑肌、毛囊立毛肌或血管平滑肌,常位于大阴唇、阴蒂及小阴唇,有蒂或突出于皮肤表面,质硬,表面光滑,镜下见平滑肌细胞排列成束状,与胶原纤维束纵横交错或形成漩涡状结构,常伴退行性变。多发于生育年龄。

3.纤维瘤　来源于结缔组织,最常见,多位于大阴唇,单发,初起为硬的皮下结节,增多后形成带蒂的肿块,大小不一,表面可有坏死和溃疡,切面为致密灰白色纤维结构,镜下见波浪状或互相盘绕的胶质束和成纤维细胞,少恶变。

4.脂肪瘤　来自脂肪细胞,大小不一,多无蒂,呈圆形,分叶状,质软,与周围组织界限清,有包膜,镜下见成熟脂肪细胞间有少量纤维组织混杂。

5.汗腺瘤　由汗腺上皮增生而成,少见,生长慢,大小不一,切面呈囊性结构,其中有乳头状生长,镜下见腔面为高柱状或立方形腺上皮交织形成绒毛突起,病理特征为分泌型柱状细胞下衬有一层肌上皮细胞,极少恶变。

(二)外阴上皮内瘤变(VIN)的病理学诊断、分级及治疗

1.外阴鳞状上皮内瘤变　分3级:VINⅠ,即轻度不典型增生;VINⅡ,即中度不典型增生;VINⅢ,即重度不典型增生和原位癌。治疗:①VINⅠ:药物治疗,5%氟尿嘧啶软膏,外用,每日一次。激光治疗。②VINⅡ~VINⅢ:手术治疗边缘距病灶0.5~1cm,或单纯外阴切除。

2.外阴非鳞状上皮内瘤变　主要指Paget's病,其病理特征为基底层见大而不规则的圆形、卵圆形或多边形细胞,细胞质空而透亮,核大小、形态、染色不一(Paget's细胞),表皮基膜完整。治疗:广泛局部病灶切除术或单纯外阴切除术,若出现浸润或合并汗腺癌,做外阴根治术和双采腹股沟淋巴结切除术。

(三)外阴鳞状细胞癌的临床表现、转移途径、临床分期及治疗

1.临床表现　①症状:不易愈合的外阴瘙痒和不同形态的肿物。②体征:多见于大阴唇,其次为小阴唇、阴蒂、会阴、尿道口或肛门。早期局部丘疹、结节或小溃疡,晚期呈不规则肿块,伴或不伴破溃或呈乳头样肿瘤,若癌灶转移至腹股沟淋巴结,可扪及一侧或双侧淋巴结增多,质地硬且固定。

2.转移途径　①直接转移:阴道、尿道。晚期至肛门、直肠、膀胱。②淋巴转移:多向同侧腹股沟淋巴结转移,顺次至腹股沟深淋巴结、盆腔淋巴结,最后至腹主动脉旁淋巴结。

3.临床分期　GIGO分期:0期:原位癌;Ⅰ期:肿瘤局限于外阴或外阴和会阴,最大直径≤2cm。ⅠA期:肿瘤直径≤2cm,伴间质浸润≤1cm。ⅠB期:肿瘤直径≤2cm,伴间质浸润>1cm。Ⅱ期:肿瘤局限于外阴或外阴和会阴,最大直径>2cm。Ⅲ期:肿瘤浸润尿道下端,或阴道,或肛门。ⅣA期:肿瘤浸润膀胱黏膜,或直肠黏膜,或尿道上段黏膜,或固定于盆骨。ⅣB期:任何远处转移,包括盆腔淋巴结转移。

4.治疗　手术治疗为主。0期:单纯外阴切除。ⅠA期:外阴广泛局部切除术。ⅠB期:病灶位于一侧,外阴广泛局部切除术及病灶同侧腹股沟淋巴结切除术。病灶位于中线:广泛局部切除术及双侧腹股沟淋巴结切除术。Ⅱ期:范围同ⅠB期,若有腹股沟淋巴结转移,术后应放疗,也可加化疗。Ⅲ期:同Ⅱ期和伴尿道前部切除术与肛门皮肤切除。Ⅳ期:外阴广泛切除、直肠下端和肛管切除、人工肛管形成术及双侧腹股沟、盆腔淋巴结切除术。放疗指征:①不能手术或手术危险性大,癌灶范围不能切净或切除困难者。②晚期病例术前先行放疗,待癌灶缩小再行较保守的手术。③复发可能性大。采用体外放射治疗60-钴、137-铯。化疗:晚期癌或复发癌的综合治疗手段,常用药物有阿霉素类、铂类、博来霉素、氟尿嘧啶和氮芥类。

二、关键知识点

1.外阴上皮内瘤变的病理学诊断、分级及治疗。

2.外阴鳞状细胞癌的临床表现、转移途径、临床分期及治疗。

三、延伸知识点

1.如何辨别外阴上皮内非瘤样变与外阴炎症引起的瘙痒？
2.外阴上皮内非瘤样变与上皮内瘤样变同时存在时应如何诊断及处理？

四、病例分析、思考题

病例　患者 71 岁,已婚女性,绝经 12 年,外阴瘙痒 10 年,伴肿块 1 个月。
思考题 1.可能发生的病变有哪些？
妇科检查:右侧大阴唇肿块约 2cm×1cm,表面有破溃伴渗液。
2.对本病变确诊应做哪些检查？
病理回报:外阴鳞状细胞癌。
3.有哪几种转移途径？ 如何进行临床分期？ 如何治疗？

五、临床技能要点

如何行外阴活检术？

六、常用英语词汇

hidradenoma　汗腺瘤
vulvar papilloma　外阴乳头瘤
vulvar leiomyoma　外阴平滑肌瘤
vulvar fibroma　外阴纤维瘤
vulvar lipoma　外阴脂肪瘤
vulvar intraepithelial neoplasia,VIN
　　　　　　外阴上皮内瘤变

vulvar squamous cell carcinoma
　　　　　　外阴鳞状细胞癌
wide local excision
　　　　　　外阴广泛局部切除术

（李伟宏）

第六节　宫颈肿瘤

【见习目的与要求】
1.了解宫颈刮片细胞学检查、阴道镜在 CIN 的诊断及随诊和宫颈癌诊断中的重要意义。
2.掌握宫颈癌的临床表现、诊断及治疗。
【见习时数】0.5 学时。
【见习准备】
1.复习理论知识点。
2.了解宫颈刮片细胞学检查、阴道镜在 CIN 的诊断及随诊和宫颈癌诊断中的重要意义。
3.掌握宫颈癌的临床表现、诊断及治疗。

【见习任务与方式】

1. 根据录像复习宫颈肿瘤理论知识。

2. 带教老师讲解细胞学报告单、阴道镜图片在 CIN 的诊断及随诊和宫颈癌诊断中的重要意义。

3. 带教老师根据宫颈癌具体病历讲解宫颈癌的临床表现、诊断及治疗。

4. 带教老师以典型病人示范宫颈刮片细胞学检查、阴道镜检查及宫颈活检操作。

【见习内容】

一、基础知识点

(一)宫颈上皮内瘤变(CIN)

CIN 是与宫颈浸润癌密切相关的一组癌前病变。

(二)宫颈上皮的组织学特性

宫颈上皮由宫颈阴道部鳞状上皮和宫颈管柱状上皮组成。

1. 宫颈阴道部鳞状上皮　由深至浅分为基底带、中间带和浅表带。基底带由基底细胞和旁基底细胞构成,旁基底细胞为增生活跃细胞,偶见核分裂象,中间带与浅表带为完全不增生的分化细胞。

2. 宫颈管柱状细胞　为分化良好的细胞,其下为储备细胞,具有分化和增殖能力。

3. 鳞柱交界(SCJ)　为宫颈复层鳞状上皮与单层柱状上皮的交界处。

4. 原始鳞柱交界(OSCJ)　源于胎儿期泌尿生殖窦的鳞状上皮与宫颈管柱状上皮相邻处,位于宫颈外口的远端。

5. 柱状上皮异位　青春期后雌激素作用使宫颈黏膜组织外移致原始鳞柱交界部内侧为宫颈管单层柱状上皮所覆盖形成外观呈细颗粒状的红色区。

6. 新鳞柱交界(NSCJ)　在阴道酸性环境或致病菌作用下,外移柱状上皮由原始鳞柱交界内侧向宫颈口方向逐渐被鳞状上皮替代形成的新的鳞柱交界,也叫生理鳞柱交界,位于宫颈外口的近端。

7. 转化区(TZ)　原始鳞柱交界与新鳞柱交界之间的区域。

8. 鳞状上皮化生　在转化区形成过程中,其表面被覆的柱状上皮在阴道的酸性环境下逐渐被鳞状上皮所替代,此过程被称为鳞状上皮化生。

9. 鳞状上皮化　宫颈阴道鳞状上皮直接长入柱状上皮与其基膜之间,直至柱状上皮完全脱落而被鳞状上皮替代。

二、关键知识点

(一)宫颈上皮内瘤变病理学诊断及分级(图5-8)

1. CIN Ⅰ　细胞异型性较轻,排列稍紊乱,累及上皮下 1/3。

2. CIN Ⅱ　细胞异型性较明显,细胞排列紊乱,累及上皮下 $1/3 \sim 2/3$。

3. CIN Ⅲ　细胞显著异型,细胞排列紊乱,细胞极性消失,累及上皮下 2/3 上至全层,包括原位癌。

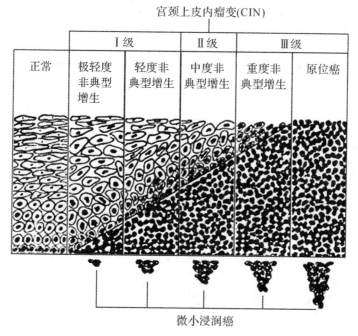

图 5-8 宫颈上皮内瘤变病理分级

(二)宫颈上皮内瘤变病理学诊断及分级的临床意义

1. 指导临床选择治疗方案。

2. 有助于患者随访周期的制定,有效阻断宫颈癌的发生。

(三)宫颈癌的临床表现

1. 症状 ①阴道流血:早期多为接触性出血;晚期为不规则流血,老年患者常为绝经后不规则阴道流血。②阴道排液:白色或血性、稀薄水样或米泔状,有腥臭味。③晚期症状:尿道、膀胱、输尿管压迫症状;恶病质。

2. 体征 早期体征不明显。外生型:可见息肉状、菜花状赘生物,常伴感染,质脆易出血;内生型:宫颈肥大、质硬,宫颈管膨大;晚期癌组织坏死脱落可形成溃疡或空洞。阴道壁受累时可见赘生物生长或阴道壁变硬;宫旁组织受累时,双、三合诊时可扪及宫颈旁组织增厚、结节状,质硬或形成冰冻骨盆。

(四)宫颈癌的临床分期(图 5-9)

FIGO 分期为:

0 期:原位癌。

Ⅰ期局限于宫颈,又可以分为:

Ⅰ A1 镜下浸润癌,间质浸润深度<3mm,水平扩散≤7mm;

Ⅰ A2 间质浸润深度 3~5mm。

Ⅰ B1 肉眼见癌灶≤4cm;

Ⅰ B2 肉眼见癌灶>4cm。

Ⅱ期超过宫颈但未达骨盆壁或阴道下 1/3,可分为:

Ⅱ A 无宫旁浸润。

Ⅱ B 有宫旁浸润。

Ⅲ期:扩展到骨盆壁和(或)累及阴道下 1/3 和(或)肾盂积水或肾无功能,可分为:

ⅢA　累及阴道下 1/3。

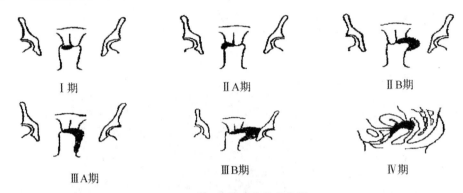

Ⅰ期　　　　　　　　ⅡA期　　　　　　　　ⅡB期

ⅢA期　　　　　　　　ⅢB期　　　　　　　　Ⅳ期

图 5-9　宫颈癌的临床分期

ⅢB　扩展到骨盆壁和(或)肾盂积水或肾无功能。

Ⅳ期,可分为:

ⅣA　侵犯膀胱、直肠黏膜和(或)超出真骨盆。

ⅣB　远处转移。

(五)CIN 的诊断方法及治疗原则

1.诊断方法　①宫颈刮片细胞学检查。②阴道镜检查。③宫颈活组织检查。④高危型 HPV-DNA 检测。

2.治疗原则　①CINⅠ:随访观察,病变持续存在 2 年可行冷冻、激光等治疗。②CINⅡ和 CINⅢ:均需治疗,可行宫颈环形电切术(LEEP)。年龄大、无生育要求者可行全子宫切除术。③妊娠期 CIN 可观察,产后复查后处理。

(六)宫颈癌的诊断方法及治疗原则

1.诊断方法

(1)宫颈刮片细胞学检查。

(2)宫颈碘试验。

(3)阴道镜检查、宫颈活组织检查。

(4)宫颈和宫颈管活组织检查。

(5)宫颈锥切术。

2.治疗原则　手术放疗为主,化疗为辅。

(1)手术治疗:ⅠA1——全子宫切除术;ⅠA2——改良根治性子宫切除术及盆腔淋巴结切除术;ⅠB1～ⅡA——根治性子宫切除术及盆腔淋巴结切除术,髂总淋巴结有癌转移者作腹主动脉旁淋巴结切除或取样。年轻患者卵巢正常可保留。对有生育要求的年轻患者:ⅠA1——宫颈锥切;ⅠA2～ⅠB1,肿瘤<2cm 者行根治性宫颈切除术及盆腔淋巴结切除术。

(2)放疗:适用于ⅡB～Ⅳ期;全身情况不适合手术的早期患者;宫颈大块病灶的术前放疗;手术治疗后病理检查发现高危因素的辅助治疗。早期病理以局部照射为主,晚期病例以体外照射为主,腔内为辅。

(3)化疗:主要用于晚期或复发转移病例,近年采取术前化疗缩小肿瘤病灶,控制亚临床转移及放疗增效,常用药物有顺铂、卡铂、博来霉素、丝裂霉素、异环磷酰胺、氟尿嘧啶等。

（七）宫颈癌的预防措施

1.普及防癌知识，开展性卫生教育，提倡晚婚少育。

2.重视高危因素及高危人群，有异常症状者及时就医。

3.积极治疗性传播疾病，早期发现及诊治 CIN，阻断宫颈浸润癌的发生。

4.健全及发挥妇女防癌保健网的作用，开展宫颈癌筛查，做到早发现、早诊断、早治疗。

三、延伸知识点

1.如何评估意义未明的不典型鳞状细胞在宫颈病变中的风险？

2.如何通过醋酸试验判断宫颈上皮内瘤变？

3.如何评价化疗在宫颈癌治疗中的作用？

四、病例分析、思考题

病例一　患者 41 岁，已婚女性，同房出血 2 个月。

思考题：1.患者可能罹患的疾病有哪些？需要完善哪些病史资料？

患者月经及生育史：月经 13 岁，4～5/28～30 天，2－0－1－2，月经正常，行绝育术 11 年。

2.根据现有资料可排除哪些疾病？重点专科检查有哪些？

患者妇科检查结果：阴道内中等量黄色黏稠分泌物，有异味。宫颈形态正常，糜烂面积约占宫颈 2/3，表明覆盖黄色分泌物，触血（＋）。子宫正常大小，无触痛，双侧附件区未及异常。

3.目前诊断考虑什么？如何做进一步检查？

液基薄层细胞学（TCT）检查结果提示为意义未明的不典型鳞状细胞（ASC-US）。

4.下一步检查应该做什么？为什么？

高危型 HPV 检测结果显示阳性。

5.如何做进一步检查？怎么做？

宫颈活检病理学结果为 CIN2。

6.根据病理结果及患者具体情况适合做何种治疗？治疗后如何随访？

病例二　患者 51 岁，已婚，绝经 2 年，阴道流血 1 周。

思考题：1.可能发生的病变有哪些？需做哪些检查？

经阴道检查：宫颈外形消失，增粗呈菜花状，触血（＋），阴道左前侧穹窿消失，挛缩并多发不平结节，延及阴道上 1/3。

2.对本病变应如何确诊？怎么做？

三合诊：左侧骶韧带增粗缩短，两侧宫旁及右侧骶韧带未及异常。子宫略缩小，无压痛，活动，双附件区未及异常。

3.宫颈癌如何行临床分期？有哪几种转移途径？该患者为几期？写出转移路径及范围。

病理报告：宫颈低分化鳞状细胞癌。

4.宫颈癌治疗原则是什么？本患者治疗路径是什么？如何随访？

五、临床技能要点

1.如何取细胞学标本？

2.如何取病毒学标本？

3.如何进行醋酸试验及碘试验？

4.如何行双合诊、三合诊？

5.如何行宫颈活检？

六、常用英语词汇

cervical intraepithelial neoplasia,CIN
　　　　　　　宫颈上皮内瘤变

human papilloma virus,HPV
　　　　　　　　人乳头瘤病毒

original squamocolumnar junction,OSCJ
　　　　　　　　原始鳞柱交界

new squamocolumnar junction,NSCJ
　　　　　　　　　新鳞柱交界

transformation zone,TZ　转化区

columnar ectopy　柱状上皮异位

squamous metaplasia　鳞状上皮化生

squamous epithelization　鳞状上皮化

the bethesda system,TBS　分类系统

thinprep cytology test,TCT
　　　　　　　液基薄层细胞学

hybrid capture 2 test,HC-2
　　　　　　　第二代杂交捕获试验

atypical squanous cells of undeterminied significance,ASC-US
　　　　　　意义未明的不典型鳞状细胞

low grade squamous intraepithelial lesion,LSIL　　低度鳞状上皮内病变

high grade squamous intraepithelial lesion,HSIL　　高度鳞状上皮内病变

endocervical curettage,ECC
　　　　　　　　颈管搔刮术

loop electrosurgical excision procedure, LEEP　　　　宫颈环形电切术

cold knife conization,CKC　冷刀锥切

（李伟宏）

第七节　子宫肿瘤

子宫肌瘤

【见习目的与要求】

1.了解子宫肌瘤的发病相关因素及病理。

2.熟悉子宫肌瘤的分类及变性。

3.掌握子宫肌瘤的临床表现、诊断及鉴别诊断。

4.熟悉子宫肌瘤的治疗原则及合并妊娠时的处理。

【见习时数】2 学时。

【见习准备】复习教科书理论知识点。

【见习任务与方式】

1.通过观看录像了解子宫肌瘤的发病相关因素，以及大体外观形态、分类，熟悉治疗原则。

2.由带教老师带领学生深入病房，询问病史，加深对该疾病临床表现的印象；由带教老师行窥阴器及双合诊检查，了解子宫肌瘤的形态及体征。

3.通过典型病例讲解子宫肌瘤的临床表现、诊断、鉴别诊断及治疗原则。

【见习内容】

一、基础知识点

(一)子宫肌瘤的分类(图 5-10)

1.**按肌瘤生长部位分类**　宫体肌瘤(90%)、宫颈肌瘤(10%)。

2.**按肌瘤与子宫肌壁的关系分为:**

(1)肌壁间肌瘤:占 60%~70%,肌瘤位于子宫肌壁间,周围被基层包围。

(2)浆膜下肌瘤:占 20%,肌瘤向子宫浆膜面生长,并突出于子宫表面,肌瘤表面仅由子宫浆膜覆盖。若瘤体继续向浆膜面生长,仅有一蒂与子宫相连,称为带蒂浆膜下肌瘤。若肌瘤位于子宫体侧壁向宫旁生长突出于阔韧带两叶之间,称为阔韧带肌瘤。

(3)黏膜下肌瘤:占 10%~15%,肌瘤向宫腔方向生长,突出于宫腔,表面仅为黏膜层覆盖。

各种类型的肌瘤可发生在同一子宫,称为多发性子宫肌瘤。

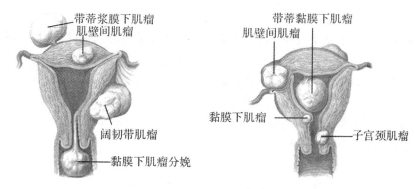

图 5-10　子宫肌瘤示意图

(二)子宫肌瘤变性

子宫肌瘤变性指肌瘤失去原有的典型结构。常见的变性有:

1.**玻璃样变**　又称透明变性,最常见。肌瘤剖面漩涡状结构消失,由均匀透明样物质取代。镜下示病变区肌细胞消失,为均匀透明无结构区。

囊性变:子宫肌瘤玻璃样变继续发展,肌细胞坏死液化即可发生囊性变,肌瘤变软。肌瘤内出现大小不等的囊腔,其间有结缔组织相隔,数个囊腔可融合成大囊腔,腔内含清亮无色液体,也可凝固成胶冻状。镜下见囊腔为玻璃样变的肌瘤组织构成,内壁无上皮覆盖。

2.**红色样变**　妊娠期、产褥期多见,为肌瘤的一种特殊类型坏死。肌瘤剖面为暗红色,如半熟的牛肉,有腥臭味,质软,漩涡状结构消失。镜下见组织高度水肿,假包膜内大静脉及瘤体内血栓形成,广泛出血伴溶血,肌细胞减少,细胞核溶解消失,有较多脂肪小球沉积(图 5-11)。

3.**肉瘤样变**　仅占 0.4%~0.8%,多见于年龄较

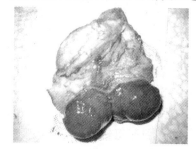

图 5-11　子宫肌瘤红色样变

大妇女。组织变软且脆,切面灰黄色,似生鱼肉状,与周围组织界限不清。镜下见肌细胞增生,排列紊乱,漩涡状结构消失,细胞异型性。

4.钙化　多见于蒂部细小、血供不足的浆膜下肌瘤及绝经后妇女的肌瘤。镜下见钙化区为层状沉积,圆形,有深蓝色微细颗粒。X线摄片看到钙化阴影。

二、关键知识点

(一)子宫肌瘤的常见症状

1.经量增多及经期延长　多见于大的肌壁间肌瘤及黏膜下肌瘤。黏膜下肌瘤伴有坏死感染时,可有不规则阴道流血或血性脓性排液。长期经量增多可继发贫血、乏力、心悸等。

2.下腹包块　当肌瘤增大使子宫超过3个月妊娠大时可从腹部触及。巨大的黏膜下肌瘤可脱出于阴道外。

3.白带增多　肌壁间肌瘤使宫腔面积增大,内膜腺体分泌增多,并伴有盆腔充血使白带增多;黏膜下肌瘤一旦感染,可有大量脓性白带。若溃烂、坏死、出血,则可有血性或脓血性、有恶臭的阴道溢液。

4.压迫症状　子宫前壁下段肌瘤压迫膀胱引起尿频、尿急;宫颈肌瘤引起排尿困难、尿潴留;子宫后壁肌瘤引起下腹坠胀不适、便秘。阔韧带肌瘤或宫颈巨型肌瘤向侧方发展,可压迫输尿管使泌尿路受阻,形成输尿管扩张甚至发生肾盂积水。

5.其他　常见下腹坠胀、腰酸背痛,经期加重。可引起不孕或流产。肌瘤红色样变有急性下腹痛,伴呕吐、发热及肿瘤局部压痛;浆膜下肌瘤蒂扭转可有急性腹痛;子宫黏膜下肌瘤由宫腔向外排出时也可引起腹痛。

(二)子宫肌瘤的体征

大肌瘤可在下腹部扪及实质性不规则肿块。妇检子宫增大,表面不规则单个或多个结节状突起。浆膜下肌瘤可扪及单个实质性球状肿块与子宫有蒂相连。黏膜下肌瘤位于宫腔内者子宫均匀增大,脱出于宫颈外者,窥器检查可见子宫颈口处有肿物,粉红色,表面光滑,宫颈四周边缘清楚。若伴感染可有坏死、出血及脓性分泌物。

三、延伸知识点

(一)子宫肌瘤与妊娠子宫、卵巢肿瘤、子宫腺肌病及子宫恶性肿瘤如何鉴别?

根据病史及体征,诊断多无困难,个别诊断困难者,可借助B超、宫腔镜、腹腔镜检查,子宫输卵管造影协助诊断。

(二)子宫肌瘤的治疗原则是什么?

应根据患者年龄,生育要求,症状及肌瘤的部位、大小、数目全面考虑。

1.随访观察　无症状肌瘤一般不需治疗,特别是近绝经期妇女。每3～6个月随访一次。

2.药物治疗　适用于症状轻、近绝经年龄或全身情况不宜手术者。

3.手术治疗适应证　①月经过多致继发贫血,药物治疗无效;②严重腹痛、性交痛或慢性腹痛、有蒂肌瘤扭转引起的急性腹痛;③有膀胱、直肠压迫症状;④能确定肌瘤是不孕或反复流产的唯一原因者;⑤肌瘤生长较快,怀疑有恶变。

(三)子宫肌瘤对妊娠及分娩的影响有哪些?

对妊娠及分娩的影响与肌瘤大小及生长部位有关。黏膜下肌瘤可影响受精卵着床,导致早期流产；肌壁间肌瘤过大可使宫腔变形或内膜供血不足引起流产。肌瘤可妨碍胎先露下降，使妊娠后期及分娩时胎位异常、胎盘低置或前置、产道梗阻。胎儿娩出后可因胎盘粘连、附着面大或排除困难及子宫收缩不良导致产后出血。

四、临床技能要点

（一）子宫肌瘤药物及手术治疗的适应证是什么？

药物治疗适应证：适用于症状轻、近绝经年龄或全身情况不宜手术者。

手术适应证：①月经过多致继发贫血，药物治疗无效；②严重腹痛、性交痛或慢性腹痛、有蒂肌瘤扭转引起的急性腹痛；③有膀胱、直肠压迫症状；④能确定肌瘤是不孕或反复流产的唯一原因者；⑤肌瘤生长较快，怀疑有恶变。

（二）子宫肌瘤各种术式该如何选择？

1. 肌瘤切除术　适用于 35 岁以下希望保留生育功能的患者。可经腹或腹腔镜下切除，黏膜下肌瘤可经阴道或宫腔镜下切除。

2. 子宫切除术　用于肌瘤大，个数多，症状明显，不要求保留生育功能或疑有恶变者。依具体情况决定是否保留双侧附件，术前应行宫颈细胞学检查排除宫颈恶性病变。

（三）子宫肌瘤合并妊娠如何处理？

妊娠期及产褥期肌瘤易发生红色样变，采用保守治疗通常可缓解。妊娠合并子宫肌瘤多能自然分娩，但应预防产后出血。若肌瘤阻碍胎儿下降应行剖宫产，术中是否同时切除肌瘤，需根据肌瘤大小、部位和患者情况而定。

五、病例分析、思考题

（一）选择题

1. 子宫肌瘤继发贫血最常见于　　　　　　　　　　　　　　　　　　（　）

A. 浆膜下肌瘤　　　　　　B. 黏膜下肌瘤　　　　　　C. 肌瘤囊性变性

D. 肌瘤红色变性　　　　　E. 肌壁间肌瘤

答案：B

2. 在妊娠期间子宫肌瘤容易发生的变性是　　　　　　　　　　　　　（　）

A. 玻璃样变　　　　　　　B. 囊性变　　　　　　　　C. 红色样变

D. 肉瘤变　　　　　　　　E. 钙化

答案：C

3. 子宫肌瘤患者与临床症状轻重关系密切的是　　　　　　　　　　　（　）

A. 肌瘤大小　　　　　　　B. 肌瘤数目　　　　　　　C. 肌瘤生长部位

D. 肌瘤与肌壁关系　　　　E. 肌瘤有无变性

答案：C

4. 月经量多或经期延长但周期基本正常，应首先考虑　　　　　　　　（　）

A. 子宫内膜癌　　　　　　B. 子宫颈癌　　　　　　　C. 子宫肌瘤

D. 无排卵性功能失调性子宫出血　　　　E. 宫颈息肉

答案：C

5. 最常见的子宫肌瘤类型是　　　　　　　　　　　　　　　　　　　（　）

A. 肌壁间肌瘤　　　　　B. 浆膜下肌瘤　　　　C. 黏膜下肌瘤

D. 宫颈肌瘤　　　　　　　E. 阔韧带肌瘤

答案:A

(二)病例分析题

病例　患者,40岁,月经量增多5年,月经周期正常,经量多时如小便样外流。妇检:子宫如孕3个月大小,表面凹凸不平,子宫左侧可扪及鸭卵大小包块,质硬与子宫分不开,无压痛,血常规提示血红蛋白60g/L。

思考题:该患者的疾病诊断及治疗方式各是什么?

六、常用英语词汇

uterine myoma　子宫肌瘤

intramural myoma　肌壁间肌瘤

subserous myoma　浆膜下肌瘤

submucous myoma　黏膜下肌瘤

hyaline degeneration　玻璃样变

cystic degeneration　囊性变

red degeneration　红色样变

sarcomatous change　肉瘤样变

degeneration with calcification　钙化

myomectomy　肌瘤切除术

（王　丽）

子宫内膜癌

【见习目的与要求】

1.重点掌握子宫内膜癌的发病现状及致病因素。

2.掌握子宫内膜癌前病变及子宫内膜癌的病理变化。

3.重点掌握子宫内膜癌的临床表现及临床分期。

4.重点掌握子宫内膜癌的诊断。

5.重点掌握治疗原则(手术治疗及药物治疗)。

【见习时数】1学时。

【见习准备】复习教科书理论知识点。

【见习任务与方式】

1.由带教老师讲解子宫内膜癌的发病现状及致病因素。

2.由带教老师讲解子宫内膜癌前病变及子宫内膜癌的病理变化。

3.由带教老师讲解子宫内膜癌的临床表现及临床分期。

4.由带教老师讲解子宫内膜癌的诊断。

5.由带教老师讲解子宫内膜癌的处理原则。

6.在带教老师的带领下,让学生采集典型病历病史,条件允许的情况下带教老师带领1~2位同学进行妇科检查,由同学报告病历,然后在教师启发下分析病人的临床特点进行诊断、鉴别诊断,并讨论其处理原则。

7.通过电视录像观看手术操作过程,边看边由老师讲解生殖器解剖及与邻近器官关系、手术步骤、术中注意事项。

8.观察手术大体标本,包括看幻灯片:子宫内膜癌前病变的组织形态、内膜癌的组织分化及各期内膜癌标本。

9.鼓励学生结合病例查阅国内外文献,探讨子宫内膜癌的诊治及预防的新进展。

【见习内容】

一、基础知识点

(一)子宫内膜癌的高危因素有哪些?

1.肥胖。

2.糖尿病患者或耐糖量不正常者,其患子宫内膜癌的危险性比正常人增加2.8倍。

3.内膜癌伴高血压者较多。肥胖、糖尿病与高血压三者并存于子宫内膜癌患者,称为"宫内膜的三联征"或"宫内膜癌综合征"。

4.月经失调　宫内膜癌患者,月经紊乱、量多者比正常妇女高3倍。

5.初潮早与绝经迟　12岁以前比12岁以后初潮者,宫内膜癌的发生率多60%。宫内膜癌的绝经年龄较正常妇女迟6年。

6.孕产次　宫内膜癌发生于多产、未产、不孕症者较多。

7.多囊卵巢综合征表现为不排卵,而使子宫内膜处于高水平的、持续的雌激素作用之下,缺乏孕激素的调节和周期性的子宫内膜剥脱而发生增生改变。

8.卵巢肿瘤　分泌较高水平雌激素的颗粒细胞癌、卵泡膜细胞瘤等,可致月经不调,绝经后出血及子宫内膜增生和内膜癌。

9.子宫内膜不典型增生　可为内膜癌发展的一个阶段或无此阶段。而重度不典型增生,可视为子宫内膜原位癌。

10.外源性雌激素　服用雌激素的妇女具有高度发生子宫内膜癌的危险,其危险与剂量大小、服用时间长短、是否合用孕激素、中间是否停药,以及病人特点等有关。

(二)子宫内膜癌有哪些临床表现?

1.子宫出血　绝经期前后的不规则阴道出血是子宫内膜癌的主要症状。个别也有月经周期延迟者,但表现不规律。绝经后患者多表现为持续或间断性阴道出血。

2.阴道排液　在初期可能仅有少量血性白带,但后期发生感染、坏死,则有大量恶臭的脓血样液体排出。有时排液可夹杂癌组织的小碎片。倘若宫颈腔积脓,则可引起发烧、腹痛、白细胞增多。一般情况也迅速恶化。

3.疼痛　由于癌肿及其出血与排液的淤积,刺激子宫不规则收缩而引起阵发性疼痛,约占10%~46%。这种症状多半发生在晚期。如癌组织穿透浆膜或侵蚀子宫旁结缔组织、膀胱、直肠或压迫其他组织也可引起疼痛,往往呈顽固性和进行性加重,且多从腰骶部、下腹向大腿及膝放射。

4.其他　晚期患者自己可触及下腹部增大的子宫或/及邻近组织器官可致该侧下肢肿痛,或压迫输尿管引起该侧肾盂输尿管积水或致肾脏萎缩;或出现贫血、消瘦、发热、恶液质等全身衰竭表现。

(三)子宫内膜癌有哪些转移途径?

1.直接蔓延　①癌灶沿子宫内膜蔓延生长向上至输卵管。②癌灶沿子宫内膜蔓延生长向下至宫颈管及阴道。③癌灶经肌层浸润至浆膜面而延至输卵管、卵巢。④广泛种植在盆腔腹膜、直肠子宫凹陷及大网膜。

2.淋巴转移　为内膜癌的主要转移途径。转移途径与癌灶生长部位有关。①内膜癌向上至腹主动脉旁淋巴结。②子宫颈受累时与宫颈癌的淋巴转移途径相同(宫旁、髂内、髂外、髂总淋巴结)。③子宫后壁癌灶可沿宫骶韧带扩散到直肠淋巴结。

3.血行转移　晚期经血行转移至肺、肝、骨等处。

二、关键知识点

(一)子宫内膜癌的诊断依据有哪些?

1.病史　子宫内膜癌患者多为老年妇女,绝经期延迟,或月经不规则;常为不孕或产次不多,合并肥胖、高血压、糖尿病;若绝经后又有不规则阴道流血或排液臭则更应引起注意。对年轻患者有不规则阴道流血者,也要慎重弄清其原因,尤其经过治疗而无效者也应做诊刮。阴道排液及腹痛已是晚期症状。

2.临床检查　早期一般妇科检查多无所发现,子宫体不大,宫颈光滑,附件也无异常。疾病的晚期则子宫大于相应年龄,有的双合诊后指套沾有血性白带或附有腐崩的癌组织;有的则在宫颈口已可见到突出的息肉状肿物。但子宫内膜癌可与子宫肌瘤同时存在,所以子宫过大者不一定为晚期子宫内膜癌。

3.细胞学检查　用特制的宫腔吸管或宫腔刷放入宫腔,吸取分泌物找癌细胞,阳性率达90%。

4.B超检查　子宫超声检查对子宫内膜癌在宫腔大小、位置、肌层浸润程度、肿瘤是否穿破子宫浆膜或是否累及宫颈管等有一定意义,其诊断符合率达79.3%～81.82%。

5.诊断性刮宫　为确诊子宫内膜癌不可缺少的方法。先用小刮匙刮取宫颈管内组织,再进入宫腔刮取子宫两侧角及宫体前后壁组织,分别装瓶标明,送病理检查。

6.宫腔镜检查　宫腔镜不仅可观察宫腔,而且又能观察颈管,宫腔镜下可观察癌肿部位、大小,界限是局限性还是弥散性,是外生型还是内生型,及宫颈管有否受累等,对可疑病变行活检,有助于发现较小的或早期病变。宫腔镜检查诊断内膜癌的准确性为94%。如果采用直接活检则准确率达100%。镜检时注意防止出血、感染、穿孔等并发症。

7.腹膜后淋巴造影　可明确盆腔及主动脉旁淋巴结有否转移,以利于决定治疗方案。Ⅰ、Ⅱ期盆腔淋巴结阳性率分别为10.6%和36.5%。

8.CT扫描与磁共振成像。

(二)子宫内膜癌的治疗原则

1.手术治疗　手术可明确病灶范围,正确进行临床分期,以正确决定手术范围。Ⅰ期者通常做筋膜外全子宫切除加双侧附件切除术。具有以下情况之一者,应行盆腔及腹主动脉旁淋巴结取样和(或)清扫术:①病理类型为透明细胞癌、浆液性癌、鳞形细胞癌、G3内膜癌;②侵犯肌层>1/2;③肿瘤>2cm。Ⅱ期者则做广泛性子宫切除术加双侧盆腔淋巴结清扫术。Ⅲ、Ⅳ期者,凡有手术可能则先手术,尽量切除病灶,缩小瘤体,术后辅以放疗或孕激素治疗。否则,宜先行孕激素、放疗或/及化疗,待有手术可能时再手术。术后仍需辅以其他治疗。

2.放射治疗　腺癌对放疗敏感度不高,单纯放疗效果不佳。但对老年患者或合并有严重内科疾患不能接受手术治疗或禁忌手术时,放疗仍不失为一种有一定疗效的治疗方法。放疗包括腔内及体外照射两种。腔内照射,目前多采用^{137}Cs、^{60}Co等,镭已基本废弃。体外照射多用^{60}Co直线加速器等

3.孕激素治疗　多用于手术或放疗后复发或转移的病例,也用于腺癌分化好、早期、年轻、

需要保留生育功能的患者。孕激素还可降低术后阴道复发率,故还可广泛地应用于手术后或放疗后的辅助治疗。

4.化疗 多用于晚期或复发转移患者。有条件能进行癌组织 PR、ER 测定者,当受体阳性时首选孕激素治疗;当受体阴性时,则更多采用化疗。

5.抗雌激素药物治疗 三苯氧胺(tamoxifen)为一种非甾体类抗雌激素药物,本身有轻微雄激素作用。它与雌二醇竞争雌激素受体(ER),占据受体而起抗雌激素的作用。服本药后,肿瘤内 PR 上升,有利于孕激素治疗。通常用于晚期病例、术后复发或转移者。可单用(孕激素治疗无效)或与化疗药物合并应用。

三、延伸知识点

(一)学会鉴别器质性疾病引起的出血与功能失调引起的子宫出血病

1.绝经后出血 首先应警惕是否为恶性肿瘤。

2.功能失调性子宫出血 更年期常发生月经紊乱,尤其子宫出血较频发者,不论子宫大小是否正常,必须首先做诊刮,明确性质后再进行治疗。

3.子宫内膜不典型增生 多见于生育年龄妇女。子宫内膜不典型增生重度在组织形态上,有时很难与分化良好的腺癌鉴别。

4.子宫黏膜下肌瘤或内膜息肉 多表现月经过多或经期延长,或出血同时可伴有阴道排液或血性分泌物,临床表现与内膜癌十分相似。但通过探宫腔、分段刮宫、子宫碘油造影或宫腔镜检查可做出鉴别诊断。

5.子宫颈管癌 与内膜癌一样,同样表现不规则阴道流血及排液增多。如病理检查为鳞癌则考虑来源于宫颈。如为腺癌则鉴定其来源会有困难,如能找到黏液腺体,则原发于颈管的可能性较大。

6.原发性输卵管癌 阴道排液、阴道流血和下腹痛,阴道涂片可能找到癌细胞而和内膜癌相似。而输卵管癌宫内膜活检阴性,宫旁可扪及肿物,有别于内膜癌。如包块小而触诊不明显者,可通过腹腔镜检查确诊。

7.老年性子宫内膜炎合并宫腔积脓 常表现为阴道排出脓液、血性或脓血性排液,子宫多增大变软。通过B超检查,扩张宫颈组织,只见炎性浸润组织。子宫积脓常与子宫颈管癌或子宫内膜癌并存,鉴别时必须注意。

(二)异常子宫出血的疾病有哪些?

生殖器炎症、功血、宫颈癌、内膜癌、内膜息肉、宫颈炎、病理妊娠、妊娠滋养细胞疾病、医源性出血等。

四、病例分析、思考题

绝经后妇女的阴道流血,可能由什么疾病引起,如何确诊?

五、临床技能要点

如何进行分段诊刮?

六、常用英语词汇

carcinoma of endometrium 子宫内膜癌 　　　　　　　　　　　(卢 斋)

第八节　卵巢肿瘤

【见习目的与要求】

1.了解卵巢肿瘤组织学分类及常见的卵巢肿瘤的病理特点。

2.掌握卵巢良恶性肿瘤常见的临床表现、诊断方法。

3.熟悉卵巢恶性肿瘤的分期及转移途径。

4.熟悉良性卵巢肿瘤与恶性卵巢肿瘤的鉴别诊断以及与其他疾病的鉴别诊断。

5.掌握卵巢肿瘤常见的并发症的临床表现、诊断与处理原则。

6.掌握卵巢良性肿瘤与恶性肿瘤的治疗原则。

【见习时数】1学时。

【见习准备】复习教科书理论知识点。

【见习任务与方式】

1.由带教老师一般介绍卵巢肿瘤的发病情况及高危因素、卵巢肿瘤的组织学分类、常见卵巢肿瘤的病理学特点。

2.由带教老师重点讲解卵巢良恶性肿瘤常见的临床表现、诊断、辅助诊断方法的临床意义。

3.由带教老师重点讲解卵巢恶性肿瘤的分期及转移方式特点。

4.由带教老师重点讲解卵巢肿瘤的鉴别诊断。

(1)卵巢良恶性肿瘤的鉴别诊断。

(2)良性卵巢肿瘤与其他疾病的鉴别诊断。

(3)恶性卵巢肿瘤与其他疾病的鉴别诊断。

5.由带教老师重点讲解卵巢常见肿瘤并发症诊断与处理原则。

6.由带教老师重点讲解卵巢良、恶性肿瘤的治疗原则。

7.在带教老师的带领下,让学生采集典型病历病史,条件允许的情况下带教老师带领1~2位同学进行妇科检查,由同学报告病历,然后在老师启发下分析患者的临床特点进行诊断、鉴别诊断,并讨论其处理原则。

8.在手术室或通过电视录像观看手术操作过程,边看边由老师讲解生殖器解剖及与邻近器官关系,卵巢肿瘤手术步骤,术中注意事项。

9.观察手术大体标本。

【见习内容】

一、基础知识点

(一)卵巢肿瘤组织学分类有哪几种?

按组织发生学分类,卵巢肿瘤分为5类:

1.上皮癌　发生于胚胎时的体腔上皮,如浆液瘤、黏液瘤等。

2.发生于生殖细胞的肿瘤　如成熟性及未成熟性畸胎瘤,未成熟性中有些恶性度很高。

3.发生于性索间质的肿瘤　多具有分泌性激素的功能,如颗粒细胞瘤等。

4.发生于非特异性间质肿瘤　如纤维瘤、平滑肌瘤等。这类肿瘤较少见。

5.转移瘤　由胃肠道、乳腺及盆腔脏器恶性肿瘤转移而来,如多由胃肠道来的库肯勃瘤。

(二)卵巢肿瘤常见的并发症有哪些?

1.破裂　有自发性破裂及外伤性破裂。破裂后囊液流入腹腔,刺激腹膜,可引起剧烈腹痛、恶心、呕吐,甚至休克。检查时有腹壁紧张、压痛、反跳痛等腹膜刺激体征,原肿块缩小或消失。确诊后,应立即剖腹探查,切除囊肿,清洗腹腔。

2.恶性变　卵巢良性肿瘤恶变多发生于年龄较大尤其绝经后者,肿瘤在短期内迅速增大,患者感腹胀、食欲不振,检查肿瘤体积明显增大,固定,多有腹水。疑有恶性变者,应及时处理。

3.感染　较少见,多继发于肿瘤蒂扭转或破裂等。主要症状有发热、腹痛、白细胞升高及不同程度腹膜炎。应积极控制感染,择期手术探查。

4.蒂扭转　较常见,为妇科急腹症之一。多见于瘤蒂长、中等大小、活动度大、重心偏向一侧的囊性肿瘤,多发生在体位急骤变动时、妊娠早期或产后。蒂扭转后,由于肿瘤静脉回流受阻,引起充血,呈紫褐色,甚至血管破裂出血。可因动脉阻塞致肿瘤发生坏死、感染。急性蒂扭转时,患者突然发生下腹剧烈疼痛,严重时可伴恶心、呕吐,甚至休克。检查时患侧腹壁肌紧张,压痛显著,肿块张力较大。一经确诊后,应立即手术切除肿瘤。术时勿将扭转之蒂转回,宜在蒂扭转部近侧钳夹切断,防止血栓脱落进入血循环。

(三)卵巢恶性肿瘤的转移途径有几种?

卵巢癌常见的转移方式有 3 种:

1.淋巴转移。

2.直接蔓延至腹腔种植。

3.血行转移。

大部分卵巢癌不通过血行途径转移,只有少部分的晚期卵巢癌通过血行转移至肝、肺、胸膜等部位。

二、关键知识点

(一)哪些卵巢肿瘤对放射敏感?

关于不同组织类型的卵巢恶性肿瘤,对放疗的敏感性不同,以无性细胞瘤对放疗最敏感,颗粒细胞瘤中度敏感,上皮性瘤也有一定敏感度。

(二)卵巢肿瘤的化学治疗作用

卵巢肿瘤化学治疗为卵巢囊肿的主要辅助疗法。估计手术切除肿瘤困难,术前先用1~2疗程化疗,可提高手术切除术。术后应用化疗则可预防复发;手术切除不彻底者,化疗后可获暂时缓解甚至长期存活;手术无法切除者,化疗可使肿瘤缩小、松动,为再次手术创造条件。

(三)卵巢癌的治疗原则

1.根治性手术　使残余瘤源的直径<2cm。

2.保守性手术　要求保留生育功能的年轻患者在下述条件下可行患侧附件切除术:临床Ⅰ期;交界性低度恶性肿瘤;瘤细胞分化良好;无腹水,腹腔冲洗液细胞学检查阴性;术中剖检对侧卵巢未发现肿瘤;术后若有条件严密随访。

3.大剂量间歇用药　较小剂量用药化疗效果为佳。

4.联合化疗较单一化疗疗效为佳。

5.按肿瘤不同的组织学类型选择不同的化疗方案。

6.放射治疗　卵巢无性细胞瘤、颗粒细胞瘤及无法手术切除的转移病源,可选用放射治疗。

(四)卵巢癌的手术治疗原则

1.恶性卵巢肿瘤Ⅰ期治疗原则是彻底手术,切除全子宫、双侧附件、大网膜以及阑尾和腹膜后淋巴结除术。

2.晚期患者应尽可能切除肉眼可见的瘤灶,使瘤细胞数减少到最低限度,即使不能全部切除,也应尽量减少肿块体积,即所谓的肿瘤缩减术或细胞灭减术,以利术后化疗及放疗。

3.对交界性或低度恶性肿瘤颗粒细胞瘤及ⅠA期组织分化好的年轻患者,可以仅做患侧附件切除,但必须剖腹观察对侧卵巢确无肿瘤,或楔形切除组织冰冻检查正常时才可保留,术后严密随访。

三、延伸知识点

(一)卵巢肿瘤的肿瘤标记物有哪些?

1.CA125　对诊断卵巢上皮性癌有重要参考价值,特别是浆液性囊腺癌,其次是宫内膜样癌。晚期卵巢癌阳性率高,但Ⅰ期卵巢恶性肿瘤阳性率仅 50%。临床上 CA125≥35U/ml 为阳性标准。CA125 并非特异性,部分妇科非恶性疾病如急性盆腔炎、子宫内膜异位症、盆腹腔结核、卵巢囊肿、子宫肌瘤及一些非妇科疾病 CA125 值也时有升高。

2.AFP　对卵巢内胚窦瘤有特异性价值。含内胚窦瘤成分的混合瘤、无性细胞瘤和胚胎瘤,部分未成熟畸胎瘤也可升高。AFP 可以作为生殖细胞瘤治疗前后及随访的重要标记物。

3.hCG　原发性卵巢绒癌成分的生殖细胞瘤患者血中 hCG 异常升高,正常非妊娠妇女血清 β 亚单位的 hCG 值阴性或<3.1mg/ml。

4.CEA　有些卵巢恶性肿瘤晚期,特别是黏液性囊腺癌 CEA 异常升高。但 CEA 并非卵巢肿瘤的特异性抗原。

5.LDH　部分卵巢恶性肿瘤血清中 LDH 升高,特别是无性细胞瘤常常升高,但并非卵巢肿瘤特异性指标。

6.性激素　粒层细胞瘤、卵泡膜瘤可产生较高水平雌激素;黄素化时,也可以分泌睾丸素。浆液性、黏液性或纤维上皮瘤有时也可以分泌一定量的雌激素。

(二)恶性卵巢肿瘤有哪些特点?

1.发病年龄　卵巢癌可发生于任何年龄,高发阶段在 40~70 岁,其中以 50 岁左右绝经前后的中年妇女最为多见,但 20 岁以下少女也有发生。

2.胃肠道不适　早期患者首发症状常常表现在胃肠道。病人几乎都因腹胀、胃纳不佳、饮食减少或明显消瘦而就医。若腹水出现,腹胀将更为明显,也可出现腹痛。

3.腹部肿物　多数患者在早晨醒来膀胱充盈时无意中摸到下腹部肿物,若肿物长势迅速或出现腹水者应高度可疑为本病。

4.月经改变　大约 1/2 卵巢癌患者月经不正常,阴道有不规则出血。临床还发现卵巢功能不全者,如月经初潮推迟,绝经期提前;痛经、独身、不育或有卵巢癌家族史的人群易患本病。

5.压迫症状　较大的盆腔肿物常出现明显的压迫症状,并有尿频、便急、肛门憋堵、下腹坠胀或大便不畅等不适。

6.妇科检查 若内诊发现附件肿物质硬、表面不平、活动度差者应高度可疑卵巢癌浸润粘连。

7.B超所见 实质性卵巢肿物约70%为恶性;囊性与实性混合型肿瘤也多属恶性。B超检查若发现肿瘤壁厚(实性反射厚度超过2cm)应高度可疑恶性。

8.其他检测 腹水的细胞学检查对诊断有帮助。CA125检测主要对卵巢上皮性肿瘤、甲胎蛋白(AFP)对内胚窦瘤、绒毛膜促性腺激素对绒毛膜癌的诊断和预后估计有重要参考价值。

四、病例分析、思考题

1.如何鉴别卵巢的良恶性肿瘤?

2.卵巢肿瘤并发症的诊断与处理原则是什么?

五、临床技能要点

如何行双合诊及三合诊?

六、常用英语词汇

ovarian tumor like condition
　　　　　　　卵巢瘤样病变
epithelial ovarian tumor
　　　　　　　卵巢上皮性肿瘤
serous cystadenoma 浆液性囊腺瘤
serous cystadenocarcinoma
　　　　　　　浆液性囊腺癌
borderline serous cystadenoma
　　　　　　　交界性浆液性囊腺瘤
mucinous cystadenoma 黏液性囊腺瘤
mucinous cystadenocarcinoma
　　　　　　　黏液性囊腺癌
borderline serous cystadenoma
　　　　　　　交界性黏液性囊腺瘤

endometrioid tumor 卵巢内膜样肿瘤
ovarian germ cell tumor
　　　　　　　卵巢生殖细胞肿瘤
teratoma 畸胎瘤
mature teratoma 成熟畸胎瘤
immature teratoma 不成熟畸胎瘤
dysgerminoma 无性细胞瘤
endodermal sinus tumor 内胚窦瘤
ovarian sex cord stromal tumor
　　　　　　　卵巢性索间质肿瘤
granulose cell tumor 颗粒细胞瘤
theca cell tumor 卵泡膜细胞瘤
androblastoma 睾丸母细胞瘤
Krukenberg tumor 库肯勃瘤

(卢 斋)

第九节 妊娠滋养细胞疾病

【见习目的与要求】

1.掌握葡萄胎的定义、临床表现及处理。

2.掌握侵蚀性葡萄胎、绒毛膜癌的临床诊断特点。

3.熟悉侵蚀性葡萄胎、绒毛膜癌的病理变化。

4.熟悉侵蚀性葡萄胎、绒毛膜癌的临床分期、治疗及预后。

【见习时数】2学时。

【见习准备】复习教科书理论知识点。

【见习任务与方式】

1.通过典型病例讲解葡萄胎的病理、临床表现、诊断、鉴别诊断、治疗及临床随访。

2.通过典型病例讲解侵蚀性葡萄胎、绒毛膜癌的病理、临床特点、分期治疗及预后。

3.尽可能地参观手术及手术标本示教。

【见习内容】

一、基础知识点

葡萄胎定义:妊娠后胎盘绒毛滋养细胞增生、间质水肿,形成大小不一的水泡,水泡间借蒂相连成串形如葡萄(图 5-12、图 5-13)。

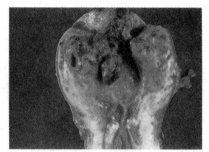

全子宫切除标本示部分性葡萄胎侵入宫底部两侧的
肌层内,浸润的边界不清且呈出血性,未见胎儿

图 5-12　葡萄胎大体观

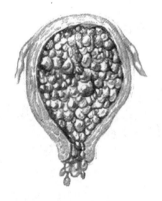

图 5-13　葡萄胎大体观

侵蚀性葡萄胎定义:镜下见侵入肌层的水泡状组织形态与葡萄胎相似,可见绒毛结构及滋养细胞增生和分化不良。但绒毛结构也可退化,仅见绒毛阴影。

绒毛膜癌的定义:仅见成片滋养细胞浸润及坏死出血,未见绒毛结构,简称为绒癌。原发灶和转移灶诊断不一致,只要在任一组织切片中见有绒毛结构(图 5-14)。

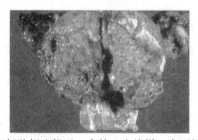

全子宫切除标本提示一大的、肉块样、表面粗糙的团块,
深深地侵入肌层并穿入浆膜层,这是妊娠绒癌的大体表现

图 5-14　绒毛膜癌的大体观

葡萄胎的临床表现:①停经后阴道流血;②子宫异常增大、变软;③妊娠呕吐;④子痫前期征象;⑤卵巢黄素化囊肿;⑥腹痛;⑦甲状腺功能亢进征象。

侵蚀性葡萄胎、绒毛膜癌的临床诊断特点:

(1)血 hCG 测定:符合下列标准中的任何一项且排除妊娠物残留或妊娠,即可诊断为妊娠滋养细胞肿瘤:

①血 hCG 测定 4 次呈平台状态($\pm 10\%$),并持续 3 周或更长时间,即 1、7、14、21 日。

②血任 hCG 测定 3 次升高($> 10\%$),并至少持续 2 周或更长时间,即 1、7、14 日。

③血汗 hCG 水平持续异常达 6 个月或更长。

（2）胸部 X 线摄片：诊断肺转移有价值。肺转移的最初 X 线征象为肺纹理增粗，以后发展为片状或小结节阴影，典型表现为棉球状或团块状阴影。转移灶以右侧肺及中下部较多见。

（3）CT 和磁共振成像：CT 对发现肺部较小病灶和脑等部位的转移灶，有较高的诊断价值。磁共振成像主要用于脑、肝和盆腔病灶的诊断。

（4）超声检查：在声像图上，子宫正常大小或不同程度增大，肌层内可见高回声团块，边界清但无包膜；或肌层内有回声不均区域或团块，边界不清且无包膜；也可表现为整个子宫呈弥漫性增高回声，内部伴不规则低回声或无回声。彩色多普勒超声主要显示丰富的血流信号和低阻力型血流频谱。

二、关键知识点

妊娠滋养细胞肿瘤的临床诊断：
1. 葡萄胎排空后半年内发病者诊断为侵蚀性葡萄胎。
2. 葡萄胎排空后一年以上发病者诊断为绒癌。
3. 半年至一年内发病则侵蚀性葡萄胎和绒癌各占一半。
4. 流产、分娩、异位妊娠后发病者诊断为绒癌。

三、延伸知识点

如何鉴别先兆流产、异位妊娠、葡萄胎？
如何鉴别侵蚀性葡萄胎、绒毛膜癌？

四、病例分析、思考题

病例一 患者，27 岁。停经 3 个月，阴道流血 1 周，血量不多，伴有轻微腹胀，查体：轻度贫血外观，腹部宫底脐下两指，未闻及胎心。首选检查及诊断是什么？

上述患者，术后 3 个月，仍有阴道流血，子宫大，hCG 值无下降，伴有咳嗽。诊断及治疗措施是什么？

病例二 患者，29 岁。产后 3 个月，阴道持续少量流血，近日伴有咳嗽，咳血丝痰，检查：子宫正常大小，软，附件正常，血 hCG 值明显增高。诊断及治疗措施是什么？

五、临床技能要点

（一）如何行葡萄胎的清宫术？

葡萄胎一经确诊，应及时清宫。清宫前应仔细做全身检查，注意有无休克、子痫前期、甲状腺功能亢进、水电解质紊乱及贫血等。必要时先对症处理，稳定病情。清宫应由有经验医师操作。通常选用吸刮术，具有手术时间短、出血少、不易发生子宫穿孔等优点，比较安全。即使子宫增大至妊娠 6 个月大小，仍可选用吸刮术。由于葡萄胎子宫大而软，清宫时出血较多，也易穿孔，应在手术室内进行，在输液、备血准备下，充分扩张宫颈管，选用大号吸管吸引。待葡萄胎组织大部分吸出、子宫明显缩小后，改用刮匙轻柔刮宫。为减少出血和预防子宫穿孔，可在术中应用缩宫素静脉滴注。但目前对使用缩宫素的时机尚有争议，一般推荐在充分扩张宫颈管和开始吸宫后使用，以免滋养细胞压入子宫壁血窦，导致肺栓塞和转移。子宫小于妊娠 12 周可以一次刮净，子宫大于妊娠 12 周或术中感到一次刮净有困难时，可于一周后行第二次刮宫。

在清宫过程中,有极少数患者因子宫异常增大或操作不规范等原因造成大量滋养细胞进入子宫血窦,并随血流进入肺动脉发生肺栓塞,出现急性呼吸窘迫,甚至急性右心衰竭。及时给予心血管及呼吸功能支持治疗,一般在 72h 内恢复。为安全起见,建议将子宫大于妊娠 16 周的葡萄胎患者转送至有治疗妊娠滋养细胞疾病经验的医院进行清宫。组织学诊断是葡萄胎的确诊方法,需要强调葡萄胎每次刮宫的刮出物必须送组织学检查。取材应注意选择近宫壁种植部位新鲜无坏死的组织送检。

（二）如何鉴别侵蚀性葡萄胎、绒毛膜癌的病理变化?

侵蚀性葡萄胎的大体检查可见子宫肌壁内有大小不等、深浅不一的水泡状组织,宫腔内有原发病灶,也可无原发病灶。当侵蚀病灶接近子宫浆膜层时,子宫表面见紫蓝色结节(图 5-15)。侵蚀较深时可穿透子宫浆膜层或阔韧带。镜下见侵入肌层的水泡状组织形态与葡萄胎相似,可见绒毛结构及滋养细胞增生和分化不良。但绒毛结构也可退化,仅见绒毛阴影。绝大多数绒毛膜癌原发于子宫,也有极少数原发于输卵管、宫颈、阔韧带等部位。肿瘤常位于子

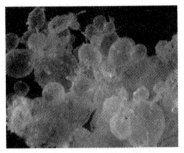

图 5-15　葡萄胎镜下观

宫肌层内,也可突向宫腔或穿破浆膜,单个或多个 0.5cm 大小,但无固定形态,与周围组织分界清,质地软而脆,海绵样,暗红色,伴出血坏死。镜下特点为细胞滋养细胞和合体滋养细胞不形成绒毛或水泡状结构,成片高度增生,排列紊乱,并广泛侵入子宫肌层并破坏血管,造成出血坏死。肿瘤中不含间质和自身血管,瘤细胞靠侵蚀母体血管获取营养物质。

六、常用英语词汇

gestational trophoblastic disease,GTD
　　　　　　　妊娠滋养细胞疾病
gestational trophoblastic neoplasia,GTN
　　　　　　　妊娠滋养细胞肿瘤
hydatidiform mole　葡萄胎
complete hydatidiform mole
　　　　　　　完全性葡萄胎

partial hydatidiform mole
　　　　　　　部分性葡萄胎
invasive mole　侵蚀性葡萄胎
choriocarcinoma　绒毛膜癌
theca lutein ovarian cyst
　　　　　　　卵巢黄素囊肿
genomic imprinting　基因组印迹
　　　　　　　（陈曼玲）

第十节　生殖内分泌疾病

功能失调性子宫出血

【见习目的与要求】

1.熟悉功血的分类。

2.掌握各类功血的临床表现及特点。

3.熟悉功血的病理类型及治疗。

【见习时数】2 学时。

【见习准备】复习理论知识点,熟悉功血的典型病历(带教老师帮助提供典型病历)。

【见习任务与方式】通过病历讨论方式或者 PBL 方式学习功血的相关知识。

【见习内容】

一、基础知识点

(一)无排卵型功血的临床表现及出血特点

最常见的症状是子宫不规则出血,表现为月经周期紊乱,经期长短不一,经量不定或增多,甚至大量出血。出血期间一般无腹痛或其他不适,出血量多或时间长时常继发贫血,大量出血可导致休克。根据出血的特点,异常子宫出血包括:①月经过多:周期规则,经期延长(>7 日)或经量过多(>80ml)。②子宫不规则过多出血:周期不规则,经期延长,经量过多。③子宫不规则出血:周期不规则,经期延长而经量正常。④月经过频:月经频发,周期缩短,<21 日。

(二)有排卵型功血的临床表现

1.黄体功能不足　一般表现为月经周期缩短。有时月经周期虽在正常范围内,但卵泡期延长、黄体期缩短,以致患者不易受孕或在孕早期流产。

2.子宫内膜不规则脱落　表现为月经周期正常,但经期延长,长达 9～10 日,且出血量多。

二、关键知识点

功血的子宫内膜病理改变:

(一)无排卵型功血

无排卵型功血患者的子宫内膜受雌激素持续作用而无孕激素拮抗,可发生不同程度的增生性改变,少数可呈萎缩性改变。

1.子宫内膜增生症

(1)单纯型增生:镜下所见如瑞士干酪,又称瑞士干酪样增生。镜下特点是腺体数量增加,腺腔囊性扩大,大小不一。腺上皮为单层或假复层,细胞呈高柱状,无异型性。间质也有增生,将腺体分开。发展为子宫内膜腺癌的几率仅约 1%。

(2)复杂型增生:腺体增生明显,拥挤,结构复杂,出现腺体与腺体相邻呈背靠背现象。由于腺上皮增生,可向腺腔内呈乳头状或向间质出芽样生长。腺上皮细胞呈柱状,可见复层排列,但无细胞不典型。由于腺体增生明显,使间质减少。约 3% 可发展为子宫内膜腺癌。

(3)不典型增生:指腺体增生并有细胞不典型。表现为在单纯型或复杂型增生的基础上,腺上皮细胞增生,层次增多,细胞极性紊乱,体积增大,核浆比例增加,核深染,见核分裂象。只要腺上皮细胞出现不典型,应归类于不典型增生。不典型增生不属于功血范畴。

2.增殖期子宫内膜　子宫内膜所见与正常月经周期中的增生期内膜无区别,只是在月经周期后半期甚至月经期仍表现为增生期形态。

3.萎缩型子宫内膜　子宫内膜菲薄萎缩,腺体少而小,腺管狭而直,腺上皮为单层立方形或低柱状细胞,间质少而致密,胶原纤维相对增多。

(二)有排卵型功血

1.黄体功能不全内膜病理　子宫内膜形态一般表现为分泌期内膜腺体分泌不良,间质水肿不明显或腺体与间质不同步。内膜活检显示分泌反应落后2日。

2.子宫内膜不规则脱落内膜病理　月经第5~6日仍能见到呈分泌反应的子宫内膜,常表现为混合型子宫内膜,即残留的分泌期内膜与出血坏死组织及新增生的内膜混合共存。

三、延伸知识点

如何与子宫肌瘤及子宫内膜癌等异常阴道出血鉴别?

四、病例分析

病例　吴某,47岁,女性,汉族,已婚,1－0－2－1,因经量增多,经期延长1年就诊,月经周期无规律可循,既往月经规则5~7/30天,近一年来月经周期无规律,周期2~4个月,经期15~26天不等,量较多。

思考题:1.患者目前的最可能诊断是什么?

2.如何进行确诊?

3.患者的治疗方案是什么?

五、临床技能要点——功血的治疗

1.无排卵型功血

(1)一般性治疗:贫血者应补充铁剂、维生素C、蛋白质等,加强营养。出血时间长者给予抗生素预防感染。

(2)药物治疗:①止血;②调整月经周期;③促排卵。

(3)手术治疗:①刮宫;②子宫内膜切除术;③子宫切除术。

2.黄体功能不全治疗　①促进卵泡发育;②促进月经中期LH峰的形成;③黄体功能刺激疗法;④黄体功能替代疗法。

3.子宫内膜不规则脱落治疗　①孕激素治疗;②绒促性素治疗。

六、常用英语词汇

breakthrough bleeding　雌激素突破性出血

withdrawal bleeding　撤退性出血

etrial hyperplasia　子宫内膜增生症

simple hyperplasia　单纯型增生

complex hyperplasia　复杂型增生

atypical hyperplasia　不典型增生

proliferative phase endometrium　增殖期子宫内膜

atrophic endometrium　萎缩型子宫内膜

menorrhagia　月经过多

metrorrhagia　子宫不规则出血

polymenorrhea　月经过频

dilation & curettage,D&C　诊断性刮宫

(陈彩霞　许　琳)

<h1 style="text-align:center">闭　经</h1>

【见习目的与要求】

1.了解闭经的种类、病因。

2.学习闭经的诊断、辅助检查及治疗。

【见习时数】2 学时。

【见习准备】复习教科书理论知识点。

【见习任务与方式】

1.通过录像、图片讲解闭经的种类、病因及诊断的步骤。

2.由带教老师寻找不同的、典型的病例,根据闭经病因及病变部位的不同,讲解选择适当的辅助检查及治疗。

3.由带教老师讲解希恩综合征、多囊卵巢综合征、Asherman 综合征。

【见习内容】

一、基础知识点

1.**闭经的概念**　常见的妇科症状,表现为无月经或月经停止。

2.**闭经的分类**

(1)原发性闭经:年龄超过 16 岁、第二性征已发育、月经还未来潮;或年龄超过 14 岁尚无第二性征发育者。

(2)继发性闭经:正常月经建立后月经停止 6 个月;按自身原有月经周期计算停止 3 个周期以上者。

二、关键知识点

1.**闭经的病因**

(1)原发性闭经:①第二性征存在的原发性闭经如米勒管发育不全综合征、雄激素不敏感综合征、对抗性卵巢综合征、生殖道闭锁(阴道横隔、无孔处女膜,图 5 - 16)、真两性畸形;②第二性征缺乏的原发性闭经,如低促性腺激素功能减退、促性腺激素功能减退。

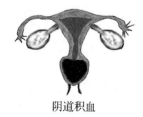　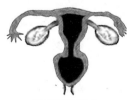　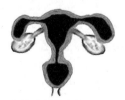

　　阴道积血　　　　　　　阴道子宫积血　　　　阴道子宫输卵管积血

图 5 - 16　处女膜闭锁引起经血潴留

(2)继发性闭经:下丘脑性闭经、垂体性闭经、卵巢性闭经、子宫性闭经。

2.**不同环节继发性闭经**

(1)下丘脑性闭经:以功能性原因为主,包括精神应激、体重下降、神经性厌食、运动性闭经、药物性闭经、颅咽管瘤。

（2）垂体性闭经：①希恩综合征：产后大出血休克，引起腺垂体功能低下，表现为闭经、无泌乳、性欲减退、毛发脱落等，第二性征衰退，生殖器官萎缩，以及肾上腺皮质、甲状腺功能减退；②垂体肿瘤；③空蝶鞍综合征。

（3）卵巢性闭经：①卵巢早衰：40 岁前由于卵巢内卵泡耗竭或因医源性损伤而发生的卵巢功能衰竭；②卵巢功能性肿瘤；③多囊卵巢综合征：长期无排卵及高雄激素为特征，表现为闭经、不孕、多毛和肥胖。

（4）子宫性闭经：①Asherman 综合征：刮宫损伤子宫内膜，导致宫腔粘连；各种感染、宫颈锥切术所致宫颈粘连、狭窄致子宫内膜受破坏；或对卵巢激素不能产生正常的反应出现闭经；②手术切除子宫或放疗破坏子宫内膜而闭经；③甲状腺功能减退或亢进、肾上腺皮质功能亢进、肾上腺皮质肿瘤。

3.闭经的辅助检查

（1）药物撤退试验：孕激素试验，雌、孕激素序贯试验；

（2）垂体兴奋试验（GnRH 刺激试验）；

（3）激素测定：雌二醇、孕酮、睾酮、血催乳激素、垂体促性腺激素、胰岛素雄激素、硫酸脱氢表雄酮、尿-17-酮等；

（4）影像学检查：盆腔 B 型超声检查、子宫输卵管造影、CT 或磁共振显像（MRI）、静脉肾盂造影；

（5）特殊检查：宫腔镜检查、腹腔镜检查、性染色体检查。

4.闭经的性激素替代治疗

（1）雌激素替代治疗：适用于无子宫者；

（2）雌、孕激素人工周期疗法：适用于有子宫者；

（3）孕激素疗法：适合于体内有一定内源性雌激素水平者。

三、延伸知识点

1.妇科恶性肿瘤术后的激素替代治疗进展如何？
2.妇科恶性肿瘤的激素治疗包括哪几个方面？

四、病例分析

病例　患者，女，28 岁，0－0－0－0，因闭经 5 年，婚后未避孕未孕 4 年来院就诊。

病史询问结果：患者 16 岁月经初潮，至 21 岁月经尚规律，经期 4～5 日。22 岁起无明显诱因月经周期逐渐延长，经量明显减少。23 岁起闭经，单用黄体酮不来月经，联合雌孕激素治疗，有月经来潮。伴有情绪烦躁、焦虑、睡眠差、潮热及阴道干燥等不适。曾使用氯米芬、尿促性素促排卵治疗 3 个周期，无优势卵泡发育。无妊娠史，无结核史，否认不良精神刺激、过度运动及体重变化；无长期服药史；无盆腔手术史；无自身免疫性疾病、腮腺炎病史；否认甲状腺、肾上腺病史。父母非近亲婚配，母亲 49 岁，育有 3 女；2 个姐姐月经规律，已生育。

体格检查结果：患者神清语利，身高 165cm，体重 55kg，营养中等，无先天性缺陷和躯体畸形，无蹼颈，盾胸，肘外翻，后发际低等，患者无 Tanner 综合征异常特征。乳腺发育为 Tanner 分级 5 期，成人型乳房，略有萎缩、下垂，无溢乳现象。妇科检查：外阴阴毛稀疏，女性分布，大小阴唇萎缩明显;阴道通畅,阴道黏膜皱襞减少,分泌物少;宫颈略小,光滑;宫体前位,略小,活动好,无压痛;双侧附件未及异常包块、无增厚、压痛。提示卵巢早衰可能。

进一步检查结果:阴道 B 超示宫体 3.0cm×2.8cm 大小,肌层回声均质,内膜:0.3cm;右卵巢大小:0.9cm×1.3cm,卵巢实,未探及窦卵泡;左卵巢大小:0.8cm×1.2cm,卵巢实,未探及窦卵泡。基础内分泌检查 FSH 85.3U/L,LH 42U/L,PRL 0.67nmol/L,E 25pg/ml。自身抗体:46,XX。

诊断:特发性卵巢早衰。

目前该患者一直采用雌孕激素人工周期替代疗法。

思考题:1.闭经的辅助检查包括哪些?

　　　　2.闭经的性激素治疗方法有哪些?

五、临床技能要点

1.如何进行病史采集?

2.如何进行体格检查?

六、常用英语词汇

amenorrhea　　闭经

primary amenorrhea　　原发性闭经

secondary amenorrhea　　继发性闭经

Sheehan syndrome　　希恩综合征

premature ovarian failure　　卵巢早衰

（吴丹梅）

多囊卵巢综合征(PCOS)

【见习目的与要求】

1.掌握多囊卵巢综合征的诊断标准。

2.熟悉多囊卵巢综合征的临床表现。

3.了解多囊卵巢综合征的发病机制及治疗方法。

4.了解多囊卵巢综合征的辅助诊断方法。

【见习时数】2 学时。

【见习准备】复习教科书理论知识点,熟悉多囊卵巢综合征的定义、临床表现及诊断标准。

【见习任务与方式】

1.通过病例讲解多囊卵巢综合征患者的临床表现(观看图片)。

2.解读多囊卵巢综合征的常用检查结果。

3.多囊卵巢综合征治疗方法。

【见习内容】

一、基础知识点

多囊卵巢综合征定义:是一种生殖功能障碍与糖代谢异常并存的内分泌紊乱综合征。持续性无排卵、雄激素过多和胰岛素抵抗是其重要特征。

二、关键知识点

1. **多囊卵巢综合征的内分泌特点**　①雄激素过多;②雌酮过多;③黄体生成激素/卵泡刺激素(LH/FSH)比值增大;④胰岛素过多。

2. **多囊卵巢综合征的卵巢及内膜病理特点**

(1)卵巢变化大体检查见双侧卵巢均匀性增大,为正常妇女的 2～5 倍,呈灰白色,包膜增厚、坚韧(图 5-17)。切面见卵巢白膜均匀性增厚,较正常厚 2～4 倍,白膜下可见大小不等、囊性卵泡,直径多<1cm。镜下见白膜增厚、硬化,皮质表层纤维化,细胞少,血管显著存在。白膜下见多个不成熟阶段呈囊性扩张的卵泡及闭锁卵泡,无成熟卵泡生成及排卵迹象。

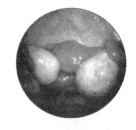

图 5-17　腹腔镜下多囊卵巢

(2)子宫内膜变化患者因无排卵,子宫内膜长期受雌激素刺激,呈现不同程度增殖。

3. **多囊卵巢综合征临床表现**　月经失调为最主要症状;不孕;多毛、痤疮是高雄激素血症;肥胖;黑棘皮症。

4. **多囊卵巢综合征诊断标准**　①稀发排卵或无排卵;②高雄激素的临床表现和(或)高雄激素血症;③卵巢多囊改变:超声提示一侧或双侧卵巢直径 2～9mm 的卵泡≥12 个,和(或)卵巢体积≥10ml;④3 项中符合 2 项并排除其他高雄激素病因,先天性肾上腺皮质增生、库欣综合征、分泌雄激素的肿瘤。

5. **多囊卵巢综合征的治疗方法**　①调节月经周期;②降低血雄激素水平;③改善胰岛素抵抗;④诱发排卵。

三、延伸知识点

1. 如何与卵泡膜细胞增多症、肾上腺皮质增生或肿瘤、卵巢分泌雄激素肿瘤等鉴别?

2. 试述多囊卵巢综合征的发病机制。

(1)下丘脑-垂体-卵巢轴调节功能异常:由于垂体对促性腺激素释放激素(GnRH)敏感性增加,分泌过量 LH,刺激卵巢间质、卵泡膜细胞产生过量雄激素。卵巢内高雄激素抑制卵泡成熟,不能形成优势卵泡,但卵巢中的小卵泡仍能分泌相当于早卵泡期水平的雌二醇(E2),加之雄烯二酮在外周组织芳香化酶作用下转化为雌酮(E1),形成高雌酮血症。持续分泌的雌酮和一定水平雌二醇作用于下丘脑及垂体,对 LH 分泌呈正反馈,使 LH 分泌幅度及频率增加,呈持续高水平,无周期性,不形成月经中期 LH 峰,故无排卵发生;对 FSH 分泌呈负反馈,使 FSH 水平相对降低,LH/FSH 比例增大。LH 水平升高又促进卵巢分泌雄激素,形成雄激素过多、持续无排卵的恶性循环。低水平 FSH 持续刺激,使卵巢内小卵泡发育至一定时期,但无优势卵泡形成,导致卵巢多囊样改变。多数小卵泡形成却无排卵。

(2)胰岛素抵抗和高胰岛素血症:胰岛素促进器官、组织和细胞吸收、利用葡萄糖的效能下降时,称为胰岛素抵抗。约 50% 患者不同程度存在胰岛素抵抗及代偿性高胰岛素血症。过量胰岛素作用于垂体的胰岛素受体,可增强 LH 释放并促进卵巢和肾上腺分泌雄激素;抑制肝脏性激素结合球蛋白合成,使游离睾酮增加。

(3)肾上腺内分泌功能异常:50% 患者存在脱氢表雄酮(DHEA)及脱氢表雄酮硫酸盐(DHEAS)升高,可能与肾上腺皮质网状带 P450c17α 酶活性增加、肾上腺细胞对促肾上腺皮质激素（ACTH）敏感性增加和功能亢进有关。脱氢表雄酮硫酸盐升高提示过多的雄激素来自肾上腺。

四、病例分析、思考题

病例 患者，女，25 岁。因未避孕不孕 2 年来诊。患者月经不规律，周期 1～3 个月，经量偏少，无经期腹痛，曾调经治疗仍未受孕。入院查体：生命体征无异常，体毛丰盛，心肺腹部查体无异常。妇科检查：外阴发育正常，阴道通畅，子宫正常大小，质中，活动，无压痛。双侧附件区未触及异常。辅助检查：子宫正常大小，双侧卵巢增大，包膜回声增强，每侧卵巢可见直径 2～9mm 卵泡 10 余个。

思考题：患者还需做哪些检查？ 如何诊断及治疗？

五、临床技能要点

如何解读多囊卵巢综合征的常用检查结果？

血 LH 增高、LH/FSH 比值增高是非肥胖型多囊卵巢综合征特征。对肥胖型多囊卵巢综合征，应检查有无胰岛素抵抗、糖耐量异常和异常脂质血症。

六、常用英语词汇

polycystic ovarian syndrome，PCOS　多囊卵巢综合征

insulin receptor　胰岛素受体

sex hormone-binding globulin，SHBG　性激素结合球蛋白

（许　琳）

痛　经

【见习目的与要求】

1.掌握痛经的分类及诊断标准。

2.学习临床症状的观察。

3.学会痛经的处理。

【见习时数】1 学时。

【见习准备】复习教科书理论知识点，熟悉痛经及相关术语的定义。

1.典型患者 1 人/小组。

2.典型检查报告单 1 份/小组。

【见习任务与方式】

1.师生共同复习基础知识点，分析病史采集、体格检查要点，分组进病房采集病史，并做体格检查。

2.学生回示教室汇报病历摘要、阳性体征，提出必要的辅助检查并说明其目的；教师展示典型报告单。

3.学生归纳总结病例特点，做出完整的诊断，并说明诊断依据。

4.结合患者的具体实际，教师以提问的方式小结。

【见习内容】

一、基础知识点

(一)痛经定义

痛经:为月经期出现的子宫痉挛性疼痛,可伴腰酸、下腹坠痛或其他不适,严重者可影响生活和工作。

原发性痛经:是无盆腔器质性病变的痛经,发生率占 36.06%,痛经始于初潮或其后不久。

继发性痛经:通常是器质性盆腔疾病的后果。

(二)决定痛经发生的因素

1.前列腺素合成与释放异常 前列腺素(PGs)可影响子宫收缩:PGF2α 可刺激子宫平滑肌收缩,节律性增强,张力升高;PFE2 能抑制子宫收缩,使宫颈松弛。孕酮能促进子宫内膜合成前列腺素,分娩期子宫内膜 PGF2α 的含量高于 PGE2,故引起子宫平滑肌过强收缩,甚至痉挛而出现痛经。因此,原发性痛经仅发生在有排卵的月经周期。PGF2α 进入血循环可引起胃肠道、泌尿道和血管等处的平滑肌收缩,从而引发相应的全身症状。

2.子宫收缩异常 子宫平滑肌不协调收缩及子宫张力变化可使子宫供血不足,导致子宫缺血和盆腔神经末梢对前列腺素高度敏感,从而降低物理和化学刺激引起的疼痛阈值。

3.其他 黄体退化时花生四烯酸通过环氧化酶途径产生前列腺素等刺激子宫收缩;垂体后叶加压素导致子宫的高敏感性、个体痛域、遗传及精神、神经因素等也有关。

(三)痛经的临床表现

于月经来潮前数小时即感疼痛,经时疼痛逐渐或迅速加重,历时数小时至 2～3 日不等。疼痛常呈阵发性或痉挛性,通常位于下腹部,放射至腰骶部或大腿内侧。50% 患者有后背痛、恶心呕吐、腹泻、头痛及乏力;严重病例可发生晕厥而急诊就医。一般妇科检查无异常发现。有时可见子宫发育不良、子宫过度前屈、后屈以及子宫内膜呈管状脱落的膜样痛经等情况。

(四)痛经的诊断与鉴别诊断

根据初潮后一段时间月经转规律后出现经期下腹坠痛,基础体温测定证实痛经发生在排卵周期,妇科检查排除器质性疾病,临床即可诊断。须与子宫内膜异位症、子宫腺肌症、盆腔感染、黏膜下子宫肌瘤及宫腔粘连症等引起的痛经相鉴别。

(五)痛经治疗方法

治疗的目的是缓解疼痛及其伴随症状。

1.一般治疗 重视精神心理治疗,必要时给予镇痛、镇静、解痉治疗。

2.药物治疗

(1)抑制排卵药物:通过抑制排卵、抑制子宫内膜生长,降低前列腺素和加压素水平,从而缓解痛经程度。口服避孕药疗效可达 90% 以上。主要适用于要求避孕的患者。

(2)抑制子宫收缩药物:

1)前列腺素合成酶抑制剂:减少前列腺素的产生,防止过强子宫收缩和痉挛,有效率 60%～90%。适用于不要求避孕或对口服避孕药效果不好的原发性痛经患者。月经来潮或痛经出现后连续服药 2～3 日。消炎痛栓剂 100mg 肛塞或消炎痛片剂 25mg,3～4 次/日。副作用主要为胃肠道症状及过敏反应。胃肠道溃疡者禁用。布洛芬、酮洛芬、甲氯灭酸、甲灭酸是被美国食品药品管理委员会(FDA)批准的用于治疗痛经的药物。

2)钙离子拮抗剂:降低子宫肌细胞周围的钙离子浓度,使子宫收缩减弱。常用硝苯地平10mg,3 次/日,痛时舌下含服。主要副作用为血压下降,心动过速,血管扩张性头痛及面部潮红。

3.手术治疗

(1)宫颈管扩张术:适用于已婚宫颈狭窄的患者。用扩张棒扩张宫颈管至 6～8 号,利于经血流畅。

(2)神经切除术:对顽固性痛经还可考虑经腹腔镜骶前神经切除术,效果良好,但手术有一定并发症。

二、关键知识点

痛经是一种症状,指月经来潮期间出现,以下腹部痉挛性疼痛为特征,但也常可伴有恶心呕吐、腹泻、头痛及乏力等症状。

其需与经前期综合征鉴别,前者以痉挛性疼痛为主,后者以情绪、精神症状为特征。

原发性痛经的诊断需要先排除器质性病变,如子宫内膜异位症、子宫腺肌症、盆腔感染、黏膜下子宫肌瘤及宫腔粘连症等引起的痛经。

目前已知原发性痛经与排卵、月经期子宫内膜前列腺素增多密切相关,临床应用口服避孕药有效率>90%、前列腺素抑制剂有效率约 80%。

手术治疗仅适用于经药物治疗无效的顽固性痛经者。

三、延伸知识点

原发性痛经的日常生活如何护理?

1.注意并讲究经期卫生,经前期及经期少吃生冷和辛辣等刺激性强的食物。

2.消除对月经的紧张、恐惧心理,解除思想顾虑,心情要愉快。可以适当参加劳动和运动,但要注意休息。

3.平时要加强体育锻炼,尤其是体质虚弱者。还应注意改善营养状态,并要积极治疗慢性疾病。

4.疼痛发作时喝一些热的红糖姜水也会收到良好效果。

5.若疼痛难忍,出现昏厥、出冷汗等反应,应开始使用药物治疗。

四、病例分析、思考题

病例　未婚少女,15 岁,14 岁月经初潮,5/30～45 天,月经期多有腹痛,疼痛多在经前数小时出现,经时逐渐加重,持续 12～24h 后消失。疼痛在下腹部出现,呈阵发性绞痛或下坠感,有时放射到腰骶部或大腿内侧。伴有腰酸、头痛、胃痛、头晕、乳胀、尿频、稀便等,严重时可有恶心、呕吐,甚至会发生晕厥。并且精神症状紧张或忧郁、恐惧。

思考题:1.患者得的是什么疾病?
　　　　2.如何确定诊断? 如何治疗?

五、临床技能要点

1.用基础体温确定是否排卵周期。(详见"功能失调性子宫出血"一节)

2.痛经程度可分为三级:

（1）轻度：经期或其前后小腹疼痛明显，伴腰部酸痛，但能坚持工作，无全身症状，有时需要服止痛药。

（2）中度：经期或其前后小腹疼痛难忍，伴腰部酸痛，恶心呕吐，四肢不温，用止痛措施疼痛暂缓。

（3）重度：经期或其前后小腹疼痛难忍，坐卧不宁，严重影响工作、学习和日常生活，必须卧床休息，伴腰部酸痛，面色苍白，冷汗淋漓，四肢厥冷，呕吐腹泻，或肛门坠胀，采用止痛措施无明显缓解。

六、常用英语词汇

dysmenorrhea　痛经　　　　　　　　　ibuprofen　布洛芬

prostaglandin，PG　前列腺素　　　　　ketoprofen　酮洛芬

（叶海鸥）

经前期综合征

【见习目的与要求】

1. 掌握经前期综合征的诊断及病因分析。

2. 学习经前期综合征的临床观察。

3. 学会经前期综合征的处理。

【见习时数】1 学时。

【见习准备】复习教科书理论知识点，熟悉经前期综合征术语的定义。

1. 典型患者 1 人/小组。

2. 典型检查报告单 1 份/小组。

【见习任务与方式】

1. 师生共同复习基础知识点，分析病史采集、体格检查要点，分组进病房采集病史，并做体格检查。

2. 学生回示教室汇报病历摘要、阳性体征，提出必要的辅助检查并说明其目的；教师展示典型报告单。

3. 学生归纳总结病例特点，做出完整的诊断，并说明诊断依据。

4. 结合患者的具体实际，教师以提问的方式小结。

【见习内容】

一、基础知识点

（一）经前期综合征定义

经前期综合征（PMS）是指月经前周期性发生的影响妇女日常生活和工作、涉及躯体精神及行为的症候群，月经来后可自然消失。伴有严重情绪不稳定者称为经前焦虑障碍。

（二）引起经前期综合征的因素

神经递质异常：研究发现与 5-羟色胺、阿片肽、单胺类等神经递质对性激素的变化敏感有关。

卵巢激素失调:PMS 症状与月经周期黄体期孕酮的撤退变化相平行,但并未发现 PMS 患者卵巢激素的产生与代谢存在异常。

精神社会因素:临床上 PMS 患者对安慰剂治愈反应高达 30%～50%,接受精神心理治疗者也有较好疗效,表明精神心理因素与 PMS 的发生有关。

前列腺素作用:前列腺素可影响钠潴留、精神行为、体温调节等躯体症状,但对精神症状的影响尚不肯定。

维生素 B_6 缺陷:维生素 B_6 是合成多巴胺和 5-羟色胺的辅酶,对减轻抑郁症状有效。

(三)经前期综合征的表现

典型的 PMS 症状出现于经前 7～14 天,逐渐加重,行经前 2～3 天达高峰,直至月经来后症状消失,较重者可迁延至月经开始后 3～4 天,查体无器质性改变。

1.躯体症状 头痛、乳房胀痛、腹部胀满、肢体浮肿、体重增加、运动协调功能减退;

2.精神症状 易怒、焦虑、抑郁、情绪不稳定、疲乏以及饮食、睡眠、性欲改变;

3.行为改变 思想不集中、工作效率低、意外事故倾向,易有犯罪行为或自杀意图。

(四)经前期综合征的诊断与鉴别诊断

根据经前期出现的周期性典型症状,PMS 的诊断多无困难。经前期焦虑障碍(PMDD)的诊断可采用美国精神病协会推荐的标准。

鉴别诊断包括各种精神病、心肝肾疾病引起的水肿、特发性水肿及经前期加重的疾病。

(五)经前期综合征的治疗

先采用心理疏导及饮食治疗,若无效可给予药物治疗。

1.心理疏导 帮助患者调整心理状态,认识疾病和建立勇气及自信心。

2.饮食 应选择:①高碳水化合物低蛋白饮食;②限制盐;③限制咖啡;④补充维生素 E、维生素 B_6 和微量元素镁。

3.药物治疗

(1)抗抑郁剂:①选择性 5-羟色胺再摄入抑制剂:对 PMS 有明显疗效,是治疗 PMS 的一线药物。如氟西汀 20mg/d,整个月经周期服用,无明显副反应;②三环类抗抑郁剂:氯丙咪嗪 25～75mg/d,对控制 PMS 有效。

(2)抗焦虑剂:适用于明显焦虑及易怒的患者。阿普唑仑经前用药,起始剂量为 0.25mg,每日 2～3 次,逐渐递增,最大剂量为每日 4mg,一直用至月经来潮的第 2～3 天。

(3)前列腺素抑制剂:吲哚美辛 25mg,每日 3 次。可缓解头痛、痛经。

促性腺激素释放激素类似剂(GnRH-α):通过调节抑制垂体促性腺激素分泌,造成低促性腺激素、低雌激素状态,缓解症状。有一定副作用,不宜长期应用,且费用较高。

(4)达那唑:每日 200mg,能减轻乳房疼痛,对情感、行为改变有效。但有雄激素特性和肝功能损害,只用于其他治疗无效,且症状严重时。

(5)溴隐亭:1.25～2.5mg,每日 2 次,经前 14 日服用,月经来潮时停药。主要对经前乳房疼痛有效。

(6)醛固酮受体拮抗剂:螺内酯 25mg,每日 2～3 次。不仅可减轻水钠潴留症状,对精神症状也有效。

(7)维生素 B_6:可调节自主神经系统与下丘脑-垂体-卵巢轴的关系,还可抑制催乳激素合成。每日口服 100mg 可改善症状。

二、关键知识点

正常有排卵月经的妇女中,多达 80% 妇女具有一定程度生理和心理的经前期症状。若涉及躯体、精神及行为的经前期症状影响妇女日常生活和工作,则称为经前期综合征,伴有严重情绪不稳定者称为经前期焦虑障碍。

经前期综合征病因涉及环境、激素、大脑神经系统之间的相互作用,但其确切作用机制尚未明了。

症状主要归纳为 3 类:躯体症状、精神症状、行为改变。

通过基础体温了解症状出现与卵巢功能的关系。

诊断首先要排除精神或器质性病变。

治疗需个体化,以缓解症状为主。

三、延伸知识点

(一)心、肝、肾等疾病引起的水肿及特发性水肿特点有哪些?

心源性水肿:先有身体下垂部位的水肿,以后扩展至全身,是右心衰竭的表现。

肾源性水肿:多由肾炎引起,先表现为晨起时眼睑与颜面水肿,然后逐渐发展为全身水肿,同时还有血压高与尿化验异常。

肝源性水肿:主要见于肝硬化和肝癌。水肿特点为可凹性,常先出现于踝部,逐渐向上蔓延,最后形成顽固性腹水。患者常伴有黄疸、肝肿大、脾肿大、蜘蛛痣、腹壁静脉曲张等体征。

特发性水肿:就是无明确原因可查,确切的发病原因也不十分清楚。病理生理是一种水盐代谢紊乱,细胞外液在皮下间隙异常增多。多无严重后果,病情常呈周而复始,一般不会有明显的进展。

(二)轻度精神病的特点有哪些?

某些轻度精神病症状与经前期综合征容易混淆。精神病在整个月经周期中症状不变,严重程度也缺乏规律性是其鉴别的要点。

四、病例分析、思考题

病例　患者,女,38 岁,于月经前 10～14 日开始出现轻度抑郁或不安,而后有头痛、失眠、情绪不稳、焦虑、烦躁,易激惹,易发生冲动和攻击行为甚至暴力,思想集中困难、疲劳倦怠、人格解体等症状。伴有手足、眼睑水肿,乳房胀痛、关节痛、背痛、腹胀、下腹痛、恶心呕吐等。月经前达到顶点,行经后很快消失。

思考题:1.考虑何种疾病?

2.应如何诊断与鉴别诊断?

3.怎样进行治疗?

五、临床技能要点

诊断 PMDD 的标准,见表 5-4 所示。

诊断 PMDD 的标准是:表中所列 11 项症状中必须有 5 项于月经前有严重的表现,而于月经来潮后 4 日内缓解。5 项症状中必须至少包括 1 种精神症状(如易怒、情绪波动、焦虑或抑郁);许多身体症状仅作为一项症状计。

表5-4 PMDD的诊断标准

对患者2~3个月经周期所记录的症状作前瞻性评估。在黄体期的最后一个星期存在5个(或更多个)下述症状,并且在经后消失,其中至少有1种症状须是1,2,3或4。

1.明显的抑郁情绪,自我否定意识,感到失望

2.明显焦虑、紧张,感到"激动"或"不安"

3.情感不稳定,比如突然伤感、哭泣或对拒绝增加敏感性

4.持续和明显易怒或发怒,或与他人的争吵增加

5.对平时活动(如工作、学习、友谊、嗜好)的兴趣降低

6.主观感觉注意集中困难

7.嗜睡、易疲劳或能量明显缺乏

8.食欲明显改变,有过度摄食或产生特殊的嗜食渴望

9.失眠

10.主观感觉不安或失控

11.其他身体症状,如乳房触痛或肿胀,头痛、关节或肌肉痛、肿胀感,体重增加

　　这些失调务必是明显干扰工作或学习或日常的社会活动及他人的关系(如逃避社会活动,生产力和工作学习效率降低)

　　这些失调务必不是另一种疾病加重的表现(如重型抑郁症、恐慌症、恶劣心境或人格障碍)

六、常用英语词汇

premenstrual syndrome,PMS　经前期综合征

premenstrual dysphoric disorder,PMDD　经前期焦虑障碍

GnRH　促性腺激素释放激素

(叶海鸥)

围绝经期综合征

【见习目的与要求】

1.掌握围绝经期综合征的诊断及治疗要点。

2.学习围绝经期综合征的临床表现的观察及处理。

3.学会激素治疗。

【见习时数】1学时。

【见习准备】复习教科书理论知识点,熟悉各围绝经期术语的定义。

1.典型患者1人/小组。

2.典型检查报告单1份/小组。

【见习任务与方式】

1.师生共同复习基础知识点,分析病史采集、体格检查要点,分组进病房采集病史,并做体格检查。

2.学生回示教室汇报病历摘要、阳性体征,提出必要的辅助检查并说明其目的;教师展示

典型报告单。

3.学生归纳总结病例特点,做出完整的诊断,并说明诊断依据。

4.结合患者的具体实际,教师以提问的方式小结。

【见习内容】

一、基础知识点

(一)围绝经期综合征定义

1.绝经　指永久性无月经状态,是因为卵巢功能停止所致。

2.围绝经期　是妇女自生育期的规律月经过渡到绝经的阶段,包括从出现于卵巢功能下降有关的内分泌、生物学和临床特征起,至最后一次月经后一年。

3.围绝经期综合征　指妇女绝经前后出现的一系列绝经相关症状。

4.自然绝经　指卵巢内卵泡耗竭,或剩余的卵泡对促性腺激素丧失了反应,卵泡不再发育和分泌雌激素,不能刺激子宫内膜生长,导致绝经。

5.人工绝经　指手术切除双侧卵巢或用其他方法停止卵巢功能,如放射线治疗和化疗等。

(二)围绝经期和绝经后的内分泌变化

1.雌激素　卵巢功能衰退的最早征象是卵泡对 FSH 敏感性降低;绝经过渡期早期的特征是雌激素水平波动很大,整个绝经过渡期雌激素不呈逐渐降低趋势,而是在卵泡生长发育停止时,雌激素水平才下降。绝经后卵巢分泌雌激素极少,妇女体内低水平的雌激素主要是由来自肾上腺皮质以及来自卵巢的睾酮和雄烯二酮经周围组织中芳香化酶转化的雌酮。

2.孕酮　无排卵后卵巢不再分娩孕酮,极少量孕酮可能来自肾上腺。

3.雄激素　卵巢产生的雄激素是睾酮和雄烯二酮。绝经后卵巢主要产生睾酮,因卵巢间质细胞受到大量的促性腺激素刺激产量较绝经前增多。雄烯二酮则主要来自肾上腺。

4.促性腺激素　绝经过渡期仍有排卵的妇女,其 FSH 多数在周期中升高,而 LH 还在正常范围,但 FSH/LH 仍小于 1。绝经后,FSH、LH 明显升高,FSH 升高更为显著,FSH/LH >1。自然绝经 1 年内,FSH 能上升 13 倍。绝经 2～3 年内,FSH/LH 达最高水平,以后随年龄增长逐渐下降,但仍在高水平。

5.促性腺激素释放激素(GnRH)　围绝经期 GnRH 的分泌量增加,并与 LH 相平行。

6.抑制素　绝经后妇女血抑制素浓度下降较雌二醇下降早且明显,可能成为反映卵巢功能衰退更敏感的指标。

(三)围绝经期综合征的临床表现

1.围绝经期妇女因雌激素水平降低可能出现血管收缩症状　由于循环的雌激素水平下降,潮热是最常见的症状。潮热是一种温热的感觉,常开始于颜面和躯干并扩展到全身,通常伴有出汗和皮肤潮红。现在认为,潮热是由中枢介导的体温调节功能异常所致,由下丘脑释放 GnRH 影响到邻近的脑部体温调节中枢而触发。另外,认为相应的 LH 分泌波动与潮热有关。潮热发作频度与严重程度在女性中差异很大,通常每天发作数次(热感持续数分钟)。

潮热可能伴有出汗,随后体温轻度下降。傍晚潮热可能加重,也可能因为辛辣食物、热的食物和饮料、炎热天气以及紧张压力而加重。对于不愿意接受药物治疗的妇女,应将避免这些触发因素作为一线治疗。约 85% 的妇女将出现潮热症状。症状的严重程度与雌激素减少的速度有关,因此接受妇科手术绝经(双侧输卵管卵巢切除术)的那些妇女症状更为严重。潮热经常在夜间出现，引起睡眠障碍。大多数妇女不经治疗，潮热症状在绝经 5 年内逐渐消退。

2.围绝经期妇女因雌激素水平降低会出现泌尿道症状

萎缩性阴道炎：低雌激素水平可导致阴道上皮变薄或萎缩。这可能导致阴道瘙痒和灼痛，还可引起性交困难。检查可见阴道壁变平（皱褶消失）。外阴皮肤也会变薄。

盆腔脱垂：由于子宫支持组织（主韧带和宫骶韧带）和盆内筋膜中胶原含量降低，可导致子宫脱垂、膀胱膨出、直肠膨出或小肠脱垂。

尿失禁：膀胱和尿道壁也变薄可引起尿急和急迫性尿失禁。盆内筋膜胶原含量下降还可导致尿道膀胱连接部支持能力下降，并导致压力性尿失禁。

尿路感染：雌激素水平降低可导致阴道 pH 碱化，阴道菌群失调。这可使绝经妇女更易患泌尿道感染。

3.围绝经期女性因雌激素水平降低可出现皮肤改变　皮肤（真皮）胶原含量降低可导致皮肤变薄并出现皱纹。在某种程度上，雌激素替代治疗对皮肤改变有逆转作用。

4.围绝经期对骨骼的影响　雌激素缺乏会引起骨吸收率增加，最终可导致骨量减少和骨质疏松。患有骨质疏松的女性骨折风险升高。髋骨骨折是绝经后女性最严重和最主要的发病和死亡原因。雌激素水平降低对骨矿物质密度有不良影响，双能 X 线吸收仪扫描是最有效的检测骨密度的方法。

5.围绝经期需要注意哪些心血管影响　雌激素对女性冠状动脉有许多保护效应，包括降低 LDL 和增加 HDL，通过增加抗血小板凝聚因子直接发挥抗动脉粥样硬化作用，直接影响心脏收缩并促进葡萄糖代谢。冠状动脉性心脏病是导致绝经后女性发病和死亡的主要原因。绝经后雌激素水平降低消除了这些心血管保护因素，检测血脂可发现 LDL 升高和 HDL 降低。因此，绝经后可能出现脂类代谢显著改变。

6.绝经后出血　如果女性闭经一年后主诉阴道出血必须针对子宫内膜增生进行评估。可以通过经阴道超声测量子宫内膜厚度、分段诊刮、宫腔镜检查，对子宫内膜进行评估。子宫内膜活检诊断子宫内膜癌灵敏度可达 85%～95%。超声评估是选择活检的手段。子宫内膜厚度＜5mm 时，患子宫内膜增生或子宫内膜癌的风险极低。如果子宫内膜厚度＞5mm，则必须获取组织标本。分段诊刮或宫腔镜检查可获取组织标本，还可对子宫内膜直接观察。对于任何活检或超声检查发现有持续绝经后出血或者活检证实有增生的女性均应行宫腔镜检查。虽然子宫内膜癌是绝经后阴道出血最关注的原因，但不是最常见的原因，最常见的原因是子宫内膜萎缩。其他绝经后出血的原因包括子宫内膜增生、子宫内膜或宫颈息肉、平滑肌瘤和萎缩性阴道炎。

卵巢增大：伴随衰老和卵泡功能消失，绝经后妇女的卵巢一般不能触及。因此，如果在体检时触及卵巢，则需要进一步检查以明确卵巢增大的原因。此时，经阴道超声检查卵巢是一种适当的影像学检查方法。

（四）围绝经期综合征的治疗

绝经本身不需要治疗。可根据患者的绝经症状（如潮热、阴道萎缩）进行治疗。

激素替代治疗的利与弊：激素替代治疗可有效治疗绝经期症状和骨质疏松。雌激素对于潮热、阴道萎缩和骨质疏松的治疗效果良好。有报道，雌激素治疗脂类代谢异常亦有良好效果并能降低结肠癌发病率。有证据表明，联合使用雌、孕激素治疗有增加乳腺癌和心血管疾病的危险性。单独使用雌激素不增加乳腺癌发病的风险。

单独使用雌激素只应用于子宫切除的女性。对于有子宫的女性,雌激素可增加子宫内膜不典型增生或子宫内膜癌的发病风险。这些女性应同时使用雌激素和孕激素,以预防子宫内膜病变。有乳腺癌、子宫内膜癌、深静脉血栓、肺栓塞或脑卒中病史的女性禁止使用雌激素。激素替代疗法应用最低有效剂量。

用药方法及用药途径:

1.需要保护子宫内膜患者:多采用雌、孕激素联合应用。

序贯用药:模拟月经周期。适用于年龄较轻,绝经早期或愿意有月经样定期出血的妇女。

(1)结合雌激素(倍美力)0.3~0.625mg/d,连用 21~28 日,用药第 10~14 日加用醋酸甲羟孕酮(安宫黄体酮)4~6mg/d,共 10~14 日,停药 2~7 日后再开始新一周期;

(2)戊酸雌二醇片/雌二醇环丙孕酮片(克龄蒙),每日 1 片,连用 21 日。

连续联合用药:是每日联合应用雌激素和孕激素,不停用。适用于年龄较长或不愿意有月经样出血的绝经后妇女。

(1)结合雌激素 0.3~0.625mg/d 或戊酸雌二醇 0.5~1.5mg/d,加用醋酸甲羟孕酮 1~3mg/d,连用;

(2)替勃龙(具有雌、孕、雄 3 种活性):1.25mg/d,连用。

2.子宫缺失患者:单纯雌激素治疗。适用于子宫切除术后或先天性无子宫的卵巢功能低下女性。

(1)结合雌激素(倍美力)0.3~0.625mg/d 或戊酸雌二醇(补佳乐)0.5~2mg/d,连用21 日;

(2)经皮途径雌二醇(松奇贴):适用于尚未控制的糖尿病及严重的高血压、有血栓形成倾向、胆囊疾病、癫痫、偏头痛、哮喘、高催乳素血症;

(3)以泌尿生殖道症状为主诉者可采用经阴道途径雌激素:有结合雌激素(倍美力霜、葆丽软膏)、雌三醇(欧维婷霜)、普罗雌烯(更宝芬胶囊)

防治骨质疏松症的其他药物:钙和维生素 D,建议女性从年轻时开始使用钙剂预防骨质疏松。绝经后应用雌激素者适当钙摄入量为 1000mg/d,不用雌激素者为 1500mg/d,65 岁以后应为 1500mg/d。以食补为主,不能补足的部分以钙剂补充,临床应用的钙剂有碳酸钙、磷酸钙、氯酸钙枸橼酸钙等制剂。维生素 D 适用于围绝经期妇女缺少户外活动者,每日口服 400~500U。

降钙素:降钙素可降低骨转运。用法:100U 肌内或皮下注射,每日或隔日一次,2 周后改为 50U,皮下注射,每月 2~3 次。

双磷酸盐类:可抑制破骨细胞活性进而减少骨钙丢失。常用:氨基双磷酸盐,治疗量10mg/d,预防量 5mg/d。

二、关键知识点

平均绝经年龄为 48~50 岁。

绝经是卵泡耗竭伴随 FSH 升高和卵巢雌二醇、抑制素降低的结果。

闭经 1 年后发生的阴道出血,必须评估以排除子宫内膜增生或子宫内膜癌。

绝经后触及卵巢应进行检查,因为有发生肿瘤的可能。

绝经需要根据症状及对利弊的全面分析后,进行个体化治疗。

激素替代治疗需要采用最低有效剂量,没有必要限制激素治疗的期限,但在应用激素治疗期间应至少每年进行 1 次个体化危险/受益评估。为预防血栓形成,因疾病或手术需要长期卧床者酌情停用。

有子宫的女性使用雌激素治疗同时应给予孕激素,以预防子宫内膜增生和子宫内膜癌的发生。

三、延伸知识点

绝经前妇女切除子宫时是否需要切除卵巢?

多数学者认为应尽可能避免过早切除卵巢,保留卵巢有发生恶变和盆腔痛等风险,但其可能性极小,而保留卵巢的优点超过其危险性。

四、病例分析、思考题

病例 患者,女性,49 岁,最近半年月经周期开始紊乱,时常乏力、下肢困重、双眼和腿有时肿胀;心脏出现压榨性疼痛和掉进深渊的感觉,持续时间在 1min 以内;有时出现瞬间眩晕;体重增加较快等。未到医院就诊。

思考题:1.患者得的是什么疾病?

2.如何确定诊断?

3.如何治疗?

五、临床技能要点——围绝经期评分法

围绝经期评分法示例如下:

为评估围绝经期及绝经后症状程度可用计量法表示,便于比较药物疗效,目前国际上采用改良的 Kuppermann 评分法,以症状程度乘以症状指数。

症状指数是固定的,例如潮热出汗是 4 分,感觉异常、失眠、易激动、性交痛、泌尿系症状为各 2 分,其余的症状为各 1 分。

症状程度分为 4 级:无症状为 0 分,偶有症状为 1 分,症状持续为 2 分,影响生活者为 3 分。

国内常用的改良 Kuppermann 评分法列举如下:

潮热出汗 $4\times$症状程度$=0\sim12$ 分

感觉异常 $2\times$症状程度$=0\sim6$ 分

失眠 $2\times$症状程度$=0\sim6$ 分

易激动 $2\times$症状程度$=0\sim6$ 分

抑郁 $1\times$症状程度$=0\sim3$ 分

眩晕 $1\times$症状程度$=0\sim3$ 分

疲乏 $1\times$症状程度$=0\sim3$ 分

骨关节、肌肉痛 $1\times$症状程度$=0\sim3$ 分

头痛 $1\times$症状程度$=0\sim3$ 分

心悸 $1\times$症状程度$=0\sim3$ 分

皮肤蚁走感 $1\times$症状程度$=0\sim3$ 分

性交痛 2×症状程度＝0～6 分

泌尿系症状 2×症状程度＝0～6 分

总计分为 0～63 分

六、常用英语词汇

dperimenopausal　围绝经期

climacteric syndrome 或 minopausal syndrome,MPS　绝经综合征

natural minopause　自然绝经

induced menopause　人工绝经

sixhormone binding globulin,SHBG　血性激素结合球蛋白

（叶海鸥）

高催乳激素血症

【见习目的与要求】

1.掌握高催乳激素血症的诊断及病因分析。

2.学习高催乳激素血症的临床症状观察方法及处理。

3.学会高催乳激素血症的内分泌变化。

【见习时数】1 学时。

【见习准备】复习教科书理论知识点,熟悉各高催乳激素血症术语的定义。

1.典型患者 1 人/小组。

2.典型检查报告单 1 份/小组。

【见习任务与方式】

1.师生共同复习基础知识点,分析病史采集、体格检查要点,分组进病房采集病史,并做体格检查。

2.学生回示教室汇报病历摘要、阳性体征,提出必要的辅助检查并说明其目的;教师展示典型报告单。

3.学生归纳总结病例特点,做出完整的诊断,并说明诊断依据。

4.结合患者的具体实际,教师以提问的方式小结。

【见习内容】

一、基础知识点

（一）高催乳激素血症定义

高催乳激素血症是指各种原因导致血清催乳激素（PRL）异常升高,＞1.14nmol/L(25μg/L)。

催乳激素瘤:分泌催乳素的垂体肿瘤,是高催乳素血症最常见的原因。按催乳激素腺瘤直径大小分为微腺瘤（＜1cm）和大腺瘤（≥1cm）。

特发性高催乳激素血症:PRL 多为 60～100μg/L,未明确原因。

闭经-溢乳综合征:高水平的 PRL 导致的月经失调,约有 20％的患者伴有月经稀发甚至闭经。闭经和溢乳表现合称为闭经-溢乳综合征。

（二）引起高催乳激素血症的病因

1.分泌催乳素的垂体肿瘤　是高催乳素血症最常见的原因。多数催乳激素瘤患者血清 PRL 水平可达 $100\mu g/L$，并伴有溢乳。随着催乳激素瘤的增大，其可压迫垂体柄，从而阻断下丘脑多巴胺的抑制作用。

2.影响下丘脑激素神经递质生成、输送的病变　如空蝶鞍综合征、颅咽管瘤、神经胶质瘤、脑膜炎症、颅脑外伤、脑部放疗等可影响下丘脑分泌的催乳激素抑制因子——多巴胺的分泌和传递。

3.内分泌疾患　原发性甲状腺功能减退、多囊卵巢综合征都可以引起 PRL 的升高。

4.其他　胸部疾患、特发性高催乳激素血症、药物影响、肾上腺瘤、异位性癌肿等也有可能引起 PRL 升高。

（三）高催乳激素血症的临床表现

>50%高催乳激素血症患者伴有溢乳。20%伴有月经稀发。卵巢排卵障碍或黄体功能不足者可导致不孕或流产。大腺瘤压迫蝶鞍隔出现头痛、头胀等；侵犯或压迫视交叉或影响脑脊液回流时出现头痛、呕吐和眼花，甚至视野缺损和动眼神经麻痹。低雌激素可出现性功能改变。

（四）高催乳素血症血清诊断标准

根据血清学检查 PRL 持续异常升高，同时出现溢乳、闭经及月经紊乱、不育、头痛、眼花、视觉障碍及性功能改变等临床表现，可诊断为高催乳素血症。但要注意：与某些生理状态的轻度 PRL 升高鉴别；根据病情做 MRI 或 CT 等辅助检查明确原因；对特发性高催乳激素血症应长期随访。

（五）高催乳素血症的治疗

1.随访　对特发性高催乳激素血症、无临床症状的 PRL 轻微升高可不必治疗，定期复查，观察临床表现和 PRL 的变化。

2.药物治疗

（1）溴隐亭：为非特异性多巴胺受体激动剂，可兴奋多巴胺 D_1 和 D_2 受体，抑制催乳素的合成和分泌，是治疗高催乳素血症最常用的药物。一般每日 $2.5\sim5mg$，最大剂量12.5mg。无肿瘤者，一般 1 年后停药，对催乳激素腺瘤患者应长期用药，使部分腺体瘤萎缩、退化或停止生长。溴隐亭的副作用主要有恶心、呕吐、眩晕、疲劳和直立性低血压等，用药数日可自行消失，故治疗应从小剂量开始，逐渐增至有效维持量，可在晚餐后或睡觉前服。

（2）若溴隐亭副反应无法耐受或无效时可改用若果宁。本药是选择性多巴胺受体 D_2 受体激动剂，副作用更少。

（3）维生素 B_6：可作为辅酶在下丘脑中多巴向多巴胺转化时加强脱羟及氨基转移作用，与多巴受体激动剂起协同作用。临床用量可达 $60\sim100mg$，每日 $2\sim3$ 次。

3.手术治疗　垂体腺瘤如无视神经压迫症状不必手术。经蝶窦手术是最为常用的方法，开颅手术少用。

4.放射治疗　适用于药物治疗无效或不能坚持和耐受、不愿手术或因其他禁忌证不能手术以及手术后的辅助治疗。

二、关键知识点

1.高催乳激素血症指血清催乳激素水平异常升高，可由疾病所致，也可在某些生理状态下升高。

2.临床决策时,患者有溢乳或月经紊乱、头痛、眼花及视觉障碍,应考虑此症。

首先检测血清催乳激素,其次做蝶鞍部 MRI 或 CT 检查,以排除垂体肿瘤,最后分析其他可能性。

3.高催乳激素血症的治疗应根据病因而定,多采用药物治疗,溴隐亭是治疗高催乳激素血症最常用的药物。

4.即使是催乳激素瘤,也可药物治疗,必要时,采用手术治疗。

三、延伸知识点

(一)生理状态的高催乳素血症有哪些?

正常健康妇女夜间和睡眠期间、卵泡晚期和黄体期血浆催乳素升高。妊娠期血浆催乳素升高 5～10 倍。哺乳期妇女,血浆催乳素浓度高于非妊娠期 1 倍。按摩乳房和吸吮乳头反射性促进催乳素分泌。产褥期(4 周内)血浆催乳素仍维持高水平。非哺乳妇女催乳素在 3 个月内降至非妊娠期水平。空腹、胰岛素性低血糖、运动、应激、性交时催乳素明显升高。因此,临床测定 PRL 时应避免生理性影响,在 9～12 时取血测定较为合理。

(二)如果溴隐亭治疗后仍无排卵怎么办?

可加用促排卵治疗,其适用于高催乳素血症、无排卵性不孕、单纯溴隐亭治疗不能成功排卵和妊娠者,即采用以溴隐亭为主,配伍其他促排卵药物的综合疗法。

(1)溴隐亭-CC-hCG。

(2)溴隐亭-hMG-hCG。

(3)GnRH 脉冲疗法-溴隐亭等。

综合疗法,可以节省抗催乳素药物,缩短治疗周期,并提高排卵率和妊娠率。

四、病例分析、思考题

病例 已婚育龄妇女,28 岁,G1P0,2 年前妊娠早期自然流产,之后未避孕 2 年未孕。月经 15 岁初潮 5/28d,近三年出现月经稀发甚至闭经,伴有溢乳 2 个月,乳白色,并时有头痛及眼花。

思考题:1.患者得的是什么疾病?

　　　　2.如何确定诊断?

　　　　3.如何治疗?

五、临床技能要点

1.如何根据 PRL 的值推测垂体腺瘤的大小? 下丘脑-垂体-卵巢轴生殖激素测定 FSH、LH 降低,LH/FSH 比值升高。如 PRL≤100ng/ml 多为功能性升高,PRL≥100ng/ml 多为肿瘤性升高。肿瘤越大,PRL 越高,如肿瘤直径≤5mm,PRL 为 (171 ± 38)ng/ml;肿瘤直径 5～10mm,PRL 为 (206 ± 29)ng/ml;肿瘤直径≥10mm,PRL 多为 (485 ± 158)ng/ml。巨大腺瘤出血坏死时血浆 PRL 可不升高。

2.蝶鞍断层(CT)检查　　正常妇女蝶鞍前后径<17mm,深度<13mm、面积<130mm²、容积<1100mm³。若出现如下影像应做 CT:①风船状扩大;②双鞍底或重缘;③鞍内高/低密度区或不匀质;④平皿变形;⑤鞍上钙化灶;⑥前后床突骨质疏松;⑦鞍内空泡样变;⑧骨质破坏。

六、常用英语词汇

prolactin,PRL　血清催乳激素

hyperprolactimia　高催乳激素血症

prolactinoma　催乳激素瘤

prolactin-inhibiting factor,PIF

　　　　　　　催乳激素抑制因子

galactorrhea　溢乳

bromocryptine　溴隐亭

parlodel LAR　新型溴隐亭长效注射剂

norprolac　诺果宁

（叶海鸥）

第十一节　子宫内膜异位症、子宫肌腺病

【见习目的与要求】

1.掌握子宫内膜异位症、子宫肌腺病的定义。

2.了解子宫内膜异位症、子宫肌腺病的病理。

3.了解子宫内膜异位症、子宫肌腺病的临床表现。

【见习时数】2学时。

【见习准备】复习教科书理论知识点,熟悉子宫内膜异位症、子宫肌腺病的定义及临床表现。

【见习任务与方式】

1.通过图解讲解子宫内膜异位症、子宫肌腺病的病理来解释其临床表现。

2.由带教老师带领询问病史。

3.通过实例讲解子宫内膜异位症、子宫肌腺病的治疗。

【见习内容】

一、基础知识点

子宫内膜异位症定义:具有活性的子宫内膜组织（腺体和间质）出现在子宫内膜以外部位时（图5-18）。

子宫肌腺病定义:子宫内膜腺体及间质侵入子宫肌层时。

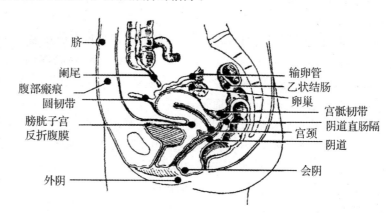

图5-18　子宫内膜异位症侵犯部位

（一）子宫内膜异位症病理

本病的基本病理变化为异位子宫内膜随卵巢激素变化而发生周期性出血,导致周围纤维组织增生和囊肿、粘连形成,在病变区出现紫褐色斑点或小泡,最终发展为大小不等的紫褐色实质性结节或包块。

1. 大体病理

(1)卵巢:最易被异位内膜侵犯,约80%病变累及一侧,累及双侧占50%。卵巢异位病灶分为微小病灶型和典型病灶型两种。微小病灶型属早期,位于卵巢浅表皮层的红色、紫蓝色或褐色斑点或数毫米大的小囊。随病变发展,异位内膜侵犯卵巢皮质并在其内生长、反复周期性出血,形成单个或多个囊肿型的典型病变,称为卵巢子宫内膜异位囊肿(图5-19)。囊肿大小不一,直径多在8cm左右,大

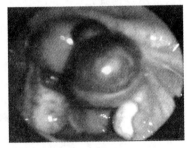

图5-19　腹腔镜下巧克力囊肿

至10~20cm,内含暗褐色、似巧克力样糊状陈旧血性液体,故又称为卵巢巧克力囊肿。囊肿增大时表面呈灰蓝色。囊肿在月经期内出血增多,腔内压力大,特别是囊壁近卵巢表面时易反复破裂,破裂后囊内容物刺激局部腹膜发生局部炎性反应和组织纤维化,导致卵巢与邻近的子宫、阔韧带、盆侧壁或乙状结肠等紧密粘连,致使卵巢固定在盆腔内,活动度差。若手术强行剥离时,粘连局部囊壁极易破裂,流出黏稠暗褐色陈旧血液。这种粘连是卵巢子宫内膜异位囊肿的临床特征之一,可借此与其他出血性卵巢囊肿鉴别。

(2)宫骶韧带、直肠子宫陷凹和子宫后壁下段:宫骶韧带、直肠子宫陷凹和子宫后壁下段处于盆腔后部较低处,与经血中的内膜碎屑接触最多,故为内异症的好发部位。在病变早期,轻者局部有散在紫褐色出血点或颗粒状结节,宫骶韧带增粗或结节样改变。随病变发展,子宫后壁与直肠前壁粘连,直肠子宫陷凹变浅甚至消失,重者病灶向阴道直肠膈发展,在膈内形成肿块并向阴道后穹隆或直肠腔凸出,但穿破阴道或直肠黏膜罕见。

(3)盆腔腹膜:盆腔腹膜内异症分为色素沉着型和无色素沉着型两种。腹腔镜下前者呈紫蓝色或黑色结节,为典型病灶;后者为无色素的早期病灶,但较前者更具活性,并有红色火焰样、息肉样、白色透明变、卵巢周围粘连、黄棕色腹膜斑等类型。无色素异位病变发展成典型病灶约需6~24个月。

(4)输卵管及宫颈:异位内膜累及输卵管和宫颈少见。偶在输卵管浆膜层可见紫蓝色斑点或结节,管腔多通畅。宫颈异位病灶多系内膜直接种植,呈暗红色或紫蓝色颗粒于宫颈表面,经期略增大,易被误诊为宫颈腺囊肿。深部病灶宫颈剖面呈紫蓝色小点或含陈旧血液的小囊腔,多系直肠子宫陷凹病灶蔓延而来。

(5)其他部位:阑尾、膀胱、直肠异位病灶呈紫蓝色或红棕色点、片状病损,很少穿透脏器薄膜层。会阴及腹壁疤痕处异位病灶因反复出血致局部纤维增生而形成圆形结节,病程长者结节可大至数厘米,偶见典型的紫蓝色或陈旧出血灶。

2. 镜下检查　典型的异位内膜组织在镜下可见子宫内膜上皮、腺体、内膜间质、纤维素及出血等成分。无色素型早期异位病灶一般可见到典型的内膜组织,但异位内膜反复出血后,这些组织结构可被破坏而难以发现,出现临床表现极典型而组织病理特征极少的不一致现象,约占24%。出血来自间质内血管,镜下找到少量内膜间质细胞即可确诊本病。临床表现和术中所见很典型,即使镜下仅能在卵巢囊壁中发现红细胞或含铁血黄素细胞等出血证据,亦应视为内异症。肉眼正常的腹膜组织镜检时发现子宫内膜腺体及间质,称为镜下内异症,发生率10%~15%,可能在内异症的组织发生及治疗后复发方面起重要作用。异位内膜组织可随卵巢周期变化而有增生和分泌改变,但其改变与在位子宫内膜并不同步,多表现为增生期改变。

异位内膜极少发生恶变。

（二）子宫内膜异位症临床表现

临床表现因人和病变部位的不同而多种多样，症状特征与月经周期密切相关。有 25％患者无任何症状。

1. 症状

（1）下腹痛和痛经：疼痛是本病的主要症状，其原因为异位病灶受周期性卵巢激素影响而出现类似月经期变化，特点是痛经。继发性痛经、进行性加重是内异症的典型症状。疼痛多位于下腹、腰骶及盆腔中部，有时可放射至会阴部、肛门及大腿，常于月经来潮时出现，并持续至整个经期。疼痛严重程度与病灶大小不一定呈正比，粘连严重、卵巢异位囊肿患者可能并无疼痛，而盆腔内小的散在病灶却可引起难以忍受的疼痛。少数患者长期下腹痛，经期加剧。有27％～40％患者无痛经。

（2）不孕：本病患者不孕率高达 40％。引起不孕的原因复杂，如盆腔微环境改变影响精卵结合及运送、免疫功能异常导致抗子宫内膜抗体增加而破坏子宫内膜正常代谢及生理功能、卵巢功能异常导致排卵障碍和黄体形成不良等。中、重度患者可因卵巢、输卵管周围粘连而影响受精卵运输。

（3）月经异常：15％～30％患者有经量增多、经期延长或月经淋漓不尽。可能与卵巢实质病变、无排卵、黄体功能不足或合并有子宫腺肌病和子宫肌瘤有关。

（4）性交不适：多见于直肠子宫陷凹有异位病灶或因局部粘连使子宫后倾固定者。性交时碰撞或子宫收缩上提而引起疼痛，一般表现为深部性交痛，月经来潮前性交痛最明显。

（5）其他特殊症状：盆腔外任何部位有异位内膜种植生长时均可在局部出现周期性疼痛、出血和肿块，并出现相应症状。肠道内异症可出现腹痛、腹泻、便秘或周期性少量便血，严重者可因肿块压迫肠腔而出现肠梗阻症状；膀胱内异症常在经期出现尿痛和尿频，但多被痛经症状掩盖而被忽视；异位病灶侵犯和（或）压迫输尿管时，引起输尿管狭窄、阻塞，出现腰痛和血尿，甚至形成肾盂积水和继发性肾萎缩；手术瘢痕异位症患者常在剖宫产或会阴侧切术后数月至数年出现周期性瘢痕处疼痛，在瘢痕深部触及剧痛包块，随时间延长，包块逐渐增大，疼痛加剧。除上述症状外，卵巢子宫内膜异位囊肿破裂时，囊内容物流入盆腹腔引起突发性剧烈腹痛，伴恶心、呕吐和肛门坠胀。疼痛多发生于经期前后或性交后，症状类似输卵管妊娠破裂，但无腹腔内出血。

2. 体征　较大的卵巢异位囊肿在妇科检查时可扪及与子宫粘连的肿块。囊肿破裂时腹膜刺激征阳性。典型盆腔内异症双合诊检查时可发现子宫后倾固定，直肠子宫陷凹、宫骶韧带或子宫后壁下方可扪及触痛性结节，一侧或双侧附件处触及囊实性包块，活动度差。病变累及直肠阴道间隙时可在阴道后穹隆触及，或直接看到局部隆起的小结节或紫蓝色斑点。

子宫腺肌病病理：异位内膜在子宫肌层多呈弥漫性生长，累及后壁居多，故子宫呈均匀性增大，前后径增大明显，呈球形，一般不超过 12 周妊娠子宫大小。剖面见子宫肌壁显著增厚且硬，无漩涡状结构，于肌壁中见粗厚肌纤维带和微囊腔，腔内偶有陈旧血液。少数腺肌病病灶呈局限性生长形成结节或团块，似肌壁间肌瘤，称为子宫腺肌瘤（adenomyoma），因局部反复出血导致病灶周围纤维组织增生所致，故与周围肌层无明显界限，手术时难以剥出。镜检特征为肌层内有呈岛状分布的异位内膜腺体及间质。异位内膜细胞属基底层内膜，对卵巢激素特别是孕激素不敏感，故异位腺体常呈增生期改变，偶尔见到局部区域有分泌期改变。

子宫肌腺病临床表现:主要症状是经量过多、经期延长和逐渐加重的进行性痛经,疼痛位于下腹正中,常于经前一周开始,直至月经结束。妇科检查子宫呈均匀增大或有局限性结节隆起,质硬且有压痛,经期压痛更甚。无症状者有时与子宫肌瘤不易鉴别。

二、关键知识点

子宫内膜异位于卵巢、宫骶韧带、盆腔腹膜、输卵管、宫颈、子宫等,随着性激素的周期性波动,子宫内膜发生周期性剥脱及出血,从而出现痛经现象。

因异位灶反复出血刺激,产生无菌性炎症,从而导致盆腔粘连、触痛结节、不孕等。

三、延伸知识点

子宫肌腺病与子宫肌瘤如何鉴别?

四、病例分析、思考题

病例一　患者,女,33 岁。因经期腹痛 2 年,加重半年入院。患者 2 年来出现经期腹痛,月经周期及经期正常,近半年上述症状加重,伴下坠、腰酸,难以忍受,要求诊治入院。6 年前孕足月剖宫产一次,1-0-0-1。妇科检查:外阴发育正常,阴道通畅,子宫正常大小,质中,活动欠佳,后壁不平,有触痛结节。骶韧带触痛。双侧附件区触诊不满意。辅助检查:子宫正常大小,左侧附件可见 5cm×5cm×6cm 包块,其内可见粗大光点回声。右附件未见异常。

思考题:如何诊断及治疗?

病例二　患者,女,43 岁。患者 2 年来出现痛经,伴月经量多要求诊治入院。2-0-2-2。妇科检查:外阴发育正常,阴道通畅,子宫增大如孕 70 天大小,质硬,活动,无压痛。双侧附件区未触及异常。辅助检查:子宫大小为 8cm×7.6cm×5.2cm,肌层回声不均匀。双附件未见异常。

思考题:如何诊断及治疗?

五、临床技能要点

子宫内膜异位症、子宫肌腺病的处理原则?

六、常用英语词汇

endometriosis,EMT　子宫内膜异位症

adenomyosis　子宫肌腺病

adenomyoma　子宫腺肌瘤

(陈曼玲)

第十二节　女性生殖器官发育异常

【见习目的与要求】

1.了解女性生殖器官发育异常的种类、诊断方法及处理原则。

2.了解两性畸形的临床表现。

【见习时数】1 学时。

【见习准备】

1.典型病例 1 份。

2.学生通过复习教科书理论知识点,了解各种女性生殖器官异常的原因。

3.准备女性生殖器官异常的视频。

【见习任务与方式】

1.教师讲授病史采集、体格检查要点,学生分组进病房采集病史,并做体格检查及妇科检查。

2.带教老师结合典型病例讨论,看超声图片及子宫碘油造影的 X 片,对疑为两性畸形者应做血染色体检查。

【见习内容】

一、基础知识点

(一)处女膜闭锁

处女膜闭锁即为无孔处女膜,临床上较常见,系尿生殖窦上皮未能贯穿前庭部所致。出现周期性腹痛、闭经,严重者伴便秘、肛门坠胀、尿频或尿潴留等症状。检查时可见处女膜向外膨隆,表面呈紫蓝色,无阴道开口。当用食指放入肛门内,可立即扪及阴道内有球状包块向直肠前壁突出;行直肠腹部诊可在下腹部扪及位于阴道包块上方的另一较小包块(为经血潴留的子宫),压痛明显。盆腔 B 型超声检查可发现子宫及阴道内有积液。确诊后应行手术。术后给予抗感染药物。

(二)阴道发育异常

1.先天性无阴道(图 5-20) 为双侧副中肾管发育不全的结果,故先天性无阴道几乎均合并无子宫或仅有痕迹子宫,但卵巢一般均正常。检查可见外阴和第二性征发育正常。肛查和盆腔 B 型超声检查无子宫,约 15% 合并泌尿道畸型。对希望结婚的先天性无阴道患者,可行人工阴道成形术,手术可在结婚前进行。

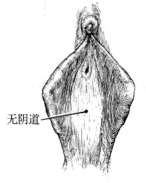

图 5-20 先天性无阴道

无阴道

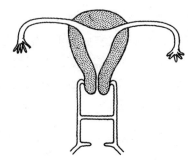

图 5-21 阴道横隔

2.阴道横隔(图 5-21) 为两侧副中肾管会合后的尾端与尿生殖窦相接处未贯通或部分贯通所致。横隔可位于阴道内任何部位,但以上、中段交界处为多见,横隔位于上段者不影响性生活。位置较低者少见,多因性生活不满意而就医。一般应将横隔切开并切除其多余部分,最后缝合切缘糙面以防粘连形成。

3.阴道纵隔(图 5-22) 为双侧副中肾管会合后,其中隔未消失或未完全消失所致。有完全

纵隔和不完全纵隔两种。完全纵隔形成双阴道,常
合并双宫颈、双子宫。绝大多数阴道纵隔无症状,
有些是婚后性交困难才被发现,另一些可能晚至分
娩时产程进展缓慢才确诊。若斜隔妨碍经血排出
或纵隔影响性交时,应将其切除,创面缝合以防粘
连。若临产后发现纵隔阻碍胎先露部下降,可沿隔
的中部切断,分娩后缝合切缘止血。

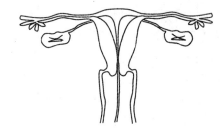

图 5－22　阴道纵隔

4.阴道闭锁　为尿生殖窦未参与形成阴道下
段所致。闭锁位于阴道下段,长约 2～3cm,其上多为正常阴道。症状与处女膜闭锁相似,检查
时亦无阴道开口,但闭锁处黏膜表面色泽正常,亦不向外膨隆,肛查扣及向直肠凸出的阴道积
血包块,其位置较处女膜闭锁高。治疗应尽早手术。

(三)子宫未发育或发育不全

1.先天性无子宫　系两侧副中肾管中段及尾段未发育和会合所致,常合并无阴道,但卵巢
发育正常,第二性征不受影响。直肠、腹部诊扣不到子宫。

2.始基子宫　又称痕迹子宫,系两侧副中肾管会合后不久即停止发育所致,常合并无阴
道。子宫极小,仅长 1～3cm,无宫腔。

3.子宫发育不全　又称幼稚子宫,系副中肾管会合后短时期内即停止发育所致。子宫较
正常小,有时极度前屈或后屈。宫颈呈圆锥形,相对较长,宫体与宫颈之比为 1∶1 或 2∶3。
患者的月经量极少,婚后无生育。直肠-腹部诊可扣及小而活动的子宫。治疗方法仍主张小剂
量雌激素加孕激素序贯用药。

(四)子宫发育异常

1.双子宫(图 5－23)　两侧副中肾管完全未融合,
各自发育形成两个子宫和两个宫颈,阴道也完全分开,
左右侧子宫各有单一的输卵管和卵巢。患者无任何自
觉症状,一般是在人工流产、产前检查甚至分娩时偶然
发现。

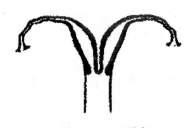

图 5－23　双子宫

2.双角子宫和鞍状子宫　因宫底部融合不全而呈
双角称双角子宫;轻度者仅宫底部稍下陷而呈鞍状称鞍状子宫。双角子宫一般无症状,但妊娠
时易发生胎位异常,以臀先露居多。若双角子宫出现反复流产时,应行子宫整形术。

3.中隔子宫(图 5－24)　两侧副中肾管融合不全,可在宫腔内形成中隔,从宫底至宫颈内
口将宫腔完全隔为两部分。

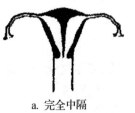
a. 完全中隔

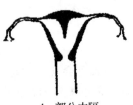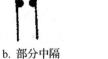
b. 部分中隔

图 5－24　中隔子宫

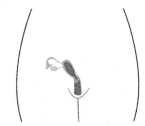

图 5－25　单角子宫

4.单角子宫(图5-25)　仅一侧副中肾管发育而成为单角子宫,另一侧副中肾管完全未发育或未形成管道。未发育侧的卵巢、输卵管、肾亦往往同时缺如。

5.残角子宫(图5-26)　一侧副中肾管发育正常,另一侧发育不全形成残角子宫。可伴有该侧泌尿道发育畸形。多数残角子宫与对侧正常宫腔不相通,仅有纤维带相连;偶亦有两者间有狭窄管道相通者。若残角子宫内膜无功能,一般无症状;若内膜有功能且与正常宫腔不相通,往往因宫腔积血而出现痛经,甚至并发子宫内膜异位症。

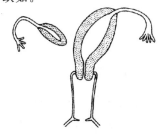

图5-26　残角子宫

（五）两性畸形

1.真两性畸形　有3种类型。

(1)一侧为卵巢,另一侧为睾丸,称为单侧性真两性畸形,这种类型占40%。

(2)两侧均为卵睾(即在一个性腺内既有卵巢组织又有睾丸组织),卵巢组织与睾丸组织之间有纤维组织相隔称为双侧性真两性畸形,这种类型占20%。

(3)一侧为卵睾另一侧为卵巢或睾丸,这种类型占40%。

2.假两性畸形　有2种类型。

(1)女性假两性畸形:这是一种较常见的两性畸形,病人的性腺为卵巢、内生殖道为正常女性,但外生殖器有不同程度的男性化特征,如阴蒂肥大,形状似男性的尿道下裂,阴唇常合并在中线,近似男性阴囊,但其中无睾丸,阴道口小。性染色体组型为XX,性染色质为阳性。

(2)男性假两性畸形:男性假两性畸形病人的性腺只有睾丸,其外生殖器变化很大,可以表现为男性的外形,也可以表现为女性的外形,或性别难辨。性染色体组型为XY,性染色质为阴性。

二、关键知识点

女性生殖器官在形成、分化过程中,由于内源性或外源性因素的影响,原始性腺的分化、发育发生改变,导致各种发育异常。常见异常:正常管道形成受阻所致异常;副中肾衍生物发育不全所致异常;副中肾管衍生物融合障碍所致异常。

三、延伸知识点

中隔子宫引起不良妊娠结局有哪些?

中隔黏膜、血管呈放射状,血液供给不足,孕卵着床于中隔,因结缔组织可造成蜕膜与胎盘形成不好。中隔肌纤维增多不协调的收缩引起流产,中隔宫腔狭小,胎儿活动受限,臀位发生率高,胎膜早破、前置胎盘、胎盘早剥发生率高,妊娠结局差。

四、病例分析、思考题

病例　患者,女,18岁,未婚,否认性生活史。因周期性腹痛2年就诊。妇检:处女膜向外膨隆,表面呈紫蓝色,无阴道开口。肛查:阴道内有球状包块向直肠前壁突出。

思考题:1.请问该患者的诊断是什么?

　　　　2.还需要做什么检查?

　　　　3.下一步该如何处理?

五、临床技能要点

子宫输卵管造影。
宫腔镜检查。

六、专业英文词汇

imperforate hymen　处女膜闭锁
congenital absence of vagina
　　　　　　　先天性无阴道
transverse vaginal septum　阴道横隔
longitudinal vaginal septum　阴道纵隔
congenital absence of uterus
　　　　　　　先天性无子宫

uterus didelphys　双子宫
uterus bicornis　双角子宫
septate uterus　中隔子宫
rudimentary horn of uterus　残角子宫
uterus unicornis　单角子宫

（林叶飞）

第十三节　不孕症与辅助生殖技术

【见习目的与要求】
1.熟悉不孕症的定义及病因。
2.了解不孕症的诊疗流程。
3.了解常见的辅助生殖技术。

【见习时数】自学。

【见习准备】复习教科书理论知识点,熟悉不孕症的各种病因。

【见习任务与方式】
1.通过自学或者向老师询问,了解不同的不孕病因和不孕的诊疗流程及常见的辅助生殖技术。
2.通过参加相关的学术活动,了解不孕症与辅助生殖技术。

【见习内容】

一、基础知识点

1.不孕症的定义　有正常性生活,未经避孕一年未妊娠者,称为不孕症。未避孕而从未妊娠者称为原发性不孕。曾有过妊娠而后未避孕连续一年不孕者称为继发性不孕。

2.不孕症的各种病因(详见教科书)

3.常见的辅助生殖技术　①人工授精,包括使用丈夫精液人工授精(AIH)和使用供精者精液人工授精(AID)。②体外受精与胚胎移植(IVF-ET)。③卵细胞浆内单精子注射(ICSI)。④胚胎植入前遗传学诊断(PGD)。

二、关键知识点

1. 女性不孕的常见因素

(1)排卵障碍:占 25%~35%。排卵功能紊乱导致不排卵,主要原因有:①下丘脑-垂体-卵巢轴功能紊乱,包括下丘脑、垂体器质性病变或功能障碍。②卵巢病变,如先天性卵巢发育不良、多囊卵巢综合征、卵巢早衰、卵巢功能性肿瘤、卵巢不敏感综合征等。③肾上腺及甲状腺功能异常也能影响卵巢功能。

(2)输卵管因素:输卵管阻塞或输卵管通而不畅约占女性不孕因素的 1/2。慢性输卵管炎(淋病奈瑟菌、结核分枝杆菌、沙眼衣原体等)引起伞端闭锁或输卵管黏膜破坏,可使输卵管完全阻塞导致不孕。此外,输卵管发育不全、盆腔炎性疾病后遗症、子宫内膜异位症也可导致输卵管性不孕。

(3)子宫因素:子宫畸形、子宫黏膜下肌瘤、子宫内膜炎、子宫内膜结核、子宫内膜息肉、宫腔粘连等均能影响受精卵着床,导致不孕。

(4)宫颈因素:宫颈黏液分泌异常、宫颈炎症及宫颈黏液免疫环境异常,影响精子通过,均可造成不孕。

2. 男性不育的常见因素

(1)精液异常:性功能正常,先天或后天原因所致精液异常,表现为无精、弱精、少精、精子发育停滞、畸精症或精液液化不全等。

(2)性功能异常:外生殖器发育不良或勃起障碍、早泄、不射精、逆行射精等使精子不能正常射入阴道内,均可造成男性不育。

(3)免疫因素:在男性生殖道免疫屏障被破坏的条件下,精子、精浆在体内产生抗精子抗体,使射出的精子产生凝集而不能穿过宫颈黏液。

3. 男女双方因素

(1)性生活不能或不正常。

(2)免疫因素:①同种免疫:精子、精浆或受精卵抗原物质经破坏的天然屏障进入循环,产生抗体,使精子与卵子不能结合或受精卵不能着床。②自身免疫:某些不孕妇女血清中存在多种自身抗体,可能阻止精子与卵子结合而影响受孕。

(3)不明原因不孕症:经临床系统检查仍不能确认不孕原因。

三、延伸知识点

常见的辅助生殖技术。

四、病例分析、思考题

病例　王某,女性,36 岁,已婚,平素月经规则,周期 30 天,经期 6 天,因人工流产术后 18 年未孕而就诊,夫妻无分居,正常性生活,既往曾患过急性盆腔炎病史,平素常于劳累后下腹坠痛不适。**查体**:生命体征平稳,心、肺未及异常,附件宫颈轻度糜烂,子宫中位,无压痛,双附件区稍厚,无压痛。

思考题:1. 本患者的可能诊断是什么?

2. 如何对患者进行检查?

3. 如何对患者进行下一步指导及治疗?

五、临床技能要点——不孕症的诊断流程

1.男方检查　询问既往有无慢性疾病,如结核、腮腺炎等;了解性生活情况,有无性交困难。检查外生殖器有无畸形、感染和病变。不孕夫妇初诊第一步检查是精液常规。正常精液量为 2～6ml,平均 3ml;pH 7.0～7.8;在室温中放置 30min 内液化;精子密度(20～200)×10^9/L;精子活率＞50%;正常形态精子占 66%～88%。

2.女方检查

(1)询问病史:初诊时,应详细询问与不孕有关的病史。

(2)体格检查:注意检查第二性征及内外生殖器发育情况,有无畸形、炎症、包块、触痛及泌乳等。

(3)女性不孕特殊检查:

1)卵巢功能检查:包括排卵监测和黄体功能检查。常用方法有:B 型超声监测卵泡发育及排卵;基础体温测定、宫颈黏液检查、黄体期子宫内膜活组织检查,女性激素如卵泡刺激素(FSH)、黄体生成激素(LH)、雌二醇(E2)、催乳激素(PRL)、睾酮(T)、孕酮(P)测定等。测定孕酮应在黄体中期进行,反映是否排卵和黄体功能;测定 FSH 等在月经周期第 2～3 日进行,反映卵巢基础状态。

2)输卵管通畅试验:常用方法有输卵管通液术、子宫输卵管造影及子宫输卵管超声造影。输卵管通液术准确性差,诊断价值有限,宫腔镜下输卵管插管通液有诊断价值;子宫输卵管造影能明确输卵管异常部位,是目前应用最广、诊断价值最高的方法,临床资料证明,碘油造影对输卵管的诊断更准确,并有一定治疗作用;子宫超声造影对诊断宫腔占位敏感性较高,但其临床意义尚有争议。

3)宫腔镜检查:了解宫腔内情况,能发现宫腔粘连、黏膜下肌瘤、内膜息肉、子宫畸形等与不孕有关的病理情况。

4)腹腔镜检查:上述检查未见异常者,可做腹腔镜检查了解盆腔情况,直接观察子宫、输卵管、卵巢有无病变或粘连,发现子宫内膜异位症病灶,并可行输卵管通亚甲蓝液,直视下确定输卵管是否通畅。

5)其他:①性交后试验:不明原因的不孕夫妇选择在预测的排卵前进行。在性交后 2～8h 内取阴道后穹窿液检查有无活动精子,验证性交是否成功,再取宫颈黏液观察,每高倍视野有20 个活动精子为正常。性交后试验的临床意义尚有争议,还不能证明与不孕的关系。②磁共振成像对女性生殖道形态和畸形导致的不孕有较好的诊断价值。

六、常用英语词汇

infertility　不孕症

antisperm antibody,AsAb　抗精子抗体

assisted reproductive techniques,ART　辅助生殖技术

artificial insemination,AI　人工授精

in vitro fertilization and embryo transfer,IVF-ET　体外受精与胚胎移植

intra-cytoplasmic sperminjection,ICSI　卵细胞胞浆内单精子注射

pre-implantation genetic diagnosis,PGD　胚胎植入前遗传学诊断

(陈彩霞　许　琳)

第六章　计划生育与妇女保健

【见习目的与要求】

1.了解各种避孕方法的优缺点及使用方法。

2.了解各种计划生育手术,如宫内节育器(IUD)的放置和取出、人工流产术、输卵管绝育术等,并熟悉适应证、禁忌证和远近期并发症。

3.掌握宫内节育器的临床应用、人工流产术的并发症及处理。

4.掌握生育年龄妇女各期避孕方法的选择。

5.了解妇女一生中各时期生理特点,学会妇女保健的内容和工作范围。

【见习时数】2 学时。

【见习准备】复习教科书理论知识点,熟悉宫内节育器的放置和取出、人工终止妊娠术及输卵管绝育术的适应证、禁忌证和术后远近期并发症。

【见习任务与方式】

1.避孕药具的示教和介绍。

2.在门诊选择接受计划生育的病人,讲解手术的适应证、禁忌证、术中注意事项和术后并发症。

3.学生分组轮流进门诊小手术室观看各种计划生育手术,由带教老师边讲解、边操作。

【见习内容】

一、基础知识点

(一)避孕

避孕是计划生育工作的重要组成部分,是指采用科学手段使妇女暂时不受孕,主要控制生殖过程中 3 个关键环节:①抑制精子和卵子产生;②阻止精子和卵子结合;③使子宫环境不利于精子获能、生存,或不适宜受精卵着床和发育。

(二)避孕的种类

宫内节育器避孕、激素避孕、紧急避孕、外用避孕、安全期避孕法。

(三)活性宫内节育器

活性宫内节育器为第二代 IUD,内含活性物质,如铜离子、激素药物及磁性物质等,以提高避孕效果,减少副反应。

(四)激素避孕的种类

短效口服避孕药、长效口服避孕药、探亲避孕药、注射用长效避孕药、外用避孕药、紧急避孕药。

(五)药物流产

药物流产是用药物作为避孕失败后节制生育的补救措施。

(六)人工流产术

人工流产术是指妊娠 12 周以内,以手术终止妊娠的方法。

(七)输卵管绝育术

输卵管绝育术是指通过手术将输卵管结扎或用药物使输卵管腔粘连堵塞。

(八)计划生育措施的选择方法

根据自身特点(包括家庭、身体、婚姻状况等)选择合适、安全、有效的避孕方法。

(九)妇女保健的目的

通过积极的预防、普查、监护和保健措施,做好妇女各期保健。

二、关键知识点

(一)宫内节育器

1.种类　惰性宫内节育器(第一代 IUD)和活性宫内节育器(第二代 IUD),如图 6-1 所示。

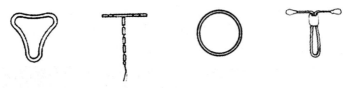

图 6-1　各种类型节育环

2.作用机制　①杀精毒胚;②干扰着床;③孕激素的局部作用。

3.放置的适应证　已婚育龄妇女无禁忌证者。

4.放置的禁忌证　①生殖器官炎症;②生殖器官肿瘤;③月经频发或过多以及不规则出血等;④子宫腔大于 9cm 或小于 5.5cm 者;⑤严重全身性疾病,如心力衰竭、重度贫血、出血性疾患或各种疾病的急性期;⑥子宫颈内口过松或严重子宫脱垂者;⑦子宫畸形。

5.取出的适应证　①放置期限已满需更换;②有不规则阴道流血或其他症状经治疗无效者;③计划再生育者;④副作用较重,要求更换避孕方法者;⑤绝经一年以上者。

6.副反应　①出血:常发生于放置后一年内,尤其是 3 个月内,表现为经量增多、经期过长;②腰酸、腹坠:可先试用解痉药,如无效,可另选换新环。

7.并发症　①节育器异位;②节育器嵌顿或断裂;③节育器下移或脱落;④带器妊娠。

(二)激素避孕

1.种类　短效口服避孕药、长效口服避孕药、探亲避孕药、注射用长效避孕药、外用避孕药、紧急避孕药。

2.作用机制　①抑制排卵;②改变宫颈黏液性状;③改变子宫内膜形态与功能;④改变输卵管的功能。

3.适应证　生育期健康妇女要求避孕者均可用。

4.禁忌证　①心脏病、高血压以及有血栓性疾病史者;②急、慢性肝、肾疾患;③恶性肿瘤、癌前病变;④内分泌疾病如糖尿病、甲亢;⑤哺乳期;⑥月经稀少或年龄>45 岁者;⑦患有精神病生活不能自理者;⑧有严重偏头痛,反复发作。

5.副反应　①类早孕反应;②服药期阴道出血;③闭经;④体重增加;⑤色素沉着。

(三)紧急避孕

1.方法　包括放置宫内节育器和口服紧急避孕药。

2.副反应　恶心、呕吐、不规则阴道出血及月经紊乱,一般不需处理。

（四）输卵管绝育术（图 6-2）

1.适应证　①无禁忌证者；②患严重全身疾病不宜生育者。

2.禁忌证　①24h 内两次体温达 37.5℃或以上者；②全身状态不佳，如心力衰竭、血液病等，不能耐受手术；③患严重的神经官能症；④各种疾病急性期；⑤腹部皮肤有感染灶或患有急、慢性盆腔炎。

3.并发症　①出血或血肿；②感染；③膀胱、肠管损伤；④输卵管再通。

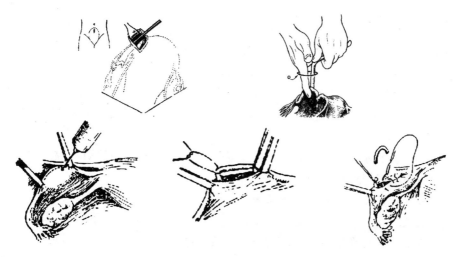

图 6-2　输卵管绝育术

（五）人工流产术

1.适应证　①妊娠 14 周以内要求终止妊娠而无禁忌证者；②因各种疾病不宜继续妊娠者。

2.禁忌证　①各种急、慢性全身性疾病，或严重的心、肝、肾功能损害，如心力衰竭、高血压等；②急、慢性生殖系统炎症；③妊娠剧吐酸中毒尚未纠正者；④术前两次体温在 37.5℃以上者。

3.并发症及处理

（1）出血：可在宫颈扩张后，宫颈注射缩宫素促进子宫收缩，同时迅速清除宫腔内组织，必要时及时补液、输血等。

（2）子宫穿孔（图 6-3）：多发生于峡部及宫角处，可导致内出血、感染、脏器损伤等严重后果；若穿孔小，患者情况稳定，胚胎组织已清除又无明显内出血现象者，可于宫颈周围组织注射缩宫素，严密观察患者的生命体征、有无腹痛、阴道流血及腹腔内出血征象；若胚胎组织尚未吸净者，可在 B 超或腹腔镜监护下清宫；尚

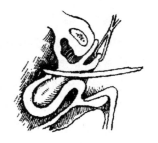

图 6-3　子宫穿孔

未进行吸宫操作者，可等待 1 周后再清除宫腔内容物；发现内出血增多或疑有脏器损伤者，应立即剖腹探查。

（3）人工流产综合反应：术前应给予精神安慰，操作力求轻柔，扩张宫颈时不可施用暴力，吸宫时掌握适当负压，吸净后不要反复吸刮；可针刺人中等穴位，静脉注射阿托品 0.5～1mg。

（4）漏吸：对于重度前屈、畸形子宫、胚胎组织过小，当吸出物未见胎囊时，应查找原因，并

重新探查宫腔,使问题能及时发现并解决;吸出组织送病理检查。

(5)吸宫不全:术后流血较多者,立即刮宫,并给予抗炎药物和宫缩剂。流血不多者,先抗炎治疗,然后刮宫;伴有严重感染者先将大块残留组织夹出,同时给予大量抗生素,控制感染后再行清宫;个别感染严重者,可考虑手术切除子宫。

(6)感染:术后应预防性抗炎治疗。

(7)栓塞:一旦出现应立即抢救,重点是解除肺动脉高压,改善低氧血症,抗过敏,抗休克,预防 DIC 和肾功能衰竭。

(8)宫颈或宫腔粘连:应根据部位和范围予以分离,继以在宫腔内放置避孕器或宫颈管内放置油纱条,防止再粘连,另行人工周期治疗 3 个月,促使内膜增生剥脱。

(六)药物流产

1.适应证　①妊娠≤49 日、本人自愿、年龄<40 岁;②B 型超声确诊为宫内妊娠;③人工流产术高危因素者,如疤痕子宫、哺乳期、宫颈发育不良或严重骨盆畸形;④多次人工流产史,对手术流产有恐惧和顾虑心理者。

2.禁忌证　①有使用米非司酮和前列腺素药物禁忌证;②过敏体质、带器妊娠、宫外孕、妊娠剧吐、长期服用抗结核、抗癫痫、抗抑郁、抗前列腺素药物等。

(七)妇女保健的意义及具体工作任务

1.重要意义　保护妇女身心健康,为妇女儿童造福,减少人口数量,提高人口素质。

2.工作任务　各期保健、定期普查普治、计划生育指导、劳动保护及心理保健。

三、延伸知识点

1.左炔诺孕酮宫内节育系统在妇科疾病治疗作用中的研究进展情况如何?

2.口服避孕药的非避孕作用有哪些?

3.优思明(新型短效复方口服避孕药)的应用包括哪几个方面?

4.超导可视无痛人工流产术的优缺点包括哪几个方面?

四、病例分析、思考题

病例　女性,35 岁。

主诉:人流术中腹痛伴阴道流血 1h。

现病史:患者 1h 前因停经 46 天,于小门诊行人工流产术中突感腹痛剧烈,伴阴道出血多而急诊入院。B 超提示盆腹腔积液及盆腔不规则肿物。

既往史:否认高血压病、冠心病,否认糖尿病、肾病病史,否认肝炎、结核等传染病史。无药物、食物过敏史。

月经婚育史:平素月经规律,13 岁,5～7 天/28～30 天,经量中,无痛经。末次月经 2008 年 12 月 13 日。25 岁结婚,爱人体健。1－0－1－1,8 年前孕足月剖宫产一次,无产后出血及感染史。

入院查体:T 36℃,P 105 次/min,R 24 次/min,BP 100/70mmHg。查体合作;全身皮肤、黏膜无黄染、皮疹、出血点;浅表淋巴结不大;咽部无充血,扁桃体无肿大;双肺呼吸音清,未闻及干湿性啰音;心率 105 次/min,律齐,心音有力,未闻及杂音。下腹部有压痛、反跳痛及肌紧张。移动性浊音阴性。肠鸣音正常。脊柱四肢无畸形,双下肢无水肿。妇科检查:已婚未产型,阴道畅,宫颈充血,可见新鲜血自宫口流出,子宫前位,压痛明显拒按,双附件区增厚,压痛。

辅助检查:B超示盆腹腔积液及盆腔不规则肿物。

处理:全麻下剖腹探查术,术中见宫底一破口,周围有血块形成局部压迫活动性出血处,肠管、网膜及组织未见损伤,行子宫修补术,术后抗感染及辅助治疗。

分析:子宫穿孔是指宫腔手术或其他原因所致的子宫壁全层损伤,而使宫腔与腹腔或其他脏器相通。子宫穿孔在女性生殖道器械损伤中最为常见,本病虽然少见,但一旦发生,性质严重,特别合并有内出血、感染、内脏损伤时如不及时处理可危及生命;必须及时诊断处理,以免发生严重后果。

思考题:1.人工终止妊娠术的远近期并发症有哪些?

　　　　2.人工流产术中应注意哪些特殊事项?

五、临床技能要点

(一)如何放置和取出宫内节育器?

1.宫内节育器放置术(图6-4)

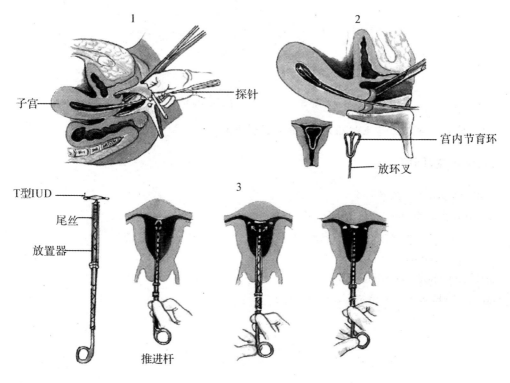

图6-4 宫内节育器放置术

2.宫内节育器取出术(图6-5)

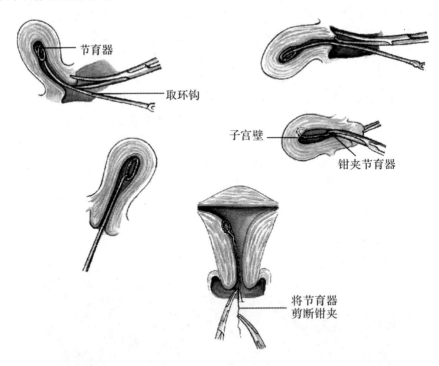

节育器

取环钩

子宫壁

钳夹节育器

将节育器
剪断钳夹

图6-5　宫内节育器取出术

(二)如何实施人工终止妊娠术?（详见教科书）

六、常用英语词汇

contraception　避孕

intrauterine device　宫内节育器

hormonal contraception　激素避孕

oral contraception　口服避孕药

artificial abortion operatiao　人工流产术

medical abortion or medicltermination　药物流产　　　　　　　　（吴丹梅）

第七章　妇产科常用临床技能操作

一、产科四步触诊法

【操作】

检查子宫大小、胎产式、胎先露、胎方位及胎先露是否衔接。操作共分四步,操作前三步时,检查者面向孕妇,操作第四步时,检查者面向孕妇足端。

第一步　检查者双手置于子宫底部,先确定子宫底高度,估计宫底高度与孕周是否相符,再以双手指腹交替轻推,分辨宫底处是胎体的哪一部分,圆而硬有浮球感的为胎头,宽而软不规则的为胎臀。

第二步　检查者双手置于子宫两侧,一手固定,另一手深按,两手交替进行。分辨胎背及胎儿四肢各在母体腹壁的哪一侧,平坦饱满者为胎背,高低不平、有结节者为胎儿肢体。

第三步　检查者右手拇指与其余四指分开,置于耻骨联合上方,握住先露部,按第一步特点判断先露是头还是臀;再左右推动先露部,以确定是否入盆,能被推动提示未入盆,反之提示入盆。

第四步　两手分别插入先露部两侧,向骨盆入口深按,再一次核对先露部的诊断是否正确,并确定先露部入盆程度。

【思考题】

1.产科四步触诊法包括哪些操作步骤?

2.产科四步触诊法的临床意义有哪些?

二、骨盆外测量

【操作】

（一）髂棘间径（图 7 - 1）

1.协助孕妇平卧位于检查床上。

2.触清两侧髂前上棘,测量两侧髂前上棘外侧缘间的距离。

3.查看数据并记录。正常值为 23～26cm。

（二）髂嵴间径（图 7 - 2）

1.协助孕妇平卧位于检查床上。

2.测量两侧髂嵴外缘间的最宽距离。

3.查看数据并记录。正常值为 25～28cm。

上述两径线可间接了解骨盆入口横径长度。

（三）骶耻外径（图 7 - 3）

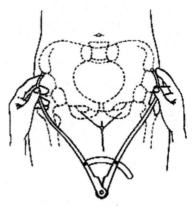

图 7 - 1　髂棘间径测量

1.协助孕妇取左侧卧位,右腿伸直,左腿屈曲。

2.为耻骨联合上缘中点至第五腰椎棘突下凹陷处的距离。（第五腰椎棘突下,相当于菱形窝上角,或相当于两侧髂嵴联线中点下 1～1.5cm 处。此径线可间接推测骨盆入口前后径长度,是骨盆外测量中最重要的径线。）

3.查看数据并记录。正常值为 18～20cm。

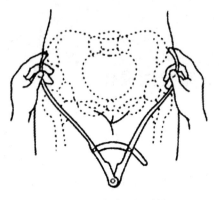

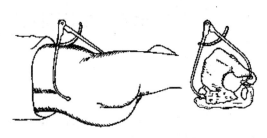

图 7-2　髂嵴间径测量　　　　　　　　图 7-3　骶耻外径测量

（四）出口横径（坐骨结节间径）

1.协助孕妇呈仰卧位,两腿弯曲,双手紧抱双膝。

2.出口横径又称坐骨结节间径。测量时检查者面向孕妇外阴部,触到坐骨结节,测量两坐骨结节内缘间的距离。(若无骨盆测量器,可用检查者拳头置于两坐骨结节间,可容一拳时,估计此径线大于 8.5cm,属正常。测此径线,可直接了解骨盆出口横径长度。当出口横径小于 8cm 时,应测后矢状径。此时嘱孕妇取膝胸或左侧卧位,检查者右手食指戴指套并涂润滑油后,伸入肛门,指腹朝骶骨方向与拇指共同协作找到骶尾关节后予以标记。若骶尾关节已固定,则以尾骨尖为标记,测量从标记处至出口横径中点间的距离,即为后矢状径。若后矢状径与出口横径之和大于 15cm,则出口可通过正常足月胎儿。)

3.查看数据并记录。正常值为 8.5～9.5cm。

（五）耻骨弓角度

1.协助孕妇呈仰卧位,两腿弯曲,双手紧抱双膝。

2.用左右两拇指尖斜着对拢,放置于耻骨联合下缘,左右两拇指平放于耻骨降支上面。

3.测量两拇指间的角度并记录,正常值为 90°。

4.协助孕妇整理衣裤,整理用物,放回原处。

【思考题】

1.如何进行骨盆外测量?

2.骨盆外测量各径线的临床意义有哪些?

三、骨盆内测量

【操作】

1.患者排空膀胱。

2.备消毒手套、润滑油或消毒肥皂。

3.孕妇取膀胱截石位,外阴常规消毒,检查者戴无菌手套,食、中指涂润滑剂后,轻轻伸入阴道,动作轻柔地测量径线。

4.骨盆内测量的时间应在妊娠 24 周后、36 周前进行。操作必须在消毒下进行。检查时动作要轻柔。

5.骶耻内径(又称对角径)检查　测量时将伸入阴道的中指尖触到骶岬上缘中点,使食指上缘紧贴耻骨联合下缘,用另一手的食指标记此紧贴点后,抽出阴道内手指,测量中指尖至此标记点的距离,即为骶耻内径,再换算成真结合径。如中指尖触不到骶岬,表示此径线正常。

6.坐骨棘间径检查　用中骨盆测量器测量,但临床少用。内测量时还应注意骶骨弯度、坐骨切迹之宽度及耻骨弓角度。

【思考题】

1.如何进行骨盆内测量？

2.骨盆内测量的注意事项有哪些？

3.骨盆内测量各径线的临床意义有哪些？

四、胎儿电子监护

【操作】

使用胎儿电子监护仪：多用外监护描记胎心曲线。观察胎心率变异及其与宫缩、胎动的关系。此法能较客观地判断胎儿在宫内的状态。胎心率基线摆动包括胎心率的摆动幅度和摆动频率。摆动幅度指胎心率上下摆动波的高度，振幅变动范围正常为10～25bpm。摆动频率是指1min内波动的次数，正常为≥6次。

1.无应激试验（NST）　是指在无宫缩、无外界负荷刺激下，对胎儿进行胎心率宫缩图的观察和记录，以了解胎儿储备能力。本试验是以胎动时伴有一过性胎心率加快为基础，故又称为胎儿加速试验。孕妇取半卧位，一个探头放在胎心音区，另一个宫缩压力探头放在宫底下3指处，连续监护20min胎心率。若胎儿在睡眠中，可延长监测时间为40min或催醒胎儿。一般认为20min至少有3次以上胎动伴胎心率加速15bpm，持续时间＞15s为正常，称为反应型，一周后再复查。若少于前述情况或胎动时无胎心率加速，称为无反应型，应寻找病因。此试验可作为缩宫素激惹试验前的筛选试验。

2.缩宫素激惹试验（OCT）　又称为宫缩应激试验（CST），其原理为诱发宫缩，并用胎儿监护仪记录心率变化，了解胎盘于宫缩时一过性缺氧的负荷变化，测定胎儿的储备能力。临床上常用静脉内滴注缩宫素诱导宫缩产生。

3.胎儿生物物理监测　利用胎儿电子监护仪和B型超声联合检测胎儿宫内缺氧和胎儿酸中毒情况。Manning评分法满分为10分，10～8分：无急慢性缺氧，8～6分：可能有急或慢性缺氧，6～4分：有急或慢性缺氧，4～2分：有急性缺氧伴慢性缺氧，0分：有急慢性缺氧。

【思考题】

1.怎样描述胎心率基线的正常变异？

2.如何进行无应激试验？该试验的原理及临床意义有哪些？

3.如何进行宫缩应激试验？该试验的原理及临床意义有哪些？

4.胎儿生物物理评分的临床意义是什么？

五、人工破膜术

【操作】

1.切记在破膜前先监测胎心，排除胎儿窘迫存在。当胎头没有完全衔接时，应排除脐带先露。

2.取膀胱截石位，严格消毒下行阴道检查。

3.在两次宫缩之间，刺破前羊水囊，防止脐带脱垂，破口不宜过大，应使羊水缓慢流出。

4.观察羊水的量，污染的程度。当羊水少时，上推胎头，以利羊水流出便于判断。

5.破膜后，立即听取胎心。

6.人工破膜术并发症有脐带脱垂、胎儿窘迫、羊水栓塞、破膜后的宫内感染。

【思考题】

1.人工破膜术的术前准备有哪些?

2.人工破膜术的注意事项有哪些?

3.人工破膜术的适应证有哪些?

4.人工破膜术的禁忌证有哪些?

六、会阴切开及缝合术

【操作】

1.体位　产妇取仰卧屈膝或膀胱截石位。

2.麻醉

(1)会阴及外阴局部浸润麻醉:在拟切开部位的下外方用0.5%~1%普鲁卡因或0.5%利多卡因先做一皮丘,再沿拟切开部位的皮内及皮下、阴道前庭黏膜下注入麻药,呈扇形浸润。共注入麻药10~20ml。

(2)阴部神经阻滞麻醉:有两条途径:①经会阴触及坐骨棘及骶棘韧带,用细长针自坐骨结节与肛门间的中间处进针,向坐骨棘尖端内侧约1cm处刺入,回抽无血,注入0.5%~1%普鲁卡因或0.5%利多卡因5~10ml。

3.器械　会阴侧切剪、止血钳、持针器及其他接生器械。

4.手术步骤

(1)切开会阴:左手示、中指伸入阴道与抬头之间,将阴道左侧壁撑起,用会阴切开剪自阴唇后联合起,向外旁开45°(会阴高度膨隆时应60°~70°),向坐骨结节方向,于宫缩时剪开会阴4~5cm。纱布压迫止血。

(2)缝合:胎儿或胎盘娩出后或妇科手术完毕后缝合。阴道内填入带尾纱布卷,阻止血流,以免影响视野。

1)阴道黏膜用连续缝合法,从切口顶端上0.5~1cm进针,间断缝合至处女膜缘处打结。

2)外阴部肌肉及皮下组织一起间断缝合,进针尽量贴近皮内组织,但不能穿透皮内全层缝合,不留死腔,出针点需紧靠对侧皮内组织,不宜穿过真皮。

3)皮肤间断缝合。

(3)术毕取出阴道纱布团,常规肛门检查有无肠线穿透直肠黏膜,如有,应拆除后重新缝合。

【思考题】

1.会阴切开术的指征有哪些?

2.会阴切开及缝合术的注意事项有哪些?

七、羊膜腔穿刺术

【操作】

1.体位与消毒　排空膀胱,取平卧位。腹部手术野常规消毒铺巾。

2.选择穿刺点　根据B超监测结果选择;盲穿一般选择在脐耻连线中点旁开2cm左右(有羊水波动感),尽量避开胎盘附着处;或固定子宫后,于宫底下2~3横指的下腹中线处。

3.穿刺　以7号腰椎穿刺针垂直刺入腹壁和宫壁,当有落空感时(有时为两个落空感),抽出针芯,接上注射器,顺利抽出羊水,即证实已在羊膜腔内。如回抽有血液,可能刺入胎盘,而应退针,改变方向,再行穿刺。

4.注药　将事先用注射器抽出的 100mg 利凡诺水剂,接于穿刺针上,稍加回抽,有羊水证明针在羊膜腔内后,将药液缓慢注入羊膜腔内。注药过程中应注意受术者有无呼吸困难、发绀等症状。

5.退出穿刺针　注药完毕,需放入针芯后,迅速拔出穿刺针,穿刺部位覆盖纱布,压迫 3～5min,避免子宫壁出血及药液带入宫壁。

如第一次穿刺失败,可另选穿刺点,一般不超过两次。

【思考题】

1.羊膜腔穿刺术的术前准备有哪些?

2.羊膜腔穿刺术的注意事项有哪些?

(胡春霞)

八、白带检查

【操作】

1.滴虫检查　在行阴道窥器检查时,用棉签自阴道后穹窿部取少许白带放入盛有少量生理盐水的小瓶内制成混悬液,取 1 滴于镜下检查,找到活动的滴虫即为阳性。

2.白假丝酵母菌检查　在行阴道窥器检查时,用棉签自阴道后穹窿部取少许白带放入盛有 10％氢氧化钾或氢氧化钠的小瓶内制成混悬液,取 1 滴置于镜下检查,找到白假丝酵母菌的菌丝与孢子即可诊断。

3.阴道清洁度检查　在行阴道窥器检查时,用棉签自阴道后穹窿部取少量白带放入盛有少量生理盐水的小瓶内制成混悬液,取 1 滴置于镜下检查,根据白细胞的多少,可了解阴道清洁度,以此估计阴道的防御功能和炎症情况。

【思考题】

白带检查注意事项有哪些?

九、妇科检查

【操作】

1.观察外阴　发育,阴毛分布,外阴畸形、水肿、皮炎、溃疡、赘生物或肿块,皮肤、黏膜的色泽、质地、有无增厚、变薄或萎缩。尿道口、阴道口有无异常。嘱患者屏气观察有无阴道前后壁膨出、子宫脱垂或尿失禁。

2.阴道窥器检查　无性生活者未经本人同意,禁用窥器检查。

(1)放置和取出:当放置窥器时,应先将其前后两叶前端并合,表面涂润滑剂以利插入,避免损伤。若拟做宫颈细胞学检查或取阴道分泌物做涂片检查时,不应用润滑剂,以免影响涂片质量。放置窥器时,检查者用左手拇指、示指将两侧小阴唇分开,右手将窥器避开敏感的尿道周围曲,斜行沿阴道侧后壁缓慢插入阴道内,边推进边将窥器两叶转正并逐渐张开两叶,暴露宫颈、阴道壁及穹窿部,然后旋转窥器,充分暴露阴道各壁。

(2)视诊:

1)阴道:黏膜颜色、皱襞多少、有无阴道隔等畸形,有无溃疡,赘生物或囊肿,阴道分泌物(白带)多少、性质、色泽、气味。

2)宫颈:大小、颜色、外口形态,有无糜烂、撕裂、外翻、腺囊肿、息肉、肿块。颈管内有无出血或分泌物情况。

3.双合诊　双合诊是盆腔检查中最重要的项目,即检查者用一手的两指或一指放入阴道,另一手在腹部配合检查。

目的:扪清阴道、宫颈、宫体、输卵管、卵巢、子宫韧带和宫旁结缔组织以及盆腔内其他器官和组织是否异常。

阴道:通畅度及深度。

宫颈:大小、形状、硬度及外口情况,有无举痛及接触性出血。

宫体:位置、大小、形状、软硬度、活动度及有无压痛。正常子宫位置一般是前倾略前屈。"倾"指宫体纵轴与身体纵轴的关系;"屈"指宫体与宫颈间的关系。

附件区:有无肿块、增厚及压痛。对肿块应查清其位置、大小、形状、软硬度、活动度、与子宫的关系以及有无压痛等。

4.三合诊　即腹部、阴道、直肠联合检查,可弥补双合诊的不足。在生殖器官肿瘤、结核、内膜异位症、炎症的检查时尤为重要。

(1)可扪清后倾、后屈子宫的大小;

(2)发现子宫后壁、子宫直肠陷凹、宫骶韧带或双侧盆腔后部的病变;

(3)估计盆腔内病变,特别是癌肿与盆壁间的关系;

(4)扪诊阴道直肠隔、骶骨前方或直肠内有无病变;

(5)直肠-腹部诊　一手示指伸入直肠,另一手在腹部配合检查。一般适用于未婚、阴道闭锁或因其他原因不能做双合诊的患者。

【思考题】

妇科检查注意事项有哪些?

十、分段诊刮

【操作】

1.排尿后取膀胱截石位,外阴、阴道常规消毒,铺无菌巾。做双合诊,了解子宫大小及位置。用阴道窥器暴露宫颈,再次消毒宫颈与宫颈管,钳夹宫颈前唇或后唇,先不探查宫腔深度,以免将宫颈管组织带入宫腔混淆诊断。用小刮匙自宫颈内口至外口顺序刮宫颈管一周,将所刮取组织置纱布上,取出。

2.用子宫探针探子宫方向及宫腔深度。阴道后穹窿处置盐水纱布一块,以刮匙顺利刮取宫腔内组织,特别注意刮宫底及两侧宫角处。取下纱布上的全部组织送病理检查。查看无活动性出血,术毕。

【思考题】

1.分段诊刮注意事项有哪些?

2.分段诊刮适应证、禁忌证有哪些?

（张峻霄）